临证用药传忠录

程丑夫

程丑夫 ◎ 著

国医大师 熊继柏 题

湖南科学技术出版社

程丑夫简介

程丑夫　湖南益阳人，主任医师，国家二级教授，博士研究生导师，享受国务院政府特殊津贴专家，湖南省名中医。出生于中医世家，已从事临床工作50多年，精通中医内科，兼通西医，临床用药遣方疗效显著。尤擅长心血管疾病和内科疑难杂病治疗，1996年即提出关于疑难病治痰、治瘀、治郁、治虚的"四治"法则，理顺了中医关于疑难病治疗思路，临床指导性强，病友受益广泛，《湖南日报》《中国中医药报》《大公报》等多家媒体进行了专题报道。

当代湖湘名医，我国知名中医学家、中医疑难病专家、心血管内科专家，全国第五批名老中医学术继承人指导老师，全国名老中医药专家传承工作室专家，全国优秀中医临床人才指导老师，湖南省重点学科中医内科学学术、学科带头人，国家重点专科心血管内科学术带头人，湖南省保健委员会核心专家。国家重大新药创制科技重大专项"冠心病动脉斑块治疗新药降脂消斑片研发"项目的原创人，中央电视台CCTV-4《中华医药》专题采访报道的医药名家。1997年应邀到日本东京、京都、大坂讲学，获得好评。

曾任湖南中医药大学第一附属医院、第二附属医院院长10余年，中华中医药学会第三届、第四届理事会理事，中华中医药学会内科分会第四届委员，中国中医药信息研究会理事，中国中医药内科疑难病专业委员会委员，中华中医药学会科学技术奖评审专家，国家中药新药评审专家，湖南省中医药学会常务理事，湖南省中医药学会内科分会副主任委员。

发表学术论文80多篇，获中药新药临床批件3个，获科技成果奖多项，培养博士、博士后、硕士和留学生100余名。出版医学专著20多部，由人民卫生出版社出版的《常见病中西医基本医疗》是我国第一部基本医疗专著，为临床医师实施基本医疗提供了框架和指导，推进了我国医疗卫生改革和基本医疗的实施。2015年著《中医内科临证诀要》，该书将内科病韵成歌诀，内容清晰，简明扼要，朗朗上口，便于记忆，为学习掌握中医内科病证论治的捷径。

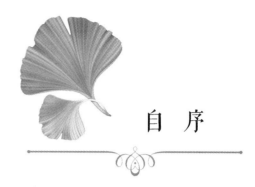

自　序

　　是书名传忠录者，系仿效景岳。张景岳为明代大医，其所著《景岳全书》首章为"传忠录"，统论阴阳六气，先贤可否，凡三卷。初读此书，对"传忠"二字不甚理解，"传"尚可，无非传授、表达之义；"忠"实难揣摩，难道著一卷书，写给读者们看，还要有耿耿忠心，如臣子忠于皇上一样？不懂则考稽于文字，《说文》（《说文解字》）曰："忠，敬也，尽心曰忠。"当有尽心尽力之义；再细看《景岳全书》传忠录三卷，论述之间，确可看出景岳先生撰著的耿耿忠心之精神高度。于是肃然起敬，仿效景岳，著《程丑夫临证用药传忠录》一书。

　　医本治病之道，行医者治病救人以济世，治病以临床疗效为第一位，而要提高疗效，一是识病明证，二是遣方用药。识病之法，中医以辨证精准为要；遣方用药，则以精准切证为要，已故尊师欧阳锜教授要求弟子"临证用药要丝丝入扣"。要达到用药的这种精准高度，为医者须熟知药性功用、用法用量。惜目前《药典》（《中华人民共和国药典》）、中药学教材等书，多仅记其主要功用，有些精华之处却已遗漏，或者视而未见，这对学习者在临床用药时不无影响。如藁本，现《药典》载其"祛风散寒，除湿止痛。用于风寒感冒，巅顶疼痛，风湿痹痛"，但《别录》（《名医别录》）载：藁本疗"妇人疝瘕，阴中寒肿痛，腹中急……辟雾露"，验之临床，对妇人阴痛，外触雾霾发病，用之确有疗效。又如桃仁，李时珍谓"除皮肤血热燥痒"，现在多书均不

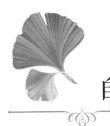

自序

见载，以致皮肤过敏或其他皮肤顽疾，诸君少识使用桃仁之妙处。况尚有诸多有效之药，舍而不载者。是以不揣愚钝，愿将五十余年行医遣药经验及吾父祖辈之用药心得，加以整理；并在常阅医药古籍中对读有所感，或已仿效应用而有所验者，精心摘选，即自己临证用药心得及读书心得，集录成册，以为传忠。

程　丑　夫

己亥仲春于湖南中医药大学第一附属医院

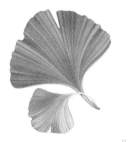

目 录

第一章 解表药 /001

第一节 风寒解表药 ………… 001

麻黄 ………… 002

桂枝 ………… 003

荆芥 ………… 003

防风 ………… 004

紫苏 ………… 005

羌活 ………… 006

白芷 ………… 007

藁本 ………… 008

香薷 ………… 009

细辛 ………… 009

苍耳子 ………… 010

辛夷 ………… 011

生姜 ………… 012

葱白 ………… 012

第二节 风热解表药 ………… 013

柴胡 ………… 013

葛根 ………… 014

桑叶 ………… 015

菊花 ………… 016

薄荷 ………… 017

升麻 ………… 017

牛蒡子 ………… 018

蔓荆子 ………… 019

浮萍 ………… 020

蝉蜕 ………… 021

淡豆豉 ………… 021

木贼 ………… 022

第二章 清热药 /024

第一节 清热燥湿药 ………… 024

黄芩 ………… 024

黄连 ………… 025

黄柏 ………… 026

栀子 ………… 027

苦参 ………… 028

龙胆 ………… 029

秦皮 ………… 030

白鲜皮 ………… 031

第二节　清热泻火药 ············ 031

　石膏 ··············· 032

　寒水石 ············· 033

　知母 ··············· 033

　芦根 ··············· 034

　天花粉 ············· 035

　淡竹叶 ············· 036

　夏枯草 ············· 036

　决明子 ············· 037

　谷精草 ············· 038

　密蒙花 ············· 039

　青葙子 ············· 039

第三节　清热解毒药 ············ 040

　金银花 ············· 040

　连翘 ··············· 041

　大青叶 ············· 042

　板蓝根 ············· 043

　青黛 ··············· 043

　贯众 ··············· 044

　蒲公英 ············· 045

　紫花地丁 ··········· 046

　野菊花 ············· 046

　重楼 ··············· 047

　漏芦 ··············· 048

　土茯苓 ············· 048

　鱼腥草 ············· 049

　大血藤 ············· 050

　败酱草 ············· 051

　射干 ··············· 051

　山豆根 ············· 052

　马勃 ··············· 053

　青果 ··············· 054

　木蝴蝶 ············· 054

　白头翁 ············· 055

　马齿苋 ············· 056

　鸦胆子 ············· 057

　半枝莲 ············· 058

　白花蛇舌草 ········· 058

　山慈菇 ············· 059

　白蔹 ··············· 060

第四节　清热凉血药 ············ 061

　地黄 ··············· 061

　玄参 ··············· 062

　牡丹皮 ············· 063

　赤芍 ··············· 064

　紫草 ··············· 065

　水牛角 ············· 065

第五节　清虚热药 ·············· 066

　青蒿 ··············· 067

　白薇 ··············· 067

　地骨皮 ············· 068

　银柴胡 ············· 069

　胡黄连 ············· 070

第三章　泻下药 /071

第一节　攻下药 ················ 071

　大黄 ··············· 072

　芒硝 ··············· 073

番泻叶 ·············· 074

芦荟 ·············· 074

第二节 润下药 ·············· 075

火麻仁 ·············· 075

郁李仁 ·············· 076

第三节 峻下逐水药 ·············· 077

甘遂 ·············· 077

红大戟 ·············· 078

芫花 ·············· 079

商陆 ·············· 079

牵牛子 ·············· 080

巴豆霜 ·············· 081

第四章 祛风湿药 /082

第一节 祛风寒湿药 ·············· 082

独活 ·············· 083

威灵仙 ·············· 084

川乌 ·············· 085

草乌 ·············· 085

蕲蛇 ·············· 086

木瓜 ·············· 087

蚕沙 ·············· 088

伸筋草 ·············· 089

寻骨风 ·············· 089

松节 ·············· 090

海风藤 ·············· 091

青风藤 ·············· 091

路路通 ·············· 092

第二节 祛风湿热药 ·············· 093

秦艽 ·············· 093

防己 ·············· 094

桑枝 ·············· 095

豨莶草 ·············· 096

海桐皮 ·············· 096

络石藤 ·············· 097

老鹳草 ·············· 098

丝瓜络 ·············· 099

第三节 祛风湿强筋骨药 ·············· 099

五加皮 ·············· 100

桑寄生 ·············· 100

狗脊 ·············· 101

千年健 ·············· 102

鹿衔草 ·············· 102

第五章 化湿药 /104

藿香 ·············· 104

佩兰 ·············· 105

苍术 ·············· 106

厚朴 ·············· 107

砂仁 ·············· 108

白豆蔻 ·············· 109

草豆蔻 ·············· 110

草果 ·············· 111

第六章 利水渗湿药 /112

第一节 利水消肿药 ·············· 112

茯苓 ·············· 113

薏苡仁 ·············· 114

猪苓 ···················· 115
泽泻 ···················· 115
冬瓜皮 ················· 116
香加皮 ················· 117
枳椇子 ················· 118
蝼蛄 ···················· 118

第二节 利尿通淋药 ······· 119
车前子 ················· 119
滑石 ···················· 120
木通 ···················· 121
通草 ···················· 122
瞿麦 ···················· 123
萹蓄 ···················· 123
地肤子 ················· 124
海金沙 ················· 125
石韦 ···················· 126
冬葵子 ················· 126
灯心草 ················· 127
萆薢 ···················· 128

第三节 利湿退黄药 ······· 129
茵陈 ···················· 129
金钱草 ················· 130
虎杖 ···················· 131
垂盆草 ················· 132
地耳草 ················· 132
鸡骨草 ················· 133

第七章 温里药 /134
附子 ···················· 134

干姜 ···················· 135
肉桂 ···················· 136
吴茱萸 ················· 137
小茴香 ················· 138
丁香 ···················· 139
高良姜 ················· 139
胡椒 ···················· 140
花椒 ···················· 141
荜茇 ···················· 142
荜澄茄 ················· 143

第八章 理气药 /144
陈皮 ···················· 145
青皮 ···················· 146
枳壳 ···················· 147
枳实 ···················· 147
木香 ···················· 148
沉香 ···················· 149
檀香 ···················· 150
川楝子 ················· 151
乌药 ···················· 152
荔枝核 ················· 153
香附 ···················· 153
佛手 ···················· 154
玫瑰花 ················· 155
薤白 ···················· 156
大腹皮 ················· 157
甘松 ···················· 157
九香虫 ················· 158

柿蒂 ·············· 159

第九章 消食药 /160

山楂 ·············· 160

神曲 ·············· 161

麦芽 ·············· 162

稻芽 ·············· 163

莱菔子 ·············· 164

鸡内金 ·············· 165

阿魏 ·············· 165

第十章 驱虫药 /167

使君子 ·············· 167

苦楝皮 ·············· 168

槟榔 ·············· 169

雷丸 ·············· 169

鹤虱 ·············· 170

榧子 ·············· 171

第十一章 止血药 /172

第一节 凉血止血药 ·········· 172

小蓟 ·············· 173

大蓟 ·············· 173

地榆 ·············· 174

槐花 ·············· 175

侧柏叶 ·············· 176

白茅根 ·············· 177

苎麻根 ·············· 178

第二节 化瘀止血药 ·········· 178

三七 ·············· 179

茜草 ·············· 179

蒲黄 ·············· 180

花蕊石 ·············· 181

降香 ·············· 182

第三节 收敛止血药 ·········· 182

白及 ·············· 183

仙鹤草 ·············· 183

紫珠叶 ·············· 184

棕榈炭 ·············· 185

血余炭 ·············· 185

藕节 ·············· 186

第四节 温经止血药 ·········· 187

艾叶 ·············· 187

炮姜 ·············· 188

灶心土 ·············· 189

第十二章 活血化瘀药 /190

第一节 活血止痛药 ·········· 190

川芎 ·············· 191

延胡索 ·············· 192

郁金 ·············· 193

姜黄 ·············· 193

乳香 ·············· 194

没药 ·············· 195

五灵脂 ·············· 196

第二节 活血调经药 ·········· 197

丹参 ·············· 197

红花 ·············· 198

桃仁 ·············· 199　　　　皂荚 ·············· 220

益母草 ·············· 200　　　旋覆花 ·············· 221

泽兰 ·············· 201　　　　白前 ·············· 222

牛膝 ·············· 202　　　　猫爪草 ·············· 222

鸡血藤 ·············· 203

王不留行 ·············· 203　　第二节　清化热痰药 ·············· 223

凌霄花 ·············· 204　　　川贝母 ·············· 223

　　　　　　　　　　　　　　　浙贝母 ·············· 224

第三节　活血疗伤药 ·············· 205　瓜蒌 ·············· 225

土鳖虫 ·············· 205　　　竹茹 ·············· 226

马钱子 ·············· 206　　　天竺黄 ·············· 227

自然铜 ·············· 206　　　前胡 ·············· 227

苏木 ·············· 207　　　　桔梗 ·············· 228

骨碎补 ·············· 208　　　胖大海 ·············· 229

血竭 ·············· 209　　　　海藻 ·············· 230

儿茶 ·············· 209　　　　昆布 ·············· 231

刘寄奴 ·············· 210　　　黄药子 ·············· 232

　　　　　　　　　　　　　　　海蛤壳 ·············· 232

第四节　破血消癥药 ·············· 211　浮海石 ·············· 233

莪术 ·············· 211　　　　青礞石 ·············· 234

三棱 ·············· 212　　　　瓦楞子 ·············· 234

水蛭 ·············· 213

斑蝥 ·············· 214　　　第三节　止咳平喘药 ·············· 235

穿山甲 ·············· 214　　　苦杏仁 ·············· 236

　　　　　　　　　　　　　　　紫苏子 ·············· 236

第十三章　化痰止咳平喘药 /216　百部 ·············· 237

　　　　　　　　　　　　　　　紫菀 ·············· 238

第一节　温化寒痰药 ·············· 216　款冬花 ·············· 239

半夏 ·············· 217　　　　马兜铃 ·············· 239

天南星 ·············· 218　　　枇杷叶 ·············· 240

白附子 ·············· 219　　　桑白皮 ·············· 241

芥子 ·············· 220

葶苈子 •••••••••• 242

白果 •••••••••• 243

第十四章 安神药 /244

第一节 重镇安神药 •••••••••• 244

朱砂 •••••••••• 245

磁石 •••••••••• 246

龙骨（龙齿） •••••••••• 246

琥珀 •••••••••• 247

第二节 养心安神药 •••••••••• 248

酸枣仁 •••••••••• 248

柏子仁 •••••••••• 249

灵芝 •••••••••• 250

首乌藤 •••••••••• 251

合欢皮 •••••••••• 251

远志 •••••••••• 252

第十五章 平肝息风药 /254

第一节 平肝潜阳药 •••••••••• 254

石决明 •••••••••• 255

珍珠母 •••••••••• 256

牡蛎 •••••••••• 256

紫贝齿 •••••••••• 257

赭石 •••••••••• 258

刺蒺藜 •••••••••• 259

生铁落 •••••••••• 260

第二节 息风止痉药 •••••••••• 261

羚羊角 •••••••••• 261

牛黄 •••••••••• 262

钩藤 •••••••••• 263

天麻 •••••••••• 264

地龙 •••••••••• 265

全蝎 •••••••••• 266

蜈蚣 •••••••••• 267

僵蚕 •••••••••• 268

第十六章 开窍药 /270

麝香 •••••••••• 270

冰片 •••••••••• 271

苏合香 •••••••••• 272

石菖蒲 •••••••••• 273

第十七章 补虚药 /275

第一节 补气药 •••••••••• 275

人参 •••••••••• 276

西洋参 •••••••••• 277

党参 •••••••••• 278

太子参 •••••••••• 279

黄芪 •••••••••• 280

白术 •••••••••• 281

山药 •••••••••• 282

白扁豆 •••••••••• 283

甘草 •••••••••• 284

大枣 •••••••••• 285

刺五加 •••••••••• 286

绞股蓝 •••••••••• 287

红景天 •••••••••• 287

蜂蜜 •••••••••• 288

第二节 补阳药 ·············· 289

  鹿茸 ·············· 289

  紫河车 ·············· 290

  淫羊藿 ·············· 291

  巴戟天 ·············· 292

  仙茅 ·············· 293

  杜仲 ·············· 293

  续断 ·············· 294

  肉苁蓉 ·············· 295

  锁阳 ·············· 296

  补骨脂 ·············· 297

  益智 ·············· 297

  菟丝子 ·············· 298

  沙苑子 ·············· 299

  蛤蚧 ·············· 300

  核桃仁 ·············· 301

  冬虫夏草 ·············· 302

  胡芦巴 ·············· 302

  韭菜子 ·············· 303

  阳起石 ·············· 304

  紫石英 ·············· 304

  海马 ·············· 305

第三节 补血药 ·············· 306

  当归 ·············· 307

  熟地黄 ·············· 308

  白芍 ·············· 309

  阿胶 ·············· 310

  何首乌 ·············· 311

  楮实子 ·············· 312

  龙眼肉 ·············· 313

第四节 补阴药 ·············· 313

  北沙参 ·············· 314

  南沙参 ·············· 315

  百合 ·············· 316

  麦冬 ·············· 317

  天冬 ·············· 318

  石斛 ·············· 319

  玉竹 ·············· 320

  黄精 ·············· 321

  明党参 ·············· 322

  枸杞子 ·············· 323

  墨旱莲 ·············· 324

  女贞子 ·············· 325

  桑椹 ·············· 325

  龟甲 ·············· 326

  鳖甲 ·············· 327

第十八章 收涩药 /329

第一节 固表止汗药 ·········· 329

  麻黄根 ·············· 330

  浮小麦 ·············· 331

第二节 敛肺涩肠药 ·············· 331

  五味子 ·············· 332

  乌梅 ·············· 333

  五倍子 ·············· 333

  诃子 ·············· 335

  石榴皮 ·············· 335

  肉豆蔻 ·············· 336

赤石脂 …………………… 337

禹余粮 …………………… 338

第三节 固精缩尿止带药 …… 339

山茱萸 …………………… 339

覆盆子 …………………… 340

桑螵蛸 …………………… 341

金樱子 …………………… 342

海螵蛸 …………………… 342

莲子 …………………… 344

芡实 …………………… 344

第十九章 涌吐药 /346

常山 …………………… 346

瓜蒂 …………………… 347

附录 药名笔画索引 /348

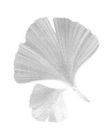

第一章　解表药

解表药为发散外邪，治疗表证为主的药物。本类药物多为辛散轻扬之品，主入膀胱经、肺经。以发汗祛邪为主要作用，同时可用于宣肺利水、止咳平喘、透疹、止痛、消疮等。古贤治疗表证，多从足太阳膀胱经入手，以太阳主一身之表，外邪侵袭，太阳首当，观《伤寒论·辨太阳病脉证并治》篇即知。但今之医者，治疗表证，动辄宣肺解表，不知肺乃手太阴经，为三阴经之一，表证显非直中可言，何以舍阳就阴而治表证，自宜思量。解表药有风寒解表药、风热解表药两类，风寒解表药以麻黄、桂枝为代表，风热解表药则以柴胡、葛根为代表。

现代药理研究证明，解表药一般具有不同程度的发汗、解热、镇痛、抑菌、抗病毒及祛痰、镇咳、平喘、利尿等作用。部分药物还有降血压及改善心脑血液循环的作用。

第一节　风寒解表药

风寒解表药性味多辛温，辛可发散，温可祛寒，故以发散肌表风寒邪气为主要作用。主治风寒表证，症见恶寒发热，无汗或汗出不畅，鼻塞流涕，头身疼痛，脉浮紧等。部分发散风寒药分别兼有祛风止痒、止痛、止咳平喘、利水消肿、消疮等功效，又可用于治疗风疹瘙痒、风湿痹证、咳喘以及水肿、疮疡初起等兼有风寒表证者。

本类药物中，以麻黄、桂枝发表散寒作用最强；荆芥、防风则辛温偏平，作用缓和。

麻 黄

本品为麻黄科植物草麻黄、中麻黄或木贼麻黄的干燥草质茎。主产于山西、河北、甘肃、辽宁、内蒙古等地。秋季采割绿色的草质茎，晒干，除去木质茎、残根及杂质，切段。生用、蜜炙或捣绒用。

【别名】山麻黄、海麻黄、木麻黄、草麻黄、华麻黄、龙沙、卑相等。

【性味归经】味辛、微苦，性温。归肺、膀胱经。

【功能主治】发汗散寒，宣肺平喘，利水消肿。用于风寒感冒，胸闷喘咳，风水浮肿。蜜麻黄润肺止咳，多用于表证已解，气喘咳嗽。〔《中华人民共和国药典》（简称《药典》）2015 年版〕

《本草正义》："是为治感第一要药。"

【特殊用法】

1. 破癥坚积聚。（《神农本草经》）

2. 祛风止痒，用于风疹瘙痒。

3. 散目赤肿痛：观《眼科奇书》四味大发散治外障风寒目疾用麻黄配伍藁本、蔓荆子、细辛、生姜。（《本草纲目》）

4. 提高心率，配伍附子、细辛等用于心动过缓。

5. 升高血压。

6. 配伍：得肉桂，治风痹冷痛。佐半夏，治心下悸病；寒气泄也。佐射干，治肺痿上气；寒气外包，火气不通达故痿。使石膏，出至阴之邪火，为石膏之使。（《得配本草》）

7. 现代研究：麻黄具有缓解支气管痉挛、抗过敏、抗癌（改变癌细胞膜结构）、兴奋中枢神经、升血压、抑制流感病毒、促进乙型肝炎病毒表面抗原转阴等作用。

【心法心得】麻黄的一切功效均由辛温宣肺而来，解表、利水、平喘、止痒、通痹、散结、提高心率七大功效，用之恰当，取效甚捷。然平喘须配绿茶，散结通痹须配芥子，提高心率须仿阳和汤法。

【注意事项】①表虚自汗、阴虚盗汗、肺肾虚喘均当慎用。②高血压、心动过速者禁用。③中毒剂量为 30 克。④李时珍曰："张仲景治伤寒，无汗用麻黄，有汗用桂枝。"

桂 枝

本品为樟科植物肉桂的干燥嫩枝。主产于广西、广东、云南等地。春、夏两季采收，除去叶，晒干或切段晒干，生用。

【别名】桂木、桂尖、柳桂、嫩桂枝等。

【性味归经】味辛、甘，性温。归心、肺、膀胱经。

【功能主治】发汗解肌，温通经脉，助阳化气，平冲降气。用于风寒感冒，营卫不和，脘腹冷痛，血寒经闭，关节痹痛，痰饮水肿，心悸，奔豚。（《药典》2015 年版）

【特殊用法】

1. 为上肢病的引经药。（《用药心得十讲》）

2. 主心痛。（《名医别录》）

3. 用之之道有六：曰和营，曰通阳，曰利水，曰下气，曰行瘀，曰补中。其功之最大，施之最广。（《本经疏证》）

4. 泄奔豚。（成无己）

5. 现代研究：桂枝具有发汗、解热、镇静、镇痛、强心、利尿、缓解胃肠道痉挛、抗惊厥、抗过敏、抗肿瘤等作用。

【心法心得】桂枝汤以桂枝为君药，仲景将桂枝汤列为《伤寒论》第一方，可见其对桂枝一药的重视程度。桂枝透达营卫，卫主气，营主血，故实为透达气血，悟透此点，方识桂枝之妙用。温通经脉，化气行水，蠲饮定悸，故除发汗解肌治疗太阳表虚证外，凡经脉寒凝、水气内停、饮邪射肺凌心之喘悸，用之得当，均有殊功。只是外感之病，仲景首治太阳；而现代首予宣肺解表，乃治太阴，值得深究。

【注意事项】阴血亏虚、素有出血、阳气内盛者禁用或慎用，孕妇慎用。

【用法用量】3～10 克。

荆 芥

本品为唇形科植物荆芥的干燥地上部分。主产于江苏、浙江、江西、湖北、河北等地。多为栽培。春、夏两季花开到顶、穗绿时采割，除去杂质，晒干，切段。生用或炒炭用。

【别名】假苏、四棱杆蒿、稳齿菜等。

【性味归经】味辛，性微温。归肺、肝经。

【功能主治】解表散风，透疹，消疮。用于感冒，头痛，麻疹，风疹，疮疡初起。（《药典》2015年版）

【特殊用法】

1. 散风清血。（《本草汇言》）

2.（治）瘰疬生疮。（《神农本草经》）

3.（治）口眼㖞斜，遍身顽痹。（《药性论》）

4. 消食下气，醒酒。（《日华子本草》）

5. 通肺气鼻窍塞闭。（《滇南本草》）

6. 现代研究：荆芥具有发汗、解热、镇静、抗炎、抗过敏、平喘（能扩张支气管平滑肌）、抗癌等作用。

【心法心得】荆芥味辛，其性平和，为力道缓和之辛温解表药，故凡外感表证，无论风寒、风热，用之最为平稳有效。除治疗感冒、流行性感冒等外，对皮肤过敏性疾病也有效。

【注意事项】阴虚头痛、表虚有汗者慎用。

【用法用量】5～10克。炒炭用止血。

防　风

本品为伞形科植物防风的干燥根。主产于吉林、黑龙江、内蒙古、河北等地。春、夏两季采挖未抽花茎植株的根，除去须根及泥沙，晒干。切片，生用或炒炭用。

【别名】关防风、傍风、大风、青防风、山芫荽、山芹菜、铜云等。

【性味归经】味辛、甘，性微温。归膀胱、肝、脾经。

【功能主治】祛风解表，胜湿止痛，解痉。用于感冒头痛，风湿痹痛，风疹瘙痒，破伤风。（《药典》2015年版）

【特殊用法】

1. 主目盲无所见。（《神农本草经》）

2. （治）胁痛胁风。（《名医别录》）

3. 杀附子毒。（《本草经集注》）

4. （治）羸损盗汗。（《日华子本草》）

5. 能入肝经气分。

6. 具有解毒作用，可解威灵仙及砒霜中毒，如与绿豆、甘草配伍用，可解百药毒。

7. 防风炒炭，亦能止血，与荆芥炭同功。

8. 疗风眼，止冷泪。（《本草正》）

9. 现代研究：防风具有解热、镇痛、抗炎、抗惊厥、抑制多种细菌和病毒、排砷等作用。

【心法心得】防风，风药中润剂，内外风均用之有效。主诸风周身不遂，骨节酸痛，四肢挛急，痿躄痫痉等病症。防风配伍川芎、白芷，上行治头目之风；配伍羌活、独活，下行治腰腿之风；配伍当归治血风；配伍白术治脾风；配伍紫苏、麻黄治寒风；配伍黄芩、黄连治热风；配伍荆芥、黄柏治肠风；配伍天麻、全蝎治肝风；配伍乳香、桂枝治痛风。

【注意事项】阴虚火旺者慎用；个别可出现过敏反应，表现为腹部不适、恶心呕吐、冷汗、皮肤瘙痒等，潜伏期约1小时。

【用法用量】5～10克。

紫　苏

本品为唇形科一年生草本植物紫苏的干燥叶、茎或成熟种子，分别为紫苏叶、紫苏梗、紫苏子，皆入药。全国各地均有，主产于湖北、江苏、河南、山东、江西、浙江、四川等地。夏、秋季采收。除去杂质，晒干，生用。

【别名】桂荏、白苏、赤苏、红苏等。

【性味归经】味辛，性温。归肺、脾经。

【功能主治】紫苏叶能解表散寒，行气和胃；用于风寒表证，咳嗽呕恶，妊娠呕吐，鱼蟹中毒。紫苏梗理气宽中，止痛，安胎；用于胸膈痞闷，胃脘疼痛，嗳气呕吐，胎动不安。紫苏子降气化痰，止咳平喘，润肠通便；用于

痰壅气逆，咳嗽气喘，肠燥便秘。(《药典》2015年版)

一般外感用紫苏叶，理气用紫苏梗，平喘用紫苏子。同时，紫苏叶是一种广为使用的调味品，人们常常用它的叶子来做菜。

【特殊用法】

1. 治气之神药：紫苏，散寒气，清肺气，宽中气，安胎气，下结气，化痰气，乃治气之神药也。(《本草汇言》)

2. 治霍乱脚气，同独活、苍术、槟榔、木瓜等配伍应用。

3. 安胎：除紫苏梗理气安胎外，紫苏蔸安胎作用更好。

4. 现代研究：紫苏具有解热、解痉、减少支气管分泌，助消化，抑制多种细菌和病毒，升血糖，抗衰老，抗肿瘤作用。

【心法心得】紫苏，辛温芳香，药食两用。上则能开肺气而通腠理，通鼻窍而利头目；中则开胸膈，醒脾胃，解郁结，利气滞；下则和胎气，安胎孕。临床运用，一为解表，二为调气。

【注意事项】气弱表虚及阴虚发热者慎用。

【用法用量】叶、梗、子均5～10克，解鱼蟹中毒时紫苏叶可用50～100克。

羌 活

本品为伞形科多年生植物羌活或宽叶羌活的干燥根茎和根。主产于四川、甘肃、云南、陕西、青海、西藏等地。产于四川者名为川羌，良；产于甘肃、青海者为西羌。春、夏两季采挖，除去须根及泥沙，晒干。切片，生用。

【别名】羌青、护羌使者、胡王使者、羌滑、退风使者、黑药等。

【性味归经】味辛、苦，性温。归膀胱、肾经。

【功能主治】解表散寒，祛风除湿，止痛。用于感冒风寒，头痛项强，风湿痹痛，肩背酸痛。(《药典》2015年版)

【特殊用法】

1. 感冒之仙药："羌活乃却乱反正之主帅"，"非时感冒之仙药也。昔人治劳力感寒，于补中益气汤中用之，深得补中寓泻之意"。(《本经逢原》)

2. 治目眶痛、头皮及其他皮肤痛。

3. 足太阳膀胱经引经药，升太阳经及督脉经阳气。

4. 现代研究：羌活具有解热镇痛，抑制布鲁菌、皮肤真菌，抗心律失常，抗血栓作用（显著抑制血小板聚集）。

【心法心得】羌活辛温，气浓而燥。能上行于头，下行于足，遍达周身。用以条达肢体，通畅血脉，攻彻邪气，发寒散湿。用之恰当，其效甚捷。补中益气剂中加入羌活，治疲劳综合征有效；辨证方中加入羌活，治疗心律失常有效。

【注意事项】本品辛温燥烈，血虚、阴虚者禁用或慎用。

【用法用量】3～10 克。

白 芷

本品为伞形科多年生植物白芷或杭白芷的根。主产于浙江、云南、湖北、河北、辽宁、四川等地。夏、秋季间叶黄时采挖，除去须根及泥沙，晒干或低温干燥。切片，生用。

【别名】香白芷、川白芷、杭白芷、九步香、金鸡爪、泽芬等。

【性味归经】味辛，性温。归胃、大肠、肺经。

【功能主治】解表散寒，祛风止痛，宣通鼻窍，燥湿止痛，消肿排脓。用于感冒头痛，眉棱骨痛，鼻塞流涕，鼻衄，鼻渊，牙痛，带下，疮疡肿痛。（《药典》2015 年版）

【特殊用法】

1. 疗风邪久渴。（《名医别录》）

2. 主女人漏下赤白，血闭阴肿。（《神农本草经》）

3. （治）肠风痔漏。（《日华子本草》）

4. 去面疵瘢。（《日华子本草》）

5. 疗两胁风痛。（《本草经疏》）

6. 解砒毒，蛇伤，刀箭金疮。（《本草纲目》）

7. 现代研究：白芷具有升高血压、减慢心率、明显扩张冠状动脉、缓解心绞痛作用。

【心法心得】白芷，气温力厚，通窍行表，具有镇痛作用。另白芷可辛开津道，润燥生津以止口渴。《本草经疏》云"白芷芳香而辛，故能润泽"，此正合"辛以润之"之义，故笔者平时治疗津液不足的干燥之证，或为主药，或随方加入。亦用其生肌长肉之功，治消化性溃疡、结肠炎。

【注意事项】阴虚血热者慎服。

【用法用量】3～10 克。

藁 本

本品为伞形科植物藁本或辽藁本的干燥根茎和根。主产于湖北、湖南、四川、辽宁等地。秋季茎叶枯萎或次春出苗时采挖，除去泥沙，晒干或烘干。切片，生用。

【别名】西芎、野芹菜、山茝、地新等。

【性味归经】味辛，性温。归膀胱经，兼通督脉。

【功能主治】祛风、散寒、除湿、止痛。主治风寒感冒、巅顶痛、风湿痹痛。（《药典》2015 年版）

【特殊用法】

1. （治）督脉为病，脊强而厥。（王好古）

2. 辟雾露。（《名医别录》）

3. 通于上下，上治巅顶痛，下疗阴痛。

4. 治痫疾。（《日华子本草》）

5. 治巅顶痛，脑、齿痛。（《珍珠囊》）

6. 现代研究：藁本具有解热镇痛、抑制肠道和子宫平滑肌作用，醇提取物具有镇静、降血压和抑制皮肤真菌作用。

【心法心得】藁本升阳气而散风湿，走窜升散，透毛窍，开腠理，疗巅痛，除阴痛。《名医别录》有"辟雾露"之语，现雾霾多发，亦多有感而发病者，可用之。

【注意事项】本品辛温发散，血虚头痛及热证慎用。

【用法用量】3～10 克。

香 薷

本品为唇形科植物石香薷或江香薷的干燥地上部分。主产于江西、河北、河南、湖北、湖南等地。多为野生。夏、秋两季茎叶茂盛、果实成熟时采割，除去杂质，晒干，切段，生用。

【别名】香茹、香草、香茸、蜜蜂草、偏头草等。

【性味归经】味辛，性微温。归肺、胃经。

【功能主治】发汗解表，化湿和中。用于暑湿感冒，恶寒发热，头痛无汗，腹痛吐泻，水肿，小便不利。（《药典》2015 年版）

《本草纲目》："香薷乃夏季解表之药，如冬月之用麻黄。"

【特殊用法】

1. 舌上出血如钻孔者，香薷煎服有效。

2. 治水甚捷。（《本经逢原》）

3. 本品煎水含漱，可除口臭。

4. 现代研究：香薷具有发汗、解热、镇咳、祛痰，促消化，刺激消化腺分泌和胃肠平滑肌蠕动作用。

【心法心得】香薷为暑病首药，六月香薷代麻黄，此言解表之功。然其发越阳气，散水和脾，消肿甚捷，亦当知晓。盖香薷能启上闸，运中州，利下窍，入膀胱，彻上彻下，利水消肿，水湿泛滥之皮水、风水等皆宜用之。

【注意事项】表虚有汗，阴虚内热，阳暑证者忌用。

【用法用量】3～10 克。

细 辛

本品为马兜铃科多年生草本植物北细辛或华细辛的全草。北细辛主产于辽宁、吉林、黑龙江。华细辛主产于陕西。夏季果熟期采挖，除去泥沙，阴干。切段，生用。

【别名】小辛、大药、铃铛花、少辛、独叶草、细草等。

【性味归经】味辛，性温。归心、肺、肾经。

【功能主治】解表散寒，祛风止痛，镇咳祛痰，宣通鼻窍。用于风寒感冒，头痛牙痛，鼻塞流涕、鼻渊、鼻衄，风湿痹痛，痰饮喘咳。（《药典》

【特殊用法】

1. 治百节拘急。（《神农本草经》）

2. 通少阴头痛。

3. 惊痫者，宜用之。（《本草纲目》）

4. 肾咳外发，痰清稀而咸味者，用细辛治之。

5. 主血闭，妇人血沥腰痛。（《药性论》）

6. 润大肠而行小便。（《长沙药解》）

7. 现代研究：细辛具有解热镇痛，抗过敏，强心，扩张脑血管，松弛平滑肌，升高血糖，促进机体代谢作用。

【心法心得】细辛为辛温散寒之药，时珍曰："辛能补肝，故胆气不足、惊痫、眼目诸病宜用之。"据此，笔者用细辛加入安神定志丸治疗惊恐症获效。细辛具有明显镇痛作用，凡头痛、齿痛、关节痛等均有效。细辛配伍石膏治胃火牙痛，配伍黄连疗口舌生疮，细辛为末敷脐治复发性口腔炎。

【注意事项】①大剂量可引起头痛、呕吐、烦躁不安、呼吸急促、抽搐、昏迷、呼吸麻痹而死亡。②不能与藜芦合用，两者相反。③阴虚阳亢，肺燥伤阴者忌用。

【用法用量】1～3 克。

苍耳子

本品为菊科一年生草本植物苍耳的果实。全国各地有分布，主产于江西、山东、湖北、江苏等地。秋季果实成熟时采收，干燥，除去梗、叶等杂质。炒去硬刺用。

【别名】苍耳、苍子、卷耳、常思、野茄、牛虱子、虱麻头等。

【性味归经】味辛、苦，性温。有小毒。归肺经。

【功能主治】散风寒，通鼻窍，祛风湿。用于风寒头痛，鼻塞流涕、鼻渊、鼻鼽，风疹瘙痒，湿痹拘挛。（《药典》2015 年版）

【特殊用法】

1. 治牙痛。（《备急千金要方》）

2. 通脑户之风寒，为头风病之要药。（《本草正义》）

3. 治目暗、耳鸣。（《太平圣惠方》）

4. 治久疟不瘥。（《朱氏集验方》）

5. 现代研究：苍耳子降血糖作用较显著，具有抗过敏，镇咳，抗癌作用。

【心法心得】苍耳子用途有四：一通鼻窍，二祛风湿，三降血糖，四抗过敏。但苍耳全株有毒，以果实为最，应严格按《药典》用量。

【注意事项】①本品有小毒，勿过量，过量易中毒，引起呕吐、腹痛、腹泻，大剂量或长期服用可损害肾功能。②血虚头痛、关节痛及老年病人慎用。

【用法用量】3～10克。文火炒至微黄，去刺后入药。

辛　夷

本品为木兰科一年生植物望春花或武当玉兰的干燥花蕾。主产于河南、安徽、四川等地。冬末春初花未开放时采收，除去枝梗。阴干入药用。

【别名】木笔花、侯桃、房木、迎春、毛辛夷等。

【性味归经】味辛，性温。归肺、胃经。

【功能主治】散风寒，通鼻窍。用于风寒头痛，鼻塞流涕、鼻鼽、鼻渊。（《药典》2015年版）

【特殊用法】

1. 头风脑病，顽固头痛。（《神农本草经》）

2. 治头面目鼻九窍之病。（《本草纲目》）

3. 治面肿引齿痛。（《名医别录》）

4. 生须发。（《名医别录》）

5. 治面寒疼。（《滇南本草》）

6. 现代研究：辛夷具有保护鼻黏膜，兴奋骨骼肌、子宫和肠道平滑肌，降压，镇静，镇痛，抗炎作用。

【心法心得】辛夷辛温通窍，不仅通鼻窍，时珍认为可通九窍，故凡窍闭之疾均可借其通窍之力。

【注意事项】孕妇及阴虚火旺者忌用。

【用法用量】3～10克。包煎。

生 姜

本品为姜科植物姜的新鲜根茎。各地均产,主产于四川、广东、山东、陕西等地。秋冬两季采挖,除去须根及泥沙,切片,生用。

【别名】鲜生姜、鲜姜、姜等。

【性味归经】味辛,性温。归肺、脾、胃经。

【功能主治】解表散寒,温中止呕,化痰止咳,解鱼蟹毒。用于风寒感冒,胃寒呕吐,寒痰咳嗽,鱼蟹中毒。(《药典》2015年版)

【特殊用法】

1. 解半夏、南星毒。亦解附子毒。

2. 产后调理,可用煨生姜。

3. 行脾之津液而和营卫。(《伤寒明理论》)

4. 现代研究:生姜具有发汗,调节体温;降低血脂,减少胆固醇吸收,增加胆固醇排泄;促进乙型肝炎病毒表面抗原转阴;减轻抗肿瘤药的不良反应等作用。

【心法心得】生姜药食两用。具有消痰、止呕、散风、祛寒、止泄、疏肝、导滞、解毒八大功效。不要以为生姜是寻常食物而忽略之。

【注意事项】阴虚内热、阳热亢盛者忌用。汗证忌用。

【用法用量】3~10克。

葱 白

本品为百合科植物葱近根部的鳞茎。各地均有种植,随时可采。采挖后,切去须根及叶,剥去外膜,鲜用。

【别名】葱茎白、葱白头、和事草、芤、菜白、四季葱、火葱等。

【性味归经】味辛,性温。归肺、胃经。

【功能主治】发汗解表,通阳利水,宣通脉络,解毒调味。用于风寒感冒,阴盛格阳,寒凝气阻。(《中药学》2013年版,《药典》2015年版未收录)

【特殊用法】

1. 宣通阳气:发汗解肌,通上下阳气,仲景白通汤、通脉四逆汤并加之以通脉回阳,若面赤格阳于上者尤须用之。(《本草从新》)

2. 达表和里，安胎止血。（《日用本草》）

3. 葱白捣烂，入蜜调匀，外用散结解毒。禁止内服。

4. 壮阳作用，可单用葱白汁口服，或加入辨证方中。

5. 除带下，安胎妊。（《长沙药解》）

6. 现代研究：葱白具有降低血脂，减少胆固醇吸收，增加胆固醇排泄等作用。

【心法心得】葱白药食两用。看似平常，然重病格阳、男子阳痿、女子带下，用之有效。

【注意事项】①葱与蜂蜜相反，不可同时内服。②表虚多汗者忌用。

【用法用量】5～15克。

第二节　风热解表药

风热解表药性味多辛苦而性寒凉，辛可发散，凉可祛热，故以发散风热为主要作用。主治风热外感及温病初起，症见发热，微恶寒，咽干口渴，头痛目赤，舌红，苔薄黄，脉浮数等。部分风热解表药兼有清头目，利咽喉，透疹，止痒，止咳等作用。除本类药物外，金银花、连翘亦常用于治疗风热表证。

柴　胡

本品为伞形科植物柴胡或狭叶柴胡的干燥根。北柴胡主产于辽宁、甘肃、河北、河南；南柴胡主产于湖北、江苏、四川等地。春、秋两季采挖，除去茎叶及泥沙，干燥。切段，生用或醋炙用。

【别名】茈胡、芸蒿、山菜、茹草、柴草等。

【性味归经】味辛、苦，性微寒。归肝、胆、肺经。

【功能主治】和解退热，疏肝解郁，升举阳气。用于感冒发热，寒热往来，胸胁胀痛，月经不调，子宫脱垂，脱肛。（《药典》2015年版）

【特殊用法】

1.（除）湿痹拘挛。（《名医别录》）

2. 治疟疾，多用柴胡剂加减。

3. 散十二经痈疽血凝气聚。（《本草备要》）

4. 平肝、胆、三焦、包络相火。（《本草纲目》）

5. 止左胁肝气疼痛。（《滇南本草》）

6. 治肩背疼痛，宣畅血气。（《药性论》）

7. 现代研究：柴胡具有解热镇痛，抗炎；增强机体免疫力；抗脂肪肝，抗肝损伤，利胆，显著促进乙型肝炎病毒表面抗原转阴；降胆固醇，降血压，升血糖，抗肿瘤等作用。

【心法心得】柴胡用法，《本草正义》谓，止有两层：一为邪实，外邪在半表半里者，引而出之；一为正虚，清气下陷于阴分者，举而升之。笔者用柴胡，一为调气，一为解郁。诸痛属肝，故凡气机不调所致胸痹痛、头痛、目痛、胃痛、腹痛、腰痛、肢节痛等均用之；诸郁以气郁为先，故凡郁证，甚则癫狂之疾，多伤于情志，因郁而病者用之，因病而郁者亦用之。柴胡生用能和解退热，醋炙可疏肝解郁，鳖血拌炒主骨蒸潮热。南柴胡药力柔和，适用于疏肝解郁；北柴胡主用于和解少阳，退热升阳，疏肝，治疟。

【注意事项】①因本品含有皂素，服后易引起呕吐，宜配半夏同用。②真阴亏损，肝阳上亢及肝风内动之证忌用。

【用法用量】常用 3～10 克。升阳 3～6 克，解郁 6～10 克，退热可 10～15 克，个别重症有时可用至 30 克。

葛　根

本品为豆科植物野葛的干燥根。分布在我国南北各地。秋、冬两季采挖，趁鲜切成厚片或小片，干燥。

【别名】甘葛、粉葛、广葛、葛条、葛条根、鸡齐根等。

【性味归经】味甘、辛，性凉。归脾、胃、肺经。

【功能主治】解肌退热，生津止渴，透疹，止泻，通经活络，解酒毒。用于外感发热头痛，项背强痛，消渴，麻疹不透，热痢，泄泻，胸痹心痛，酒毒伤中。（《药典》2015 年版）

【特殊用法】

1. 徐用诚曰：阳中阴也，其用有四，止渴一也，解毒二也，发散表邪三也，发痧疹难出四也。（《本草纲目》）

2. 散郁火，解酒毒。（《本草从新》）

3. 治肌肉之疾。（《药品化义》）

4. 现代研究：葛根具有解热，抗凝，解痉，降血压，扩血管，增加冠状动脉和脑血流量，促进儿童发育并提高儿童智力，降血糖，抗脂肪肝等作用。

【心法心得】升提之药，常用有四：葛根、桔梗、柴胡、升麻。葛根鼓舞胃气上行；桔梗升提肺气，并引药上浮入肺，故常作肺经引经药；柴胡升举少阳之气，引清气上行，"治阳气下陷"（《本草纲目》）；升麻则升提中气，"能升阳气于至阴之下，引甘温之药上行"（《本草备要》）。葛根，现代用于降血压，扩血管，亦可降血糖。

【注意事项】大剂量可引起心慌、口干、烦躁、神志不清，甚至精神异常。

【用法用量】10～15 克。

桑　叶

本品为桑科落叶小乔木植物桑树的叶。全国各地大都有野生或栽培。初霜后采收，除去杂质，晒干。生用或蜜炙用。

【别名】铁扇子。

【性味归经】味苦、甘，性寒。归肺、肝经。

【功能主治】疏散风热，清肺润燥，清肝明目。用于风热感冒，肺热燥咳，头晕头痛，目赤昏花。（《药典》2015 年版）

【特殊用法】

1. 善治摇头风：舌伸出，流清水，连续摇头。（《临证常用中药速查便览》）

2. 治疗盗汗。（《医林纂要》）

3. 治泄泻崩漏。（《重庆堂随笔》）

4. 治疗脱发：治劳热咳嗽，明目，长发。（《本草纲目》）

5. 现代研究：桑叶具有抑菌抗炎，止血，抗应激；扩张冠状动脉，降血糖（刺激胰岛素分泌，减慢胰岛素分解速度），降血脂，降血压等作用。

【心法心得】笔者用于治疗脱发，多用神应养真丹加桑叶、茯苓有效。另常用于治疗糖尿病、冠心病。降血糖配伍鬼箭羽、天花粉；扩张冠状动脉配伍葛根、川芎。

【注意事项】①《得配本草》"肝燥者禁用"。②寒证咳嗽者忌用。

【用法用量】5～10克。

菊　花

本品为菊科植物菊的干燥头状花序。主产于浙江、安徽、河南、四川等地。9～11月份花盛开时分批采收，阴干或烘干，或熏、蒸后晒干。

【别名】白菊花、杭菊、九菊、节华、金精、甘菊等。

【性味归经】味甘、苦，性微寒。归肺、肝经。

【功能主治】散风清热，平肝明目，清热解毒。用于风热感冒，头痛眩晕，目赤肿痛，眼目昏花，疮痈肿毒。（《药典》2015年版）

【特殊用法】

1. 抑木气横逆之疾。（《本草正义》）

2.（治）瘘病。（《本草新编》）

3. 治目欲脱。（《神农本草经》）

4. 疗腰痛。（《名医别录》）

5. 治疗溃疡性结肠炎。

6. 现代研究：菊花抑菌抗炎，抑制钩端螺旋体，扩张周围血管，降低血压，可治疗玫瑰糠疹、带状疱疹等多种皮肤病。

【心法心得】菊花，得秋令之气，秉金精而兼水化，金水相涵，平肝热，益肝阴，息内风，抑肝木，实乃肝药中上品。笔者在临证中，平肝清目、疏肝解郁、益肝养阴皆用之。

【注意事项】①气虚胃寒，食减泄泻者慎用。②心动过缓者忌用。

【用法用量】5～10克。

薄 荷

本品为唇形科植物薄荷的干燥地上部分。我国南北各地均产，以江苏、江西、浙江产者为著名。夏、秋两季茎叶茂盛或花开至三轮时，选晴天，分批采割，晒干或阴干。切段，生用。

【别名】苏薄荷、南薄荷、山薄荷、野薄荷、大薄荷、升阳菜、夜息花。

【性味归经】味辛，性凉。归肺、肝经。

【功能主治】散风清热，清利头目，利咽，透疹，疏肝行气。用于风热感冒，风温初起，头痛，目赤，喉痹，口疮，风疹，麻疹，胸胁闷胀。（《药典》2015 年版）

【特殊用法】

1. 疗瘰疬疮疥。（《本草备要》）

2. 骨蒸潮热：退男女虚劳发热。（《滇南本草》）

3. 营卫引经药：薄荷，能引诸药入营卫。（《食性本草》）

4. 治血痢，薄荷叶煎汤单服。（《普济本事方》）

5. 除背痛。（《药品化义》）

6. 现代研究：薄荷具有发汗解热，消炎止痛，健胃利胆，缓解胃肠痉挛，抑细菌，抗病毒，抗癌（有效抑制癌细胞生长，并促进细胞正常化）等作用。

【心法心得】张锡纯云"温病发汗用薄荷，犹伤寒发汗用麻黄也"，其为辛凉表剂可知。散风热，清咽喉，利头目，消瘰疬，和营卫，一切火郁之疾，皆能治之。

【注意事项】①体虚多汗者慎用。②忌同食鱼、蟹、鳖肉。

【用法用量】3～6 克。后下。

升 麻

本品为毛茛科植物升麻的根茎。主产于陕西、四川、辽宁、吉林、黑龙江、河北、山西等地。秋季采挖，除去泥沙，晒至根须干时，燎去或除去根须，晒干。切片，生用或蜜炙用。

【别名】周升麻、绿升麻、西升麻、鸡骨升麻、鬼脸升麻。

【性味归经】味辛、微甘，性微寒。归肺、脾、胃、大肠经。

【功能主治】发表透疹，清热解毒，升举阳气。用于风热头痛，齿痛，口疮，咽喉肿痛，麻疹不透，阳毒发斑，子宫下垂。（《药典》2015年版）

《医学启源》："其用者有四：手足阳明引经药一也，升阳于至阴之下二也，治阳明经气分头痛三也，去皮肤风邪及至高之上四也。"

【特殊用法】

1. 能治口齿风䘌肿痛，牙根浮烂恶臭。（《药性论》）

2. 主解百毒……辟温疫。（《神农本草经》）

3. 主肺痿咳唾脓血。（《汤液本草》）

4. 能解脾胃肌肉间热。（《本草要略》）

5. 消斑疹，行瘀血。（《本草纲目》）

6. 治雷头风，与苍术、荷叶配伍，名清震汤。

7. 手足阳明经引经药。

8. 解全蝎、制附子、制马钱子、曼陀罗中毒。

9. 现代研究：升麻解热镇痛，抗炎，抑制心脏，减慢心率，降低血压。

【心法心得】升麻，性类柴胡，且两药常配伍而用。但柴胡宣发半表半里之少阳，疏利肝胆之抑遏；升麻宣发肌肉腠理之阳明，升举脾胃之郁结。升麻柴胡，升提则可，补气仅起帮助引导之功，须配合参芪方效。斑出阳明，故发斑恒用升麻。本药可使肌肉松弛，可用于肌紧张性疾病。

【注意事项】①阴虚，阳浮，肝阳上亢，喘满气逆者忌用。②麻疹已透者不用。

【用法用量】3～10克。

牛蒡子

本品为菊科植物牛蒡的干燥成熟果实。主产于东北及浙江等地。秋季果实成熟时采收果序，晒干，打下果实，除去杂质，再晒干，生用或炒用，用时捣碎。

【别名】大力子、鼠黏子、牛子、恶实、蝙蝠刺、便牵牛。

【性味归经】味辛、苦，性寒。归肺、胃经。

【功能主治】疏散风热，宣肺透疹，解毒利咽。用于风热感冒，咳嗽痰

多，麻疹风疹，咽喉肿痛，痄腮，丹毒，痈肿疮毒。(《药典》2015 年版)

【特殊用法】

1. 血热便秘，本品能清热滑肠。

2. 明耳目，利腰膝，通小便。(《食疗本草》)

3. 解痧毒，清喉痧中要药。(《痧胀玉衡》)

4. 散诸结节。(《药性论》)

5. 现代研究：牛蒡子具有解热，利尿，泻下；抑菌；降血糖，抗肿瘤(抑制癌细胞增殖)，抗艾滋病病毒等作用。

【心法心得】牛蒡名大力，乃因牛力大而名。其清热解毒力强，除治疗风热外感外，尚可利小便，滑大肠，明耳目。参考现代研究，可降尿蛋白而治肾病，除消渴而降血糖。

【注意事项】①大剂量服用可引起惊厥、呼吸加快，继而抑制呼吸。②脾胃虚寒，经常腹泻者慎用。

【用法用量】6～12 克。

蔓荆子

本品为马鞭科植物单叶蔓荆的干燥成熟果实。主产于山东、江西、浙江、福建等地。秋季果实成熟时采收，除去杂质，晒干。生用或炒用。

【别名】蔓荆实、石荆子、京子、万荆子、蔓青子。

【性味归经】味辛、苦，性微寒。归膀胱、肝、胃、肺经。

【功能主治】疏风散热，凉肝明目。用于外感风热，头昏头痛，目痛多泪。(《药典》2015 年版)

【特殊用法】

1. 风湿痹痛，四肢拘挛，不得屈伸。(《神农本草经》)

2. 主头面诸风疾。(《本草汇言》)

3. 治……脑鸣目泪出。(《名医别录》)

4. 止目睛内痛。(《珍珠囊》)

5. 治湿痹拘挛。(《本草汇言》)

6. 现代研究：蔓荆子具有解热，调节体温，镇静；改善微循环，抑制肿瘤细胞，抗艾滋病病毒作用。

【心法心得】蔓荆子，能疏风，凉血，利窍。《本草汇言》谓其"主通利九窍"；《药品化义》谓其"为肝经胜药"，是以该药不可忽视也，凡血热风淫所致诸疾，如偏头风、脑鸣、目泪、目昏、关节不利等，用之均有效。

【注意事项】血虚、阴虚火旺及脾胃虚者慎用。

【用法用量】5～10 克。

浮　萍

本品为浮萍科植物紫萍的干燥全草。全国各地均有分布。6～9月采收，除去杂质，晒干。生用。

【别名】紫背浮萍、紫萍、水上浮萍、水萍、小浮萍、水花、水白、水廉、水帘、萍子草。

【性味归经】味辛，性寒。归肺经。

【功能主治】宣散风热，透疹，利尿。用于麻疹不透，风疹瘙痒，水肿尿少。（《药典》2015 年版）

《本草求真》："发汗胜于麻黄，下水捷于通草。"

【特殊用法】

1. 疗肌肉麻痹，中风喎斜，瘫痪。（《玉楸药解》）

2. 止消渴。（《神农本草经》）

3. 长须发。（《神农本草经》）

4. 外洗生发：以沐浴生毛发。（《名医别录》）

5. 疗湿热带下。（《滇南本草》）

6. 杀蚊：浮萍对库蚊幼虫和蚊蛹有杀灭作用。

7. 现代研究：浮萍具有一定的强心、利尿、升血压作用。可用于银屑病治疗。

【心法心得】浮萍，浮于水面，其性轻浮，入肺经，达皮肤，故可宣肺发汗，肺为水之上源，肺宣则小便自利，故云"发汗胜于麻黄，下水捷于通草"。至若肌肤瘙痒、风湿内淫、瘫痪不举及上消渴饮等，皆可用轻浮宣肺之力，使风从外散，湿从下行而获功。笔者经验以浮萍、桑叶、当归，水煎外洗，对脱发有效。

【注意事项】表虚自汗者忌用。

【用法用量】3～9 克。外用适量。

蝉　蜕

本品为蝉科华南蚱蝉属昆虫黑蚱羽化后的蜕壳。全国各地均产，主产于山东、河南、河北、湖北、江苏、四川等地。夏、秋两季采集，除去泥土、杂质，晒干。生用。

【别名】蝉退、蝉衣、爬擦猴、蝉壳、知了皮。

【性味归经】味辛，性寒。归肺经。

【功能主治】宣散风热，利咽，透疹，明目退翳，解痉。用于风热感冒，咽痛音哑，麻疹不透，风疹瘙痒，目赤翳障，惊风抽搐，破伤风。（《药典》2015 年版）

【特殊用法】

1. 治阴囊浮肿。（《本草纲目》）

2.（治）小儿惊痫，夜啼。（《医学入门》）

3.（治）天吊风：治小儿蕴热，痰塞经络，头目仰视，名曰天吊。（《卫生易简方》）

4. 治脱肛：蝉蜕，去足，焙研，菜油调搽。（《王氏医存》）

5. 现代研究：蝉蜕具有镇静、抗惊厥、解热作用；具有抗过敏及免疫抑制作用。

【心法心得】蝉，主疗一切风热证，古人用蝉，后人用蜕。大抵治脏腑经络，当用蝉身；治皮肤疮疡，风热，当用蝉蜕。蝉蜕，治失音，小儿夜啼，皮肤过敏、黏膜过敏均有效。

【注意事项】虚证、孕妇及无风热者不用。

【用法用量】3～6 克。

淡豆豉

本品为豆科植物大豆成熟种子的发酵加工品。全国各地均产。晒干，生用。

【别名】豆豉、香豉、淡豉。

【性味归经】味苦、辛，性凉。归肺、胃经。

【功能主治】解表，除烦，宣发郁热。用于感冒，寒热头痛，烦躁胸闷，虚烦不眠。（《药典》2015 年版）

【特殊用法】

1. 主血痢。（《药性论》）

2. 能治久盗汗。（《食疗本草》）

3. 口舌生疮：用豉末含之。

4. 治误食鸟兽肝中毒。（《本经逢原》）

5. 制砒毒。（《本经逢原》）

6. 现代研究：淡豆豉具有健胃、促消化，解除肠管痉挛；提高肝脏解毒功能，降血脂，抗疲劳，抗肿瘤作用（可抑制肝癌细胞株 SMMC－7721 和 QSG－7701 生长）。

【心法心得】淡豆豉配伍栀子抗抑郁；配伍山楂、泽泻降血脂。

【注意事项】能退乳，哺乳期妇女禁用。

【用法用量】6～12 克。

木　贼

本品为木贼科植物木贼的干燥地上部分。主产于东北、华北、内蒙古和长江流域各省。夏、秋采割，除去杂质，晒干或阴干。切段，生用。

【别名】锉草、节骨草、节节草、无心草。

【性味归经】味甘、苦，性平。归肺、肝经。

【功能主治】疏散风热，明目退翳。用于风热目赤，迎风流泪，目生云翳。（《药典》2015 年版）

【特殊用法】

1. 消积块。（《嘉祐本草》）

2. 疗肠风，止痢。（《嘉祐本草》）

3. 疗妇人月水不断。（《嘉祐本草》）

4. 主治筋骨痛。（《湖南药物志》）

5. 治扁平疣：木贼、香附、板蓝根各 30 克，水煎，趁热先熏后洗患处，每日 2～3 次，10 日为 1 疗程。

6. 现代研究：木贼具有降血压，消炎，止血，利尿作用。

【心法心得】治疗肺部肿瘤，笔者常用之。

【注意事项】多服令人目肿，气血亏虚、阴虚火旺者慎用。

【用法用量】3～9 克。

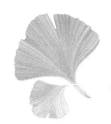

第二章　清热药

清热药以清解里热，治疗内热证为主的药物。其性多寒凉，沉降入里，通过清热泻火、凉血解毒及清虚热等不同作用，清解体内蓄积之热邪。此即《内经》"热者寒之"和《神农本草经》"疗热以寒药"之义。清热药包括治疗气分湿热证的清热泻火药，治疗血分实热证的清热凉血药，治疗脏腑湿热的清热燥湿药，治疗热毒湿热的清热解毒药和治疗热邪伤阴或阴虚内热的清虚热药五类。

本类药物性多寒凉，易伤脾胃；苦寒易化燥伤阴。

现代药理研究证明，清热药一般具有抗病原微生物和解热作用；部分药物有增强机体特异性或非特异性功能、抗肿瘤、抗变态反应及镇静、降血压等作用。

第一节　清热燥湿药

本类药物性味苦寒，兼具清热、燥湿两大作用，主要用于湿热证和脏腑火热证。湿热证主要有肝胆湿热、脾胃湿热、肠道湿热、下焦湿热、关节湿热和皮肤湿热等，见症各异，但均具热证、舌苔黄腻等特点。本类药物中黄芩泻肺热，黄连清心火，黄柏泻肾火，栀子通泻三焦之火，龙胆泻肝火。至于泻脾火，又非苦寒药所能，东垣用白芍泻脾火。

本类药物苦寒性大，燥湿力强，过服易伐胃伤阴。

黄　芩

本品为唇形科植物黄芩的根。主产于河北、山西、内蒙古、河南、陕西等地。夏、秋两季采挖，除去杂质及泥沙，晒干后撞去粗皮，蒸透或开水润透切片，晒干。生用、酒炙或炒炭用。

【别名】条芩、枯芩、子芩、黄金茶、土金茶、元芩。

【性味归经】味苦，性寒。归肺、胆、脾、大肠、小肠经。

【功能主治】清热燥湿，泻火解毒，止血，安胎。用于湿温，暑湿，胸闷呕恶，湿热痞满，泻痢，黄疸，肺热咳嗽，高热烦渴，血热吐衄，痈肿疮毒，胎动不安。（《药典》2015 年版）

【特殊用法】

1. 疗奔豚热痛。（《本草纲目》）

2. 疗……小腹绞痛。（《名医别录》）

3. 治五淋。（《药性论》）

4. 调经安胎。（《滇南本草》）

5. 配伍："得酒上行，得猪胆汁除肝胆火，得柴胡退寒热，得芍药治下利，得桑白皮泻肺火，得白术安胎。"（《本草纲目》）

6. 现代研究：黄芩具有广谱抗菌，抑制病毒，降血压，利胆，镇静，增加白细胞数量，松弛肠道平滑肌，抗癌等作用。

【心法心得】黄芩泻肺火，清胎热，对肺热咳嗽、胎动不安常用；配伍砂仁则可开胃进食。

【注意事项】脾胃虚寒者慎用。

【用法用量】3～10 克。

黄 连

本品为毛茛科植物黄连的根茎。主产于我国中部及南部各省，四川、云南产量最大。秋季采挖，除去杂质及泥沙，干燥。生用或清炒、姜汁炙、酒炙或吴茱萸水炙用。

【别名】川连、云连、鸡爪连。

【性味归经】味苦，性寒。归心、脾、胃、肝、胆、大肠经。

【功能主治】清热燥湿，泻火解毒。用于湿热痞满，呕吐吞酸，泻痢，黄疸，高热神昏，心火亢盛，心烦不寐，心悸不宁，血热吐衄，目赤，牙痛，

消渴，痈肿疮毒；外治湿疹，耳道流脓。(《药典》2015年版)

【特殊用法】

1. 利小便。(《分部本草妙用》)

2. 去心窍之恶血，消心疾之伏梁。(《本草通玄》)

3. 止消渴。(《名医别录》)

4. (解)中焦郁热。(《药品化义》)

5. 止梦遗。(《本草新编》)

6. 解附子、巴豆毒。

7. 主热气目痛。(《神农本草经》)

8. 现代研究：黄连具有广谱抗菌，抑制病毒，降低心肌耗氧量，抗心律失常，抗消化性溃疡，降血糖，抑制血小板凝集，抗癌等作用。

【心法心得】 黄连，味大苦，性大寒，清热治火之要药也。其用有五：泻心热、去上焦火、诸疮肿痒、去湿热、疗赤眼暴发。黄连配伍天花粉，除消渴；配伍肉桂，燮阴阳，疗失眠；配伍木香，愈下利，除后重；配伍僵蚕，疗重舌、木舌；配伍吴茱萸，制胃酸；配伍附片，治顽固胃痛；配伍灯心草、蝉蜕，治小儿夜啼。以上种种，皆黄连妙用之法。

【注意事项】 ①脾胃虚寒者慎用。②忌猪肉，恶冷水。③个别可出现过敏反应，可引起头晕、恶心呕吐，胸闷气短，全身皮疹，甚至喉头水肿、过敏性休克。

【用法用量】 3～5克。外用适量。酒黄连善清上焦火热，用于目赤、口疮；姜黄连清胃、和胃、止呕，用于寒热互结、湿热中阻、痞满呕吐；萸黄连疏肝和胃止呕，用于肝胃不和、呕吐吞酸。

黄 柏

本品为芸香科植物黄皮树的干燥树皮。主产于我国中部及南部各省，四川、云南产量最大。清明之后剥取树皮，除去粗皮，晒干压平；润透切片或切丝。生用或盐水炙、炒炭用。

【别名】 檗木皮、黄檗、檗皮、川黄柏、檀桓。

【性味归经】 味苦，性寒。归肾、膀胱经。

【功能主治】清热燥湿，泻火除蒸，解毒疗疮。用于湿热泻痢，黄疸尿黄，带下阴痒，热淋涩痛，脚气痿躄，骨蒸潮热，盗汗，遗精，痈肿疮毒；湿疹湿疮。（《药典》2015年版）

【特殊用法】

1. 主……女子漏下赤白，阴伤蚀疮。（《神农本草经》）

2. 疗口疮。（《名医别录》）

3. 治瘿瘤：治颈上瘿瘤不疼不痛，俱是痰结，黄柏、海藻各一两。研细收储，每用五分以舌舔之。一日三五次即消。（《疡医大全》）

4. 主男子阴痿。（《药性论》）

5. 男子茎上疮，屑末敷之。（《药性论》）

6. 痿蹙必用之药也。（《医学启源》）

7. 现代研究：黄柏具有广谱抗菌，抑制钩端螺旋体、阴道滴虫，保护血小板，减慢心率，降血压、降血糖、抗癌等作用。

【心法心得】《主治秘诀》云：黄柏"其用有六：泻膀胱龙火，一也；利小便热结，二也；除下焦湿肿，三也；治痢先见血，四也；去脐下痛，五也；补肾气不足，壮骨髓，六也"。然黄柏总以清泻下焦实火、相火为主。诸火泻法：心火用黄连，肺火用黄芩，脾火用白芍，肝、胆火用龙胆，肾、膀胱火用黄柏、知母，小肠火用木通，大肠火用黄芩，胃火用石膏，三焦火用栀子。

【注意事项】脾胃虚寒者忌用。

【用法用量】3～12克。盐黄柏滋阴降火，用于阴虚火旺，盗汗骨蒸。

栀 子

本品为茜草科植物栀子的干燥成熟果实。主产于长江以南各省。9～11月果实成熟显红黄色时采收。除去果梗及杂质，蒸至上汽或置沸水中略烫，取出，干燥。生用、炒焦或炒炭用。

【别名】山栀子、山枝子、黄栀子、木丹。

【性味归经】味苦，性寒。归心、肺、三焦经。

【功能主治】泻火除烦，清热利湿，凉血解毒。用于热病心烦，湿热黄疸，淋证涩痛，血热吐衄，目赤肿痛，火毒疮疡；外治扭挫伤痛。焦栀子凉

血止血，用于血热吐血，衄血，尿血，崩漏。（《药典》2015年版）

【特殊用法】

1. 利五淋，通小便。（《药性论》）

2. 主暗哑，紫癜风。（《食疗本草》）

3. 解热郁，行结气。（《本草纲目》）

4. 止心胁疼痛。（《本草新编》）

5. 配伍：栀子得滑石，治血淋溺闭；得良姜，治寒热腹痛；得柏皮，治身热发黄；配连翘，治心经留热；佑柴胡、白芍，治肝胆郁火；使生地黄、牡丹皮，治吐衄不止。（《得配本草》）

6. 现代研究：栀子具有广谱抗菌，抑制钩端螺旋体、抑制血吸虫，镇静，降低心肌收缩力，保肝，利胆等作用。

【心法心得】栀子泻火除烦，通泻三焦火。一般而言，生栀子泻火，炒栀子解郁清热，栀子炭止血，栀子衣清肺及皮表之热，栀子仁清内热除心烦。可用于性早熟、儿童多动症、精神分裂症等治疗。

【注意事项】脾虚便溏食少者忌用。

【用法用量】6～10克。外用生品适量，研末调敷。吐血、衄血、尿血崩漏用焦栀子。

苦 参

本品为豆科植物苦参的干燥根。全国各地均产，以山西、湖北、河南、河北产量较大。春、夏两季采挖，除去根头及小须根，洗净，干燥；或趁鲜切片，干燥。生用。

【别名】野槐、山槐、山花子、川参、牛参、凤凰爪。

【性味归经】味苦，性寒。归心、肝、胃、大肠、膀胱经。

【功能主治】清热燥湿，杀虫，利尿。用于热痢，便血，黄疸尿闭，赤白带下，阴肿阴痒，湿疹湿疮，皮肤瘙痒，疥癣麻风，外治滴虫性阴道炎。（《药典》2015年版）

【特殊用法】

1. 主除大热嗜睡。（《药性论》）

2. 治胫酸。(《新修本草》)

3. 疗顽皮白屑。(《滇南本草》)

4. 治梦遗滑精。(《本草从新》)

5. 治白癜风：用苦参五斤、露蜂房五两、刺猬皮一个。上药咀片，水三斗煮一斗，去渣用汁，细酒曲五斤，炊黍米三斗作饭，拌曲同药汁，如酿酒法，酒成榨去糟，食前温服一二杯。(《疡医大全》白癜风酒)

6. 醒酒。《名医别录》)

7. 治酒渣鼻。(《古今医鉴》)

8. 现代研究：苦参具有广谱抗菌，抑制病毒，杀阴道滴虫；镇痛，利尿；抗心律失常，抗炎，抗辐射，抗过敏，抗溃疡，抗肿瘤等作用。

【心法心得】苦参，大苦大寒，退热泄降，荡涤湿火，其功效与黄芩、黄连、龙胆皆相近，而苦参之苦愈甚，其燥尤烈，故能杀湿热所生之虫，较之黄芩、黄连力量更甚。笔者临床常用于心律失常、皮肤诸疾、湿热带下及幽门螺杆菌感染。

【注意事项】①脾胃虚寒者忌用。②大剂量服用对中枢神经系统先兴奋后麻痹，引起头昏、头痛，烦躁，肢体麻木，呼吸急促，心率加快，继而流涎，呼吸减慢，最后呼吸衰竭。大剂量长期使用可引起肾损害。

【用法用量】4.5～9克。外用适量。

龙 胆

本品为龙胆科植物条叶龙胆、龙胆、三花龙胆的干燥根和根茎。全国各地均产，以山西、湖北、河南、河北产量较大。春、秋两季采挖，洗净，晒干，切段。生用。

【别名】陵游、苦胆、龙胆草、山龙胆、地胆草、观音草。

【性味归经】味苦，性寒。归肝、胆经。

【功能主治】泻肝胆实火，除下焦湿热。用于湿热黄疸，阴肿阴痒，带下，湿疹瘙痒，肝火目赤，耳鸣耳聋，胁痛口苦，强中，惊风抽搐。(《药典》2015年版)

【特殊用法】

1. "其用有四：除下部风湿，一也；除湿热，二也；脐以下至足肿痛，三也；寒湿脚气，四也。"（《医学启源》）

2. 疗风热盗汗。（《本草纲目》）

3. 有梦遗，龙胆折。（《医学三字经》）

4. 卒然尿血，茎中痛。

5. 治卒心痛，虫攻心痛，四肢疼痛。（《医药入门》）

6. 项下瘰疬，不问新久。（《圣济总录》）

7. 现代研究：龙胆具有广谱抗菌，抑制钩端螺旋体、疟原虫，镇静，降血压，保肝，利胆，显著降低谷丙氨基转移酶，抗炎，抗肿瘤等作用。

【心法心得】泻肝胆实火，除下焦湿热，作用较强。笔者常用其除烦，抗焦虑，抗性早熟及精神异常者。少量服用助消化，增食欲。

【注意事项】①脾胃虚寒及阳虚泄泻者忌用。②大剂量服用妨碍消化，并出现头痛，面红，头晕，心率减慢。

【用法用量】3～6克。

秦　皮

本品为木犀科植物苦枥白腊树、尖叶白腊树或宿柱白腊树的干燥树皮或干皮。主产于吉林、辽宁、河南等地。春、秋两季剥取，晒干。生用。

【别名】秦白皮、蜡树皮、苦榴皮、木岑皮。

【性味归经】味苦、涩，性寒。归肝、胆、大肠经。

【功能主治】清热燥湿，收涩止痢，止带，明目。用于湿热泻痢，赤白带下，目赤肿痛，目生翳膜。（《药典》2015年版）

【特殊用法】

1. 治痹证：本品对风湿性关节炎、风湿性肌炎等疾病有效。（《用药心得十讲》）

2. 治银屑病（牛皮癣）：秦皮30～60克，煎水洗患处。（《全国中草药汇编》）

3. 疗男子少精，妇人带下。（《名医别录》）

4. 显著平喘，松弛气管平滑肌。（《中西汇通中药手册》）

5. 现代研究：秦皮具有广谱抗菌，抗炎，祛痰平喘等作用。

【心法心得】秦皮加入辨证方中，治疗支气管哮喘、慢性阻塞性肺病可提高疗效。

【注意事项】脾胃虚寒者忌用。

【用法用量】6～12克。外用适量。

白鲜皮

本品为芸香科植物白鲜的干燥树皮。主产于辽宁、河北、四川、江苏等地。春、秋两季采挖根部，除去泥沙及粗皮，剥取根皮，切片，干燥。生用。

【别名】千斤拔、白羊鲜、白膻。

【性味归经】味苦，性寒。归脾、胃、膀胱经。

【功能主治】清热燥湿，祛风解毒。用于湿热疮毒，黄水淋漓，皮肤瘙痒，湿疹，风疹，疥癣疮癞，风湿热痹，黄疸尿赤。（《药典》2015年版）

【特殊用法】

1.（主）女子阴中肿痛，湿痹死肌。（《神农本草经》）

2. 主风痹手足不举。（《药性纂要》）

3. 治扁平疣：白鲜皮 60 克，水煎好后加入白矾 10 克，涂擦疣体，每日 5～7 次，连用 2 周。

4. 主解热黄、酒黄、急黄、谷黄、劳黄等。（《药性论》）

5. 现代研究：白鲜皮具有抑制多种皮肤真菌，解热作用。

【心法心得】白鲜皮清热燥湿，祛风止痒，治疗湿热疮毒、皮肤瘙痒、湿疹等有显效，黄疸、瘫痪因于湿热者有效；妇人阴肿，当配伍藁本。

【注意事项】孕妇、虚寒者慎用。

【用法用量】5～10克。外用适量。

第二节　清热泻火药

本类药物多甘寒或苦寒，清热力强，用以治疗火热证，特别是气分邪热证。症见高热、口渴、汗出、烦躁，甚或神昏谵语，舌红、苔黄、脉数者。

此外，因各药归经的差异，还分别适用于肺热、胃热、心火、肝火等引起的脏腑火热证。

本类药物中石膏、寒水石清热泻火较强，且可抗焦虑；芦根中空旁实，生津止渴，可除口臭；淡竹叶除烦；他如夏枯草、决明子、谷精草、密蒙花、青葙子则又眼疾常用。

使用清热泻火药时，若里热炽盛而正气已虚，则宜适配补虚药，以扶正祛邪。

石 膏

本品为含水硫酸钙的矿石。分布极广，主产于湖北、安徽、河南、山东、四川、湖南、广东、广西、云南、新疆等地。全年可采。采挖后，除去泥沙及杂石，研细生用，或煅用。

【别名】白虎、冰石、细石、细理石、软石膏等。

【性味归经】味甘、辛，性大寒。归肺、胃经。

【功能主治】清热泻火，除烦止渴。用于外感热病，高热烦渴，肺热喘咳，胃火亢盛，头痛，牙痛。（《药典》2015年版）

【特殊用法】

1. 除三焦大热。（《名医别录》）

2. 治身体肌肉壮热。（《医学启源》）

3. 缓脾益气。（《用药心法》）

4. 通乳汁，平乳痈。（《长沙药解》）

5. 利小便。（《本草再新》）

6. 现代研究：石膏具有解热，消炎，利胆（促进胆汁排泄），利尿，抗过敏，促进机体免疫，抗癌（破坏肿瘤细胞）等作用。

【心法心得】石膏味甘、辛，性大寒，解热清火，止渴除烦之要药。石膏配伍白芷治牙龈肿痛甚效，内服可用于消化性溃疡；用于抗精神病药物氯氮平所致的流涎副作用，用石膏配伍炒麦芽水煎服，连服4周有效。石膏煅用名煅石膏，寒凉性减，具收敛，生肌，敛疮，止血作用，用治湿疹瘙痒、溃疡不敛、水火烫伤和外伤出血等，多为外用。

程丑夫临证用药传忠录

【注意事项】脾胃虚寒者忌用。

【用法用量】15～60克。煅石膏外用适量。

寒水石

本品为硫酸盐类矿石芒硝的天然晶体。主产于山西、河北等地。全年可采。采挖后，除去泥沙、杂石，研细生用，或煅用。

【别名】白水石、凝水石、方解石、凌水石、红石膏、盐精石等。

【性味归经】味辛、咸，性寒。归心、胃、肾经。

【功能主治】清热泻火。用于热病烦渴，癫狂，口疮，热毒疮肿，丹毒烫伤。（《中药学》2013年版，《药典》2015年版未收录）

【特殊用法】

1.（治）皮中如火烧，烦满。（《神农本草经》）

2. 治小便白如泔色。（《备急千金要方》）

3. 治精神亢奋：治伤寒发狂，或弃衣奔走，逾墙上屋。（《普济本事方》）

4. 现代研究：寒水石具有平喘，化痰，下乳等作用；煅用具有杀菌，消毒，收敛作用。

【心法心得】寒水石性类石膏，但可入心经，故除烦闷、抗焦虑功胜石膏。

【注意事项】脾胃虚寒者忌用。

【用法用量】10～15克。据考证本品应为芒硝的天然晶体。但近代所用之寒水石，在北方多为红石膏，主含硫酸钙；在南方多为方解石，主含碳酸钙。

知　母

本品为百合科植物知母的干燥根茎。全国各地均产，以河北、山西、山东等地为多。春、秋两季采挖，除去须根及泥沙，晒干，习称"毛知母"。或除去外皮，晒干。切片入药，生用，或盐水炙用。

【别名】连母、芪母、水参、地参、穿地龙。

【性味归经】味苦、甘，性寒。归肺、胃、肾经。

【功能主治】清热泻火，滋阴润燥。用于外感热病，高热烦渴，肺热燥咳，骨蒸潮热，内热消渴，肠燥便秘。（《药典》2015年版）

《用药法象》："泻无根之肾火，疗有汗之骨蒸，止虚劳之热，滋化源之阴。"

【特殊用法】

1. 除邪气，肢体浮肿，下水。（《神农本草经》）

2. 安胎，止子烦。（《本草纲目》）

3. 润心肺，止惊悸。（《日华子本草》）

4. 治梦泄遗精。（《普济本事方》）

5. 现代研究：知母具有抑制多种细菌、真菌，解热，祛痰，利尿，降血压，降血糖，抑制 Na^+-K^+-ATP 酶活性，抗癌（抑制癌细胞膜钠泵）等作用，并能减轻糖皮质激素副作用。

【心法心得】泻无根之火的药，除知母外，尚有玄参。二药皆可滋阴泻火，乃泻火润剂，无苦寒化燥之弊。

【注意事项】脾胃虚寒及大便溏泻者禁用。

【用法用量】6～12克。

芦 根

本品为禾本科植物芦苇的新鲜或干燥根茎。全国各地均产。全年均可采挖，除去芽、须根及膜状叶。鲜用，或切后晒干用。

【别名】苇根、芦柴根、芦通、芦芽根等。

【性味归经】味甘，性寒。归肺、胃经。

【功能主治】清热泻火，生津止渴，除烦，止呕，利尿。用于热病烦渴，肺热喘咳，胃热呕哕，热淋涩痛。（《药典》2015年版）

【特殊用法】

1.（解）食诸鱼中毒。（《本草经集注》）

2. 能溶解胆液凝石。（《现代实用中药》）

3. 解酒毒。（《本草蒙筌》）

4. 治牙龈出血，百日咳。（《湖南药物志》）

5. 能去目雾。（《天宝本草》）

6. 现代研究：芦根具有解热镇痛，降血糖，松弛肠道平滑肌，溶解结石，解毒，抑菌作用。芦根制剂皮下注射具有抑制心脏收缩的作用。

【心法心得】芦根中空旁实，甘寒清胃生津，清而不燥，寒而不腻。笔者多用之以除口臭，颇效。芦根、苇茎均为芦苇之茎，一生地（水）面，一生地（水）下。苇茎清肺热，芦根生津液，各有侧重。故千金苇茎汤用苇茎而非芦根。

【注意事项】①脾胃虚寒者忌用。②大剂量使用可引起倦怠乏力，食欲减退，大便溏泻等。

【用法用量】15～30克。鲜品用量加倍。

天花粉

本品为葫芦科植物栝楼或双边栝楼的干燥根。全国南、北各地均产。秋、冬两季采挖，洗净，除去外皮，切厚片。鲜用或干燥用。

【别名】栝楼根、花粉、瑞雪、白药等。

【性味归经】味甘、微苦，性微寒。归肺、胃经。

【功能主治】清热泻火，生津止渴，消肿排脓。用于热病烦渴，肺热燥咳，内热消渴，疮疡肿毒。（《药典》2015年版）

【特殊用法】

1. 除肠胃中痼热，八疸身面黄。（《名医别录》）

2. 通月水。（《名医别录》）

3. 舒痉病之挛急，解渴家之淋癃。（《长沙药解》）

4. 解酒毒。（《得配本草》）

5. 治男子尿精。（《外台秘要》）

6. 现代研究：天花粉具有抑菌，抑制艾滋病毒，抑制免疫反应，抗早孕，抗肿瘤等作用。

【心法心得】天花粉清热润燥，生津止渴，主治消渴及热伤津液之证。配伍黄连、炒苍耳子可降血糖，配伍葛根则疗项强，配伍钩藤、天麻、全蝎则润筋定颤而治帕金森病。

【注意事项】①孕妇慎用。②不宜与川乌、草乌、附子同用。③脾胃虚寒及大便滑泻者忌用。

【用法用量】10～15克。

淡竹叶

本品为禾本科植物淡竹叶的地上部分。主要分布在长江流域。夏季未抽花穗前采割，晒干切段，生用。

【别名】竹叶。

【性味归经】味甘、淡，性寒。归心、胃、小肠经。

【功能主治】清热泻火，除烦止渴，利尿通淋。用于热病烦渴，小便短赤涩痛，口舌生疮。（《药典》2015年版）

《本草从新》："清心火，利小便，除烦止渴。"

【特殊用法】

1. 治睾丸肿大。（《广西民族药简编》）

2. 治肺痨。（《湖南药物志》）

3. 治小儿惊痫。（《医林纂要》）

4. 现代研究：淡竹叶具有解热，利尿，镇咳，祛痰，抗病毒，抗应激，抗疲劳，抗衰老，抗肿瘤等作用；并具升高血糖，降低三酰甘油，升高高密度脂蛋白作用。

【心法心得】淡竹叶清心除烦，对心移热于小肠之证有效，亦可退乳，能调整血脂异常，有别于其他降血脂中药。

【注意事项】①孕妇勿服。（《品汇精要》）②体虚有寒者忌用。

【用法用量】6～10克。

夏枯草

本品为唇形科植物夏枯草的干燥果穗。全国各地均产，主产于江苏、浙江、安徽、河南等地。夏季果穗呈棕红色时采收，除去杂质，晒干，生用。

【别名】夏枯球、夏枯头、夏枯花、铁色草、棒头柱、枯草穗。

【性味归经】味辛、苦，性寒。归肝、胆经。

【功能主治】清肝泻火，明目，散结消肿。用于目赤肿痛，目珠夜痛，头痛眩晕，瘰疬，瘿瘤，乳癖，乳痈，乳房胀痛。（《药典》2015年版）

【特殊用法】

1. 治口眼㖞斜。（《滇南本草》）

2. 解暑。（《医林纂要》）

3. 降低血压。（《现代实用中药》）

4. 治甲状腺肿大，淋巴结核，淋巴结炎，乳腺炎，扁桃体炎。

5. 现代研究：夏枯草具有利尿降压，广谱抗菌，抗心律失常，抗肿瘤，促进血液中白细胞增加，兴奋子宫等作用。

【心法心得】目珠痛用夏枯草、香附，目眶痛用羌活、白芷。

【注意事项】脾胃虚弱，气虚者慎服。

【用法用量】9～15克。

决明子

本品为豆科植物决明或小决明的干燥成熟种子。全国各地均有栽培，主产于安徽、广西、四川、浙江、广东等地。秋季采收成熟果实，晒干，打下种子，除去杂质。生用或炒用。

【别名】马蹄决明、芹决、草决明、假绿豆、还瞳子。

【性味归经】味甘、苦、咸，性微寒。归肝、大肠经。

【功能主治】清热明目，润肠通便。用于目赤涩痛，羞明多泪，头痛眩晕，目暗不明，大便秘结。（《药典》2015年版）

【特殊用法】

1. 疗唇口青。（《名医别录》）

2. 治高血压、高脂血症。

3. 治口腔炎：决明子60克，浓煎频频含漱。（《安徽中草药》）

4. 泻邪水。（《医林纂要》）

5. 用于治疗肝炎、肝腹水、肝硬化。（《临证常用中药速查便览》）

6. 现代研究：决明子具有降血压，降血脂，抗脂肪肝，抗动脉硬化斑块形成，利尿，缓泻，促进子宫收缩，抑菌，抗衰老等作用。

【心法心得】决明子临床四用：明目、通便、降血脂、降血压。明目配伍菊花，通便配伍火麻仁，降血脂配伍山楂，降血压配伍藁本。

【注意事项】①低血压及孕妇慎用。②气虚便溏者不宜用。

【用法用量】9～15克。

谷精草

本品为谷精科植物谷精草的干燥带花茎的头状花序。主产于浙江、江苏、安徽、江西、湖南、广东、广西等地。秋季采收。将花序连同花茎拔出，晒干，切段，生用。

【别名】珍珠草、谷精珠、鼓槌草、文星草。

【性味归经】味辛、甘，性平。归肝、肺经。

【功能主治】疏散风热，明目退翳。用于风热目赤，肿痛羞明，眼生翳膜，风热头痛。（《药典》2015年版）

《滇南本草》："为清热明目之品。退翳膜，散火热，疗疮疥。"

【特殊用法】

1. 治偏正头痛。（《本草元命苞》）

2. 主疗喉痹，齿风痛。（《开宝本草》）

3. 治鼻衄。（《太平圣惠方》）

4. （治）白浊白淋。（《文堂集验方》）

5. 疏散巅顶风热："其质轻清，故专行上焦，直达巅顶，能疏散头痛风热。"（《本草正义》）

6. 现代研究：谷精草对多种皮肤真菌、铜绿假单胞菌、大肠埃希菌等具有抑制作用。

【心法心得】谷精草清热散风，尚可祛湿。上散巅顶风热，下疗白浊白带。

【注意事项】忌铁器。

【用法用量】5～10克。

密蒙花

本品为马钱科植物密蒙花的干燥花蕾和花序。主产于湖北、四川、陕西、河南、广东、广西、云南等地。春季花开未放时采收，除去杂质，干燥。生用。

【别名】鸡骨头花、羊耳朵。

【性味归经】味甘，性微寒。归肝经。

【功能主治】清热泻火，养肝明目，退翳。用于目赤肿痛，多泪羞明，目生翳障，肝虚目暗，视物昏花。（《药典》2015 年版）

【特殊用法】

1. 治头晕。（《苗族药物集》）

2. 治百日咳。（《昆明民间常用草药》）

3. 治狂犬病。（《中西汇通中药手册》）

4. 现代研究：密蒙花具有抗炎，利胆，解痉，降血压，抑制铜绿假单胞菌等作用。

【心法心得】《本草经疏》谓："密蒙花为厥阴肝家正药，所主无非肝虚有热所致。……此药甘以补血，寒以除热，肝血足而诸证无不愈矣。"据此，笔者常借以降血压、安眠。

【注意事项】①低血压及孕妇慎用。②气虚便溏者不宜用。

【用法用量】3～9 克。

青葙子

本品为苋科植物青葙子的干燥成熟种子。产于我国中部及南部各省。秋季果实成熟时采割植株或摘取果穗，晒干，收集种子，去除杂质。生用。

【别名】昆仑草、牛尾花子、野鸡冠花子。

【性味归经】味辛，性微寒。归肝经。

【功能主治】清肝泻火，明目退翳。用于肝热目赤，目生翳膜，视物昏花，肝火眩晕。（《药典》2015 年版）

【特殊用法】

1. 治口唇色青。（《本草求真》）

2. 疗痹证：坚筋骨，去风寒湿痹。（《日华子本草》）

3. 治疮疥痔漏。（《药性考》）

4. 治妇人血崩。（《普济本事方》）

5. 外用治干癣积年生痂。（《普济本事方》）

6. 治身痒，皮肤中热。（《本经逢原》）

7. 现代研究：青葙子具有降低眼压，扩瞳及保肝等作用。

【心法心得】《本经逢原》云"青葙子能散厥阴中血脉之风热也"，其治疗肝热目赤，目生翳膜，视物昏花，皮肤瘙痒，皮肤中灼热等，皆赖其散厥阴中血脉之风热之功。厥阴风热上扬，则眩晕头痛，此大概与血压升高有关，故笔者常用之降血压。

【注意事项】忌铁器。

【用法用量】9～15克。

第三节　清热解毒药

本类药物性质寒凉，清热之中更长于解毒，具有清解火热毒邪的作用。主要适用于痈肿疮毒、丹毒、温毒发斑、痄腮、咽喉肿痛、热毒下痢、虫蛇咬伤、癌肿、水火烫伤以及其他急性热病等。

本类药物中，金银花、连翘常用于风热表证，板蓝根、贯众、大青叶常用于抗病毒，蒲公英、紫花地丁、野菊花常用于无名肿毒，重楼、土茯苓、半枝莲、白花蛇舌草等又常用于肿瘤。

本类药物易伤脾胃，当中病即止。

金银花

本品为忍冬科植物忍冬、红藤忍冬或毛花柱忍冬的干燥花蕾或带初开的花。我国南北各地均有分布，主产于河南、山东等地。夏初花开放前采摘，阴干。生用，炒用或制成露剂使用。

【别名】银花、双花、忍冬花、二宝花、二花、金花、金藤花。

【性味归经】味甘，性寒。归肺、心、胃经。

【功能主治】清热解毒，疏散风热。用于痈肿疔疮，喉痹，丹毒，热毒血痢，风热感冒，温病发热。（《药典》2015 年版）

【特殊用法】

1. 止消渴要药也。（《医学入门》）

2. 疗痹。（《本草汇言》）

3. 治痉厥癫痫：清络中风火湿热，解温疫秽恶浊邪，息肝胆浮越风阳，治痉厥癫痫诸证。（《重庆堂随笔》）

4. 治杨梅结毒。（《外科十法》忍冬汤）

5. 现代研究：金银花具有广谱抗菌，抑制病毒，解热抗炎，促进胃液及胆汁分泌，减少胆固醇吸收，增强细胞免疫和体液免疫，抗癌，对抗烟草尼古丁毒素等作用。

【心法心得】金银花是清热解毒作用的可靠之药，具有广谱抗菌、抗病毒、抗炎症作用，对感染性、非感染性炎症均有效。配伍白矾煎服，治疗痈肿疔疮，功胜仙方活命饮，此《石室秘录》之方也。

【注意事项】脾胃虚寒者及气虚者忌用。

【用法用量】6～15 克。

［附］《药典》2015 年版另列山银花，为忍冬科植物灰毡毛忍冬、华南忍冬或黄褐毛忍冬的干燥花蕾或带初开的花。其性味归经、功能主治、用法用量与金银花完全相同。

连　翘

本品为木犀科植物连翘的干燥果实。产于我国东北、华北、长江流域至云南。秋季果实初熟尚带绿色时采收，除去杂质，蒸熟，晒干，习称"青翘"；果实熟透时采收，晒干，习称"老翘"或"黄翘"。青翘筛取的籽实为"连翘心"，生用。

【别名】北连翘、连轺、异翘、连壳、大翘子、落翘、翘根。

【性味归经】味苦，性微寒。归肺、心、小肠经。

【功能主治】清热解毒，消肿散结，疏散风热。用于痈疽，瘰疬，乳痈，丹毒，风热感冒，温病，温热入营，高热烦渴，神昏发斑，热淋涩痛。（《药

【特殊用法】

1. 治耳聋：治耳聋浑浑蔍蔍。（王好古）

2. 去白虫。（《名医别录》）

3. 通月经。（《日华子本草》）

4. 治舌破生疮：连翘五钱，黄柏三钱，甘草二钱。水煎含漱。（《玉樵医令》）。

5. 治口臭。（《赤水玄珠》）

6. 现代研究：连翘具有广谱抗菌，抑制病毒，强心利尿，降血压，抗抑郁，显著降低谷丙氨基转移酶，抗溶血，抗炎，抗内毒素等作用。

【心法心得】 连翘之用有五：泻心经客热，去上焦诸热，息耳鸣如蝉，解肝经郁热，为疮家圣药。

【注意事项】 脾胃虚寒者及气虚脓清者不宜用。

【用法用量】 6～15 克。

大青叶

本品为十字花科植物菘蓝的干燥叶。主产于江苏、安徽、河北、浙江等地。夏、秋两季分 2～3 次采收，略洗，切碎，鲜用或晒干生用。

【别名】 大蓝靛、兰靛叶、大青。

【性味归经】 味苦，性寒。归心、胃经。

【功能主治】 清热解毒，凉血清斑。用于温病高热，神昏，发斑发疹，痄腮，喉痹，丹毒，痈肿。（《药典》2015 年版）

【特殊用法】

1. 主热毒痢，黄疸。（《本草纲目》）

2. 治血淋、小便尿血。（《泉州本草》）

3. 治小儿口疮，不得吮乳：用大青叶配伍黄连，煎服。（《备急千金要方》）

4. 治口疮。（《名医别录》）

5. 治蛇咬伤。

6. 现代研究：大青叶具有广谱抗菌，抑制病毒，解热，灭活细菌内毒素，抗关节炎，抗癌（抑制癌细胞中的核糖核酸及蛋白质的合成）等作用。

【心法心得】大青叶凉血消斑，可治血热所致血小板减少。对复发性口腔溃疡、息肉性病变有效。

【注意事项】脾胃虚寒者忌用。

【用法用量】9～15克。

板蓝根

本品为十字花科植物菘蓝的干燥根。主产于江苏、安徽、河北、浙江等地。秋季采挖，除去泥沙，晒干。切片，生用。

【别名】蓝靛根、蓝根、兰靛根、靛根、松蓝根。

【性味归经】味苦，性寒。归心、胃经。

【功能主治】清热解毒，凉血利咽。用于发热咽痛，温疫时毒，温毒发斑，痄腮，烂喉丹痧，大头瘟疫，丹毒，痈肿。（《药典》2015年版）

【特殊用法】

1. 现代作为抗病毒中药广泛使用。

2. 治疗急慢性肝炎。（《东北常用中草药手册》）

3. 治口疮。（《东北常用中草药手册》）

4. 现代研究：板蓝根具有广谱抗菌，抑制病毒，抗基因突变，显著降低血清谷丙氨基转移酶等作用。

【心法心得】大青叶、板蓝根同出一源，功效相似，但大青叶化斑作用较强，板蓝根则利咽喉治温毒之力更胜。

【注意事项】脾胃虚寒者忌用。

【用法用量】9～15克。

青　黛

本品为爵床科植物马蓝、蓼科植物蓼蓝或十字花科植物菘蓝的叶或茎叶经加工制成的干燥粉末、团块或颗粒。

【别名】靛沫花、靛灶、青蛤粉。

【性味归经】味咸，性寒。归肝经。

【功能主治】清热解毒，凉血消斑，泻火定惊。用于温病发斑，血热吐衄，胸痛咯血，口疮，痄腮，喉痹，小儿惊痫。（《药典》2015年版）

【特殊用法】

1. 主解诸药毒。（《开宝本草》）

2. 治产后热痢下重。（《本经逢原》）

3. 消食积。（《本草衍义补遗》）

4. 北京著名儿科大家王鹏飞最善用青黛治病，疗效卓绝。用于上呼吸道感染、哮喘、支气管炎、肺炎、麻疹、肺痈、脓胸、口腔溃疡、嗜异、胆道感染、肝脓肿、急性肾炎、泌尿系统感染、湿疹、高胆红素血症、梦游、癔症、痢疾、腮腺炎、疟疾、肝炎等。小儿用量多为3克，入煎剂。

5. 现代研究：青黛具有抗菌，抗炎，抗肿瘤（抑制癌细胞复制和转录），保肝，调节免疫功能等作用。

【心法心得】笔者用青黛亦多，凡上呼吸道感染、咳嗽、咯血、白血病、骨髓异常增殖、过敏性紫癜、病毒感染、郁证等常用之，多效。

【注意事项】脾胃虚寒者忌用。

【用法用量】1～3克，宜入丸散用。外用适量。

贯 众

本品为鳞毛蕨科植物贯众的根茎。贯众品种较多，全国大部分地区均产。秋季采挖，洗净，除去茎叶及须根，晒干。切片生用，或炒炭用。

【别名】贯节、贯渠、百头、虎卷、野鸡羽、管仲、黑狗脊等。

【性味归经】味苦，性微寒。有小毒。归肝、脾经。

【功能主治】清热解毒，凉血止血，杀虫。用于风热感冒，温毒发斑，血热出血，多种虫疾。（《中药学》2013年版，《药典》2015年版未收录）

【特殊用法】

1. 治下血崩中，带下。（《本草纲目》）

2. 解诸毒。（《神农本草经》）

3. 解时行疫气。(《会约医镜》)

4. 现代研究：贯众具有抗菌，抑制病毒，驱虫，尤其对绦虫有强烈毒性，抗日本血吸虫，收缩子宫等作用，其醇提取物具有抗早孕作用。

【心法心得】贯众配五灵脂治崩漏下血、配川牛膝治疗扁桃体肿大有效。

【注意事项】孕妇忌用，低龄儿童慎用；肝肾疾病者减量使用；脾胃虚寒者慎用。

【用法用量】4.5~9克。

蒲公英

本品为菊科植物蒲公英、碱地蒲公英或同属数种植物的干燥全草。均系野生。全国各地均产。夏至秋季花初开时采挖，除去杂质，洗净，切段，晒干。鲜用或生用。

【别名】黄花地丁、奶汁草、蒲公草、蒲公丁、仆公英等。

【性味归经】味苦、甘，性寒。归肝、胃经。

【功能主治】清热解毒，消痈散结，利尿通淋。用于疔疮肿毒，乳痈，瘰疬，目赤，咽痛，肺痈，肠痈，湿热黄疸，热淋涩痛。(《药典》2015 年版)

【特殊用法】

1. 止小便血，治五淋癃闭，利膀胱。(《滇南本草》)

2. 通乳汁，治噎膈。(《医林纂要》)

3. 消恶肿结核。(《本草衍义补遗》)

4. 疗一切毒虫蛇伤。(《纲目拾遗》)

5. 消化性溃疡，慢性胃炎，食管炎。

6. 湿热黄疸，急慢性胆囊炎。

7. 搽牙，乌须发，坚筋骨。(《本草纲目》)

8. 现代研究：蒲公英具有广谱抗菌，抑制流感病毒、艾滋病病毒，能延缓病毒引起的细胞病变，利胆，保肝，利尿，健胃，增强人体免疫力，抗肿瘤，对抗烟草尼古丁毒素等作用。

【心法心得】蒲公英甘寒清胃，消痈散结，利尿通淋，对疔疮肿毒，乳痈，瘰疬等多效，亦可用于胆囊、结肠息肉，热淋茎痛。

【注意事项】①阴疽、久败疮忌用。②个别可出现皮肤瘙痒、荨麻疹等不良反应。

【用法用量】10～15克。

紫花地丁

本品为堇菜科植物紫花地丁的干燥全草。均系野生。全国各地均产。春、秋两季采收，除去杂质，洗净，切碎，鲜用或干燥用。

【别名】地丁、地丁草、箭头草、堇花地丁、独行虎、年角子等。

【性味归经】味苦、辛，性寒。归心、肝经。

【功能主治】清热解毒，凉血消肿。用于疔疮肿毒，痈疽发背，丹毒，毒蛇咬伤。（《药典》2015年版）

【特殊用法】

1. 能治黄疸内热。（《要药分剂》）

2. 主……鼠瘘瘰疬……瘿瘤。（《神农本草经》）

3. 通月经。（《日华子本草》）

4. 治扁桃体炎，流行性腮腺炎。

5. 现代研究：紫花地丁能抑制多种细菌（含结核分枝杆菌、幽门螺杆菌），解热，消肿，消炎，促进血液中白细胞数量增加，抑制艾滋病毒复制。

【心法心得】紫花地丁清热凉血，解毒消肿，疔疮肿毒，痈疽发背之要药。尚可配伍连翘治疗白细胞减少。

【注意事项】阴疽漫肿无头及脾胃虚寒者慎用。

【用法用量】10～15克。

野菊花

本品为菊科植物野菊的花。我国大部分地区均产。秋、冬两季花初开时采摘，晒干，生用。

【别名】山菊花、千层菊、黄菊花。

【性味归经】味苦、辛，性微寒。归肝、心经。

【功能主治】清热解毒，泻火平肝。用于疗疮痈肿，目赤肿痛，头痛眩晕。（《药典》2015 年版）

【特殊用法】

1. 破妇人瘀血。（《本草正义》）

2. 瘰疬。（《本草纲目》）

3. 治乳腺炎、淋巴结核、肝热型高血压。

4. 现代研究：野菊花具有广谱抗菌，降血压，抗癌，抑制乙型肝炎病毒、艾滋病毒，延缓病毒引起的细胞病变等作用。

【心法心得】《本草汇言》云："野菊花，性寒味劣，无故而饮，有损胃气。"笔者利用"败胃气"作用，治疗胃强多食，如糖尿病、单纯性肥胖、胃神经症之多食，有良效。

【注意事项】脾胃虚寒者慎用。

【用法用量】9～15 克。外用适量。

重　楼

本品为百合科植物云南重楼或七叶一枝花的干燥根茎。我国分布广，主产于长江流域及南方各省。秋季采收，除去须根，洗净，晒干。切片生用。

【别名】蚤休、七叶一枝花、草河车、金钱重楼、三层草、螫休等。

【性味归经】味苦，性微寒。有小毒。归肝经。

【功能主治】清热解毒，消肿止痛，凉肝定惊。用于疗疮痈肿，咽喉肿痛，虫蛇咬伤，跌仆伤痛，惊风抽搐。（《药典》2015 年版）

【特殊用法】

1. 去疟疾寒热。（《本草纲目》）

2. 治疗带状疱疹，内服、外用均可。

3. 主惊痫。（《神农本草经》）

4. 治脱肛：用醋磨汁，外涂局部后，用纱布压送复位，每日可涂 2～3 次。（《广西民间常用草药》）

5. 现代研究：重楼能有效抑制多种细菌，抗病毒，镇静，镇痛，镇咳，平喘（对抗组胺引起的支气管痉挛），抗蛇毒，抗肿瘤，用于多种癌症治疗。

【心法心得】《本草求原》云："七叶一枝花，乃草中之王，或谓其功兼参、茸、三七，为劳伤上药，治瘟疫，消痈肿神效。"该药清热解毒，消肿止痛确有殊功，对癌肿恶毒常用之。

【注意事项】孕妇、体虚无实火热毒及阴证外疡者忌用。

【用法用量】3～9克。外用适量，研末调敷。

漏　芦

本品为菊科植物祁州漏芦的干燥根。主产于东北、华北、西北。春、秋两季采挖，除去泥沙、残茎及须根，洗净，晒干。切片生用。

【别名】和尚头、火石头、野兰。

【性味归经】味苦，性寒。归胃经。

【功能主治】清热解毒，消痈，下乳，舒筋通脉。用于乳痈肿痛，痈疽发背，瘰疬疮毒，乳汁不通，湿痹拘挛。（《药典》2015年版）

【特殊用法】

1. 主皮肤热。（《神农本草经》）

2. 止遗溺。（《名医别录》）

3. 皮肤过敏：治身上热毒风生恶疮，皮肌瘙痒瘾疹。（《药性论》）

4. （治）泄精，尿血。（《日华子本草》）

5. 治疗风湿性关节炎。

6. 现代研究：漏芦能抑制皮肤真菌，抗动脉硬化，显著抗氧化，促进周围神经功能恢复，提高机体免疫力，抗肿瘤等作用。

【心法心得】漏芦主治乳痈、乳核、瘰疬，可用于心律失常和周围神经病变。

【注意事项】①孕妇忌用，虚寒者忌用。②疮疡平塌不起者禁用。

【用法用量】5～9克。

土茯苓

本品为百合科植物土茯苓的块茎。主产于长江流域南部各省。春、秋两季采挖，除去残茎及须根，洗净，晒干；或趁鲜切成薄片，干燥，生用。

【别名】冷饭团、仙遗粮、白余粉、刺猪苓、山地粟等。

【性味归经】味甘、淡，性平。归肝、胃经。

【功能主治】解毒，除湿，通利关节。用于梅毒及汞中毒所致的肢体拘挛，筋骨疼痛，湿热淋浊，带下，痈肿，瘰疬，疥癣。（《药典》2015年版）

《本草备要》："治杨梅疮毒，瘰疬疮肿。"

【特殊用法】

1. 解汞粉、银珠慢性中毒。

2. 治疗复发性口疮，用土茯苓配伍虎杖或配伍茯苓煎服。

3. 治疗黄褐斑，单味煎服有效。

4. 现代研究：土茯苓能解汞中毒，抑制多种螺旋体，抗幽门螺杆菌、乙型肝炎病毒，明显拮抗棉酚毒性，抗肿瘤（有受体阻滞作用，抑制肿瘤细胞生长）等作用。

【心法心得】《本草正义》认为："土茯苓……专治杨梅毒疮，一切恶症"，其解毒可知。笔者除用其解毒外，常用治血小板减少性紫癜、痛风、复发性口疮、面部黄褐斑，加入辨证方中有效。

【注意事项】①服药期间忌饮茶。②《万氏家抄方》："不犯铁器。"③肝肾阴亏者慎服。

【用法用量】15～60克。

鱼腥草

本品为三白草科植物蕺菜的新鲜全草或干燥地上部分。主产于长江流域以南各省。夏季茎叶茂盛花穗多时采割，除去杂质，迅速洗净，切段，晒干。生用。

【别名】蕺菜、侧耳菜、三仙菜、地胡椒、星宿草、岑草、肺形草等。

【性味归经】味辛，性微寒。归肺经。

【功能主治】清热解毒，消痈排脓，利尿通淋。用于肺痈吐脓，痰热喘咳，热痢，热淋，痈肿疮毒。（《药典》2015年版）

【特殊用法】

1. 治大肠热毒，疗痔疮。(《滇南本草》)

2. 治五淋。(《分类草药性》)

3. 消肿截疟。(《药性考》)

4. 专治囊痈及鱼肚疮。(《本草求原》)

5. 现代研究：鱼腥草具有广谱抗菌，抑制多种病毒，促进乙型肝炎表面抗原转阴，提高免疫力，抗辐射，抗肿瘤，镇痛，抗炎，利尿，镇咳等作用。

【心法心得】鱼腥草专入肺经，清热解毒，消痈排脓，治肺痈、肺炎、支气管扩张并感染等。但亦有服用后出现高热者，应当辨识。

【注意事项】①因本品含挥发油，不宜久煎。②虚寒者忌用。

【用法用量】15～25克，不宜久煎；鲜品用量加倍，水煎或捣汁服；外用适量。

大血藤

本品为木通科植物大血藤的干燥藤茎。主产于江西、湖北、湖南、江苏、河南、浙江、安徽、广东、福建等省。秋、冬两季采挖，除去侧枝，切段，干燥。切厚片，生用。

【别名】血藤、血通、红藤、赤藤、活血藤、大活血等。

【性味归经】味苦，性平。归大肠、肝经。

【功能主治】清热解毒，活血，祛风止痛。用于肠痈腹痛，热毒疮疡，闭经，痛经，跌仆肿痛，风湿痹痛。(《药典》2015年版)

【特殊用法】

1. 健腰膝，壮阳事。(《植物名实图考》)

2. 作收敛药：治妇人月经过多及痛经，疗血痢，肠痈。(《草药新纂》)

3. 治丝虫病。(《湖南药物志》)

4. 现代研究：大血藤具有抑菌，促进乙型肝炎表面抗原转阴，镇痛，预防损伤性肠粘连，增加冠状动脉流量，抑制血栓形成，抗癌等作用。

【心法心得】大血藤活血止痛，治痹痛、疗肠痈、止崩漏、壮阳事，不可忽之。

【注意事项】孕妇慎用。

【用法用量】9～15 克。

败酱草

本品为败酱科植物黄花败酱、白花败酱的干燥全草。主产于四川、河北、河南、东北三省等地。夏、秋季采收，全株拔起，除去泥沙，洗净，阴干或晒干。切段，生用。

【别名】败酱、大苦菜、苦菜、鹿肠、马草等。

【性味归经】味辛、苦，性微寒。归胃、大肠、肝经。

【功能主治】清热解毒，消痈排脓，祛瘀止痛。用于肠痈，肺痈，痈肿疮毒，产后瘀血腹痛。（《药典》2015 年版未收录）

【特殊用法】

1. 排脓破血：败酱，善排脓破血，故仲景治痈及古方妇人科皆用之。（《本草纲目》）

2. 赤白带下。（《日华子本草》）

3. 治失眠："眠尔静"系用黄花败酱的根茎和根制成的黄花败酱片剂，据报道总有效率为 80％。故可于辨证方中加用本品以治失眠。

4. 现代研究：败酱草具有抑制多种细菌、病毒，促进乙型肝炎表面抗原转阴，促进肝细胞再生，改善肝功能，显著降低血清谷丙氨基转移酶，镇静等作用。

【心法心得】败酱草清热解毒、消痈排脓，作用较强，内外之痈均用，内痈则治肺痈、肠痈，外痈则于肿疖疮毒。笔者除常用之安眠外，亦用于男子前列腺病变，女子盆腔炎症、子宫糜烂，年轻人痤疮等。

【注意事项】脾胃虚弱，食少泄泻者忌服。

【用法用量】9～15 克。

射 干

本品为鸢尾科植物射干的干燥根茎。主产于湖北、河南、江西、安徽等地。春初刚发芽和秋末茎叶枯萎时采挖，以秋季采收者为佳。除去苗茎、须根及泥沙，洗净，晒干。切片，生用。

【别名】乌扇、扁竹、蝴蝶花、剪刀草等。

【性味归经】味苦，性寒。归肺经。

【功能主治】清热解毒，消痰，利咽。用于热毒痰火郁结，咽喉肿痛，痰涎壅盛，咳嗽气喘。（《药典》2015年版）

【特殊用法】

1. 治瘰疬结核。（《本草汇言》）

2. 治妇人白带。（《分类草药性》）

3. 主治黄疸。（《湖南药物志》）

4. 治疟母癥瘕，痈肿疮毒。

5. 现代研究：射干具有抑制多种细菌、真菌、病毒，消除上呼吸道炎性分泌物，抗癌（抑制癌细胞生长，并促进细胞的正常化）等作用。

【心法心得】射干治咳逆上气，喉痹咽痛，皆用其降火之功。

【注意事项】脾胃虚弱者及孕妇慎用或忌用。

【用法用量】3～10克。

山豆根

本品为豆科植物越南槐的干燥根及根茎。主产于广西、广东、江西、贵州等地。以秋季采收者为佳。除去杂质，洗净，干燥。切片，生用。

【别名】广豆根、苦豆根、豆根、山大豆根等。

【性味归经】味苦，性寒。有毒。归肺、胃经。

【功能主治】清热解毒，消肿利咽。用于火毒蕴结，乳蛾喉蛾，咽喉肿痛，齿龈肿痛，口舌生疮。（《药典》2015年版）

《本草求真》："解咽喉肿痛第一要药。"

【特殊用法】

1. 主解诸药毒。（《开宝本草》）

2. 下寸白诸虫。（《本草纲目》）

3. （治）五种痔痛。（《本草纲目》）

4. 消乳岩：入散乳毒药中，能消乳岩。（《本草经疏》）

5. 治毒解蛊。（《药性考》）

6. 现代研究：山豆根具有抑制多种细菌、真菌和乙型肝炎病毒、艾滋病病毒，提高免疫力，抗心律失常，抗消化性溃疡，抗癌，特别是抗白血病等作用。

【心法心得】山豆根清热利咽效好，但有毒，宜小量使用。其对顽固性心律失常有效。

【注意事项】①不与大黄同时使用，以免增加山豆根毒性。②不良反应主要为头痛头晕、恶心呕吐，腹痛，四肢无力，面色苍白，肢颤抽搐，心动过速，血压下降，严重者可休克，甚至呼吸衰竭。其潜伏期为5～30分钟。中毒解救可用生姜、大枣、红糖各20克，水煎服。或采取综合抢救措施。山豆根中毒原因主要为超剂量用药（大于10克）。

【用法用量】3～6克。不得超量服用。

马 勃

本品为灰包科真菌脱皮马勃、大马勃或紫色马勃的干燥子实体。大马勃主产于内蒙古、河北、青海、吉林、湖北；紫色马勃主产于广东、广西、湖北、江苏、安徽等地。夏、秋季子实体成熟时及时采收，除去泥沙，干燥。除去外层硬皮，切成方片，或研成粉，生用。

【别名】马屁勃、灰包菌、灰包、灰马包、马粪包、轩包、马疤、马疤菌等。

【性味归经】味辛，性平。归肺经。

【功能主治】清肺利咽，止血。用于风热郁肺咽痛，音哑，咳嗽；外治鼻衄，创伤出血。（《药典》2015年版）

【特殊用法】

1. 治痈疽：马勃擦粉，米醋调敷即消；或马勃、连翘水煎内服亦可。

2. 止冻疮。（《本草经疏》）

3. 治骨鲠吐血。（《玉楸药解》）

4. 现代研究：马勃具有抑制多种细菌、少数真菌，止血，抗癌，特别是抗白血病、淋巴肉瘤等作用。

第二章　清热药

【心法心得】马勃粉外用止血，有速效；内服则常用于腮腺炎。

【注意事项】①风寒劳嗽失音者忌用。②可引起头晕、咽痛及皮肤潮红、丘疹、瘙痒。

【用法用量】2～6克。外用适量，敷患处。

青　果

本品为橄榄科植物橄榄的成熟果实。我国南方及西南各地均有生产，主产于广东、广西、福建、云南、四川等地。秋季果实成熟时采收，洗净，鲜用或晒干。打碎，生用。

【别名】橄榄、谏果、青子、青橄榄等。

【性味归经】味甘、酸，性平。归肺、胃经。

【功能主治】清热解毒，利咽，生津。用于咽喉肿痛，咳嗽痰黏，烦热口渴，鱼蟹中毒。（《药典》2015年版）

【特殊用法】

1. 主消酒。（《开宝本草》）

2. 解毒：生啖及煮饮，并解诸毒。人误食鳆鲐肝至迷闷者，饮其汁立瘥。（《本草图经》）鳆鲐鱼即河豚也，故青果可煮汁服之，以解河豚毒。（《本草纲目》）

3. 治鱼鲠：嚼汁咽，治鱼鲠。（《本草衍义》）

4. 固精。（《本草通玄》）

5. 现代研究：青果具有保护肝脏，兴奋唾液腺分泌，助消化等作用。

【心法心得】青果生口腔之津，除咽干口渴甚效。可用于干燥综合征。

【注意事项】脾胃虚寒及大便秘结者慎服。

【用法用量】5～10克。

木蝴蝶

本品为紫葳科植物木蝴蝶的干燥成熟种子。主产于云南、广西、贵州等地，福建、广东、四川也有分布。秋、冬两季采收成熟果实，曝晒至果实开裂，取出种子，晒干，生用。

【别名】千张纸、玉蝴蝶。

【性味归经】味苦、甘，性凉。归肺、肝、胃经。

【功能主治】清肺利咽，疏肝和胃。用于肺热咳嗽，喉痹，音哑，肝胃气痛。（《药典》2015 年版）

【特殊用法】

1. 定喘、破蛊积：定喘，消痰，破蛊疾，通行十二经气血，除血蛊、气蛊之毒。又能补虚，宽中，进食。（《滇南本草》）

2. 治心气痛，肝气痛。（《纲目拾遗》）

3. 辟恶止惊。（《岭南采药集》）

4. 现代研究：木蝴蝶具有抗白内障，抗炎，抗变态反应，利尿，利胆，降胆固醇等作用。

【心法心得】木蝴蝶主要用于喉痹音哑、肝胃气痛及白内障，亦可配伍麻黄、杏仁、白果定喘止嗽。

【用法用量】1～3 克。

白头翁

本品为毛茛科植物白头翁的干燥根。主产于吉林、黑龙江、辽宁、河北、山东、陕西、山西、江西、河南、安徽、江苏等地。春、秋两季采挖，除去叶及残留的花茎和须根，保留根头白茸毛，晒干。切薄片，生用。

【别名】老白毛、白头公、毛姑朵花、奈何草。

【性味归经】味苦，性寒。归肺、大肠经。

【功能主治】清热解毒，凉血止痢。用于热毒血痢，阴痒带下。（《药典》2015 年版）

【特殊用法】

1. 治齿痛。（《药性论》）

2. 癥瘕积聚。（《神农本草经》）

3. 肢节痛：主百骨节痛。（《药性论》）

4. 消痰核：治不问男女，遍身疙瘩成块如核，不红不痛，皆痰流注而成

结核。白头翁一斤，去叶用根，分成四服，每服四两，用酒煎，一日三服，二日服尽而已。（《寿世保元》）

5. 治气喘。（《文堂集验方》）

6. 现代研究：白头翁具有抑菌，抗阿米巴原虫，杀阴道滴虫，抑制病毒，抗艾滋病毒活性，强心，镇静，镇痛等作用。

【心法心得】白头翁除清热解毒，凉血止痢外，尚有凉血息风之功，可用治疗肢体震颤。

【注意事项】虚寒泻痢者忌服。

【用法用量】9～15克。

马齿苋

本品为马齿苋科植物马齿苋的干燥地上部分。全国大部分地区均产。夏、秋两季采挖，除去残根及杂质，洗净鲜用；或略蒸或烫，晒干后，切断入药。

【别名】马齿菜、酱瓣豆草、马绳菜、蚂蚱菜、长寿菜、马齿草、五行草等。

【性味归经】味酸，性寒。归肝、大肠经。

【功能主治】清热解毒，凉血止血，止痢。用于热毒血痢，痈肿疔疮，湿疹，丹毒，蛇虫咬伤，便血，痔血，崩漏下血。（《药典》2015年版）

【特殊用法】

1. 止消渴。（《本草拾遗》）

2. 饮汁主反胃。（《新修本草》）

3. 用汁洗紧唇。（《新修本草》）

4. 治产后虚汗。（《本草纲目》）

5. 止咳：治百日咳，肺结核。

6. 现代研究：马齿苋具有抑菌，降血糖（促进胰岛素分泌，调整糖代谢），降血脂，松弛骨骼肌，增强肠蠕动，利尿，抗癌等作用。

【心法心得】马齿苋松弛骨骼肌，可用于治疗小腿抽搐、痉挛性偏瘫等，用量宜稍大。

【注意事项】①孕妇忌用。②脾胃虚寒，肠滑作泄者忌服。

【用法用量】9～15 克。外用适量，捣敷患处。

鸦胆子

本品为苦木科植物鸦胆子的干燥成熟果实。主产于广西、广东等省区。秋季果实成熟采收，除去杂质，晒干。去壳取仁，生用。

【别名】苦参子、苦棒子、鸦蛋子、鸭蛋子、鸭胆子。

【性味归经】味苦，性寒。有小毒。归大肠、肝经。

【功能主治】清热解毒，截疟，止痢；外用腐蚀赘疣。用于痢疾，疟疾；外治赘疣，鸡眼。（《药典》2015 年版）

【特殊用法】

1. 阿米巴痢疾：是截疟和治阿米巴痢疾的特效药。（《科学的民间药草》）

2. 敷疗、点痣：连皮捣细，醋调，敷疗毒甚效，立能止疼。其仁捣如泥，可以点痣。（《医学衷中参西录》）

3. 抗癌：治直肠癌，食管癌，外耳道及皮肤鳞状上皮癌，大肠癌，子宫颈癌。（《抗癌本草》）

4. 治痔。（《纲目拾遗》）

5. 现代研究：鸦胆子具有杀灭或抑制阿米巴原虫，疟原虫，阴道滴虫；鞭虫、蛔虫、绦虫、钩虫、蚊幼虫等，抑制流感病毒；抗肿瘤（抑制癌细胞中的核糖核酸及蛋白质合成，干扰癌细胞的能量代谢）及抗赘疣细胞等作用。

【心法心得】鸦胆子有小毒，治疗阿米巴痢疾、肿瘤可用，量不可大，用不可久，当中病即止。如药后出现中毒等不良反应，用生甘草 9～15 克煎水，加红糖 30 克，服之可解；严重时采取综合抢救措施。

【注意事项】①常规抗疟剂量即可引起上腹不适、饱胀、食欲缺乏，大便次数增多、恶心呕吐。口服还可引起嘴唇麻木、皮肤瘙痒，并可抑制中枢神经系统，呼吸减慢，血压下降，尿量减少等。②局部外用可引起荨麻疹、呼吸急促，恶心呕吐，甚至过敏性休克。

【用法用量】不宜入煎剂。《药典》：0.5～2 克，用龙眼肉包裹或装入胶囊吞服。外用适量。《中药大辞典》：内服，多去壳取仁，用胶囊或龙眼肉包裹吞服，治疟疾每次 10～15 粒，治痢疾每次 10～30 粒。

半枝莲

本品为唇形科植物半枝莲的干燥全草。主产于湖南、湖北、广东、广西、江苏、安徽、四川等地。夏季采收，全株拔起，除去杂质，切段，晒干。鲜用或生用。

【别名】挖耳草、并头草、牙刷草、水韩信。

【性味归经】味苦，性寒。归肺、肝、肾经。

【功能主治】清热解毒，化瘀利尿。用于疔疮肿毒，咽喉肿痛，跌仆伤痛，水肿，黄疸，蛇虫咬伤。（《药典》2015年版）

【特殊用法】

1. 内服主血淋、吐血、衄血。（《泉州本草》）

2. 化瘀消癥：治癥瘕积聚，肝脾大。

3. 治多种癌症，癌性腹水。

4. 治胃气痛。（《泉州本草》）

5. 治咽喉肿痛。（《福建中草药》）

6. 现代研究：半枝莲具有抗癌，抗突变，抗氧化，抑菌，免疫调节等作用。

【心法心得】半枝莲、白花蛇舌草均常作中药抗癌药用，均用其清热解毒之功。但半枝莲有化瘀利尿之功，故有癌性腹水及水肿者更为合适。

【注意事项】体虚者及孕妇慎服。

【用法用量】15～30克。

白花蛇舌草

本品为茜草科植物白花蛇舌草的全草。主产于福建、广东、广西、云南、浙江、江苏、安徽等地。夏、秋两季采收，洗净。或晒干，切段，生用。

【别名】蛇舌草、目目生珠草、节节结蕊草、羊须草、尖刀草等。

【性味归经】味微苦、甘，性寒。归胃、大肠、小肠经。

【功能主治】清热解毒，利湿通淋。用于痈肿疮毒，咽喉肿痛，毒蛇咬伤，热淋涩痛。（《中药学》2013年版，《药典》2015年版未收录）

【特殊用法】

1. 治小儿疳积。（《广西中药志》）

程丑夫临证用药传忠录

2. 主治癌肿。（《广西本草选编》）

3. 治肺痈肺炎。（《湖北中草药志》）

4. 治小儿急惊风。（《福建中草药》）

5. 治子宫颈糜烂：配伍白英、一枝黄花、贯众，水煎服。（《浙江民间常用草药》）

6. 治毒蛇咬伤。

7. 湿热黄疸。

8. 现代研究：白花蛇舌草具有抗菌消炎，增强免疫功能，镇痛，镇静，催眠，利胆，抗病毒，抗肿瘤，抑制生精能力等作用。

【心法心得】常作抗癌中药用。

【注意事项】脾胃虚寒者及孕妇慎服。

【用法用量】15～60克。外用适量。

山慈菇

本品为兰科植物杜鹃兰、独蒜兰或云南独蒜兰的干燥假鳞茎。前者习称"毛慈菇"，后者习称"冰球子"。主产于四川、贵州等地。夏、秋两季采挖，除去地上部分及泥沙，分开大小，置沸水中烫至透心，干燥。切片或捣碎用。

【别名】毛慈菇、毛菇、慈菇、金灯、朱菇、无义草、山茨菇、白毛菇。

【性味归经】味甘、微辛，性凉。归肝、脾经。

【功能主治】清热解毒，化痰散结。用于痈肿疔毒，瘰疬痰核，蛇虫咬伤，癥瘕痞块。（《药典》2015年版）

【特殊用法】

1. 为黏滑药，用于呕吐下痢等。（《国药的药理学》）

2. 主治癌肿：用于食管癌、淋巴肿瘤、白血病等。

3. 疗痈肿疮瘘，瘰疬结核等，醋磨敷之。（《本草拾遗》）

4. 治小儿急惊风。（《福建中草药》）

5. 可用于治疗痛风、白塞综合征及肝硬化等。（高学敏主编《中药学》）

6. 现代研究：山慈菇具有镇静，催眠，止咳，平喘，止痛，强心，抗菌，降压，抗辐射，抗肿瘤等作用。

【心法心得】山慈菇为清热解毒，化痰散结之药，常用治有形之痰核肿块等，亦可用于降尿酸、除痛风和白塞综合征。

【注意事项】正虚体弱者慎服。

【用法用量】3～9克。

白 蔹

本品为菊科植物白蔹的干燥块根。产于华北、华东及中南各省区，广东、广西也有生产。春、秋两季采挖，除去泥沙及细根，洗净，切成纵瓣或斜片晒干。

【别名】白草、山地瓜、见肿消、白根、山栗子。

【性味归经】味苦，性微寒。归心、胃经。

【功能主治】清热解毒，消痈散结，敛疮生肌。用于痈肿发背，疔疮，瘰疬，烧烫伤。（《药典》2015年版）

《萃金裘本草述录》："清少阳上逆之火，泻厥阴抑郁之热，治虚风劳热，消败浊瘀脓，收敛疮口，解散风毒，消瘰疬，开结滞，平痔漏，清目赤，理痈脓，收带浊，止血痢，除酒齄，灭粉刺。"

【特殊用法】

1. 女子阴中肿痛。（《神农本草经》）

2. 小儿惊痫。（《神农本草经》）

3. 治黄褐斑等色素沉着性皮肤病。

4. 治鼻赤：白蔹、杏仁、白石脂等分，研末，鸡子清调涂，旦洗。（《四科简效方》）

5. 治诸物哽咽：白蔹、白芷等分，为末，水服二钱。（《太平圣惠方》）

6. 温热疟疾。

7. 现代研究：白蔹具有抑制多种皮肤真菌，抗炎，平喘祛痰等作用。

【心法心得】白蔹消痈散结效好，可用于结节性疾病，如肺部结节、甲状腺结节、乳腺结节等。

【注意事项】①脾胃虚寒者慎服。②反乌头。

【用法用量】5～10克。外用适量，煎汤洗或研成极细粉敷患处。

第四节 清热凉血药

凡能清热凉血，以治疗营血分热为主的药物，称为清热凉血药。

本类药物性味多为苦寒或咸寒，偏入血分以清营血之热，多归心、肝经。心主血，营气通于心，火热在营则心神被扰，症见心烦不寐甚则神昏谵语；火热动于血则斑疹隐隐、吐血衄血、尿血便血等诸般出血之证。清热凉血之药，本以犀角为上，因犀牛为保护动物，已无货源，多以水牛角代之；生地黄、玄参凉血而养阴；牡丹皮、赤芍凉血而化瘀；紫草则凉血而解毒透疹。

地 黄

本品为玄参科植物地黄的新鲜或干燥块根。产于河南、河北、内蒙古及东北，全国大部分地区有栽培。秋季采挖，除去芦头、须根及泥沙。鲜用，或将地黄缓缓烘焙至八成干。前者为鲜地黄，后者为生地黄。

【别名】生地黄、干地黄、地髓、地黄根。

【性味归经】鲜地黄味甘、苦，性寒。归心、肝、肾经。生地黄味甘，性寒。归心、肝、肾经。

【功能主治】鲜地黄，清热生津，凉血，止血。用于热病伤阴，舌绛烦渴，温毒发斑，吐血，衄血，咽喉肿痛。生地黄，清热凉血，养阴生津。用于热入营血，温毒发斑，吐血衄血，热病伤阴，舌绛烦渴，津伤便秘，阴虚发热，骨蒸劳热，内热消渴。（《药典》2015 年版）

《本草经疏》："干地黄，乃补肾家之要药，益阴血之上品。"

【特殊用法】

1. 逐血痹。（《神农本草经》）

2. 调经安胎。（《本草从新》）

3. 血虚发热。（《本草从新》）

4. 掌、足热痛：主心病，掌中热痛，痹气痿蹶，嗜卧，足下热而痛。（王好古）

5. 治消渴，口舌干燥。（《圣济总录》）

6. 通血脉。（《药性论》）

7. 热在血分诸证，皆可用之。

8. 现代研究：地黄具有促进血液凝固，调节血管平滑肌（小剂量收缩，大剂量扩张），升血压，降血糖，保护肝脏，强心利尿，抑制多种真菌生长等作用。

【心法心得】生地黄清热凉血作用明显。血证无非血热、血寒、血虚、血瘀，地黄生用治血热，配伍调气活血药则化血瘀；熟用补血虚，配伍温热药疗血寒。故地黄为血病上品。生地黄除凉血化斑外，亦可消疹；生地黄配伍牡丹皮、忍冬藤可化脉道瘀热而通血脉。

【注意事项】脾虚便泻，阳气亏虚者不宜用。

【用法用量】鲜地黄 12～30 克。生地黄 10～15 克。

玄 参

本品为玄参科植物玄参的干燥根。主产于我国长江流域及陕西、福建等省。冬季茎叶枯萎时采挖，除去根茎、幼芽、须根及泥沙，晒或烘至半干，堆放 3～6 日洗净，反复数次至干燥。生用。

【别名】元参、黑元参、黑参、玄台、北玄参。

【性味归经】味甘、苦、咸，性微寒。归肺、胃、肾经。

【功能主治】清热凉血，滋阴降火，解毒散结。用于热入营血，温毒发斑，热病伤阴，舌绛烦渴，津伤便秘，骨蒸劳嗽，目赤，咽痛，白喉，瘰疬，痈肿疮毒。（《药典》2015 年版）

【特殊用法】

1. 能治脏腑热结等证。（《本草正义》）

2. 除烦安眠。治心中懊侬，烦而不能眠，心神颠倒欲绝，血滞小便不利。（《医学启源》）

3. 泻无根之火。（《品汇精要》）

4. 治血栓闭塞性脉管炎、高血压。

5. 通小便血滞。（《本草纲目》）

6. 令人目明。（《神农本草经》）

7. 现代研究：玄参具有降血压（扩张下肢血管），降血糖，抗肿瘤，中和白喉毒素，增强肺泡的氧气交换功能。对带状疱疹、生殖器疱疹、上睑下垂、视疲劳等有效。

【心法心得】玄参甘寒体润，滋阴降火，解斑毒，利咽喉，泻无根之火，于阴虚、血热、虚火内热最宜之。此外，笔者常用之降糖、降压。

【注意事项】①不能与藜芦同用。②脾胃虚寒，阳气亏虚者不宜用。

【用法用量】9～15克。

牡丹皮

本品为毛茛科植物牡丹的干燥根皮。主产于我国长江流域及陕西、福建等省。秋季采挖根部，除去细根及泥沙，剥取根皮，晒干。生用或酒炙用。

【别名】丹皮、粉丹皮、鼠姑、木芍药、花王。

【性味归经】味苦、辛，性微寒。归心、肝、肾经。

【功能主治】清热凉血，活血化瘀。用于热入营血，温毒发斑，吐血衄血，夜热早凉，无汗骨蒸，经闭痛经，跌仆伤痛，痈肿疮毒。（《药典》2015年版）

《本草纲目》："和血，生血，凉血，治血中伏火，除烦热。"

【特殊用法】

1. 泻相火，功胜黄柏：世人专以黄柏泻相火，而不知丹皮之功更胜。丹皮能泻阴中之火，使火退而阴生，所以入足少阴而佐滋补之用，较之黄柏不啻霄壤矣。（《本草求真》）

2. 通血脉中热结。（《本草经疏》）

3. 一切血气为病，统能治之。（《本草汇言》）

4. （治）中风瘛疭。（《神农本草经》）

5. 治肠胃积血。（《珍珠囊》）

6. 抗过敏：可用于过敏性鼻炎、皮肤瘙痒。

7. 现代研究：牡丹皮具有解热镇痛，镇静催眠，降血压，抑菌，通经，抗早孕，抗溃疡（抑制胃酸分泌），抗炎，抗过敏，改善肺通气和换气，抗肿瘤，抗休克及药物引起的惊厥，解痉等作用。

【心法心得】血脉中壅滞，能通者，有桂枝、牡丹皮两药。桂枝气温，故所通者血脉中寒滞；牡丹皮气寒，故所通者血脉中热结。

【注意事项】①血虚有寒、月经过多不宜用。②孕妇不用。

【用法用量】6～12克。

赤 芍

本品为毛茛科植物赤芍或川赤芍的干燥根。全国大部分地区均产。春、秋两季采挖，除去根茎、须根及泥沙，剥取根皮，晒干，切片。生用或炒用。

【别名】赤芍药、木芍药、红芍药、京芍药、草芍药、川芍药。

【性味归经】味苦，性微寒。归肝经。

【功能主治】清热凉血，散瘀止痛。用于热入营血，温毒发斑，吐血衄血，目赤肿痛，肝郁胁痛，闭经痛经，癥瘕腹痛，跌仆损伤，痈肿疮疡。（《药典》2015年版）

《本草纲目》："和血，生血，凉血，治血中伏火，除烦热。"

【特殊用法】

1. 除血痹，破坚积。（《神农本草经》）

2. 通顺血脉。（《名医别录》）

3. 利小便，下气。（《开宝本草》）

4. 泻脾火。（《滇南本草》）

5. 泻肝家火。（《本草要略》）

6. 止下痢腹痛后重。（《本草纲目》）

7. 治妇人五心烦热：赤芍药、水仙、荷叶等分为末，每服二钱，白滚汤调下。（《卫生易简方》）

8. 现代研究：赤芍具有扩张冠状动脉，抗血小板凝集，解热镇痛，镇静，抗炎，降血压，抗惊厥，抑菌，抗病毒，抗肿瘤（抑制肿瘤细胞转移，提高肿瘤细胞内的环磷酸腺苷含量）等作用。

【心法心得】古称芍药，赤白未分。赤芍与白芍主治略同，但白芍敛阴养营，赤芍活血散瘀，两者补泻有别。诸小便难利者，加赤芍常效。

【注意事项】①血虚经闭者不宜用。②反藜芦。

【用法用量】6～12 克。

紫　草

本品为紫草科植物新疆紫草或内蒙紫草的干燥根。主产于辽宁、湖南、河北、新疆等地。春、秋两季采挖，除去泥沙，干燥。生用。

【别名】紫草根、硬紫草、新疆紫草、滇紫草、紫丹、地血、山紫草。

【性味归经】味甘、咸，性寒。归心、肝经。

【功能主治】清热凉血，活血解毒，透疹消斑。用于血热毒盛，斑疹紫黑，麻疹不透，疮疡，湿疹。（《药典》2015 年版）

【特殊用法】

1. 治血热实火：一切血热妄行之实火病，及血痢、血痔、溲血、淋血之气壮邪实者，皆在应用之例。而今人仅以痘家专药……疏矣。（《本草正义》）

2. 治脏腑之热结。（《本草正义》）

3. 利大小肠。（《本草纲目》）

4. 治黄疸：主心腹邪气，五疸。（《神农本草经》）

5. 内服对疝气等有效。（《现代实用中药》）

6. 治赤游丹毒。（《本草汇言》）

7. 现代研究：紫草具有抑菌，抗病毒，抗炎，解热，升高血小板，抗癌等作用。

【心法心得】紫草凉血活血，解毒消斑，抗过敏有良效。用紫草、甘草各15 克，水煎服，治疗玫瑰糠疹有卓效；亦可用生四物汤加牡丹皮、紫草等治疗血小板减少。

【注意事项】脾虚便溏者忌用。

【用法用量】5～10 克。外用适量，熬膏或用植物油涂擦。

水牛角

本品为牛科动物水牛的角。主产于华南、华东地区。取角后，水煮，除去角塞，干燥，镑片或锉成粗粉。生用。

【别名】沙牛角。

【性味归经】味苦，性寒。归心、肝经。

【功能主治】清热凉血，解毒，定惊。用于温病高热，神昏谵语，发斑发疹，吐血衄血，惊风，癫狂。（《药典》2015年版）

【特殊用法】

1. 疗时气寒热头痛。（《名医别录》）

2. 治石淋，破血。（《圣济总录》）

3. 治血小板减少性紫癜。

4. 治疗精神分裂症。

5. 治小儿夏季热。

6. 治赤秃发落：牛角、羊角（烧灰）等分。猪脂调涂。（《太平圣惠方》）

7. 治疗口腔炎、口腔溃疡、牙周炎等。

8. 现代研究：水牛角具有解热，镇静，抗感染，抗惊厥，止血，加强心肌收缩力等作用。

【心法心得】水牛角苦寒，归于心肝，心主血、肝藏血，是以为凉血清热有效之品。平时主要用代犀角。

【注意事项】脾胃虚寒者忌用。

【用法用量】15～30克。宜先煎3小时以上。

第五节　清虚热药

本类药物药性寒凉，主入阴分，以清虚热、退骨蒸为主要作用。主要用于肝肺肾阴虚，虚火内扰所致的骨蒸潮热、午后发热、手足心热、虚烦不寐、盗汗遗精、舌红少苔、脉细而数以及温热病后期，邪热未尽，伤阴劫液，而致夜热早凉、热退无汗、舌质红绛、脉细数等虚热证。

本类药物中青蒿清虚热以透取效，并可解暑截疟；白薇、地骨皮清而不透，兼以凉血；银柴胡退热而不苦泄，理阴而不升腾，治热从髓出；胡黄连则苦寒而不降，大伐脏腑骨髓邪热。

青 蒿

本品为菊科植物青蒿的干燥地上部分。全国大部分地区均有分布。夏秋季花将开时采割，除去老茎。鲜用或阴干。切段生用。

【别名】香蒿、苔蒿、草蒿、青蒿草。

【性味归经】味苦、辛，性寒。归肝、胆经。

【功能主治】清虚热，除骨蒸，解暑热，截疟，退黄。用于温邪伤阴，夜热早凉，阴虚发热，骨蒸潮热，暑邪发热，疟疾寒热，湿热黄疸。（《药典》2015年版）

【特殊用法】

1. 止血：绞汁服，血衄极验。（《履巉岩本草》）

2. 生发、黑发：补中益气，轻身补劳，驻颜色，长毛发，发黑不老，兼去蒜发。（《日华子本草》）

3. 治泻痢。（《日华子本草》）

4. 治黄疸：清血中湿热，治黄疸及郁火不舒之证。（《医林纂要》）

5. 治牙齿肿痛。（《洞天奥旨》）

6. 治赤游丹毒。（《本草汇言》）

7. 治皮肤瘙痒，荨麻疹。

8. 现代研究：青蒿直接杀灭疟原虫、血吸虫成虫，抑制钩端螺旋体及皮肤真菌，并具有解热，镇咳，祛痰，平喘，利胆，降压，抗癌等作用。

【心法心得】青蒿有清虚热、除骨蒸、解暑热、截疟疾、治黄疸、散郁火六大功效。除此之外，笔者常用以治疗泻痢，心悸。

【注意事项】①脾胃虚弱、肠道滑泻者忌用。②不宜久煎。

【用法用量】6～12克。后下。

白 薇

本品为萝藦科植物白薇或蔓生白薇的干燥根及根茎。我国南北各省均有分布。春、秋两季采挖，洗净，干燥。切段，生用。

【别名】拉瓜瓢、骨美。

【性味归经】味苦、咸，性寒。归胃、肝、胆经。

【功能主治】清热凉血，利尿通淋，解毒疗疮。用于温邪伤营发热，阴虚发热，骨蒸劳热，产后血虚发热，热淋，血淋，痈疽肿毒。（《药典》2015 年版）

【特殊用法】

1. 治癔症：治忽忽睡不知人，百邪鬼魅。（《药性论》）常与人参、当归、炙甘草配伍使用，名白薇汤。

2. （治）遗尿。（《本草纲目》）

3. 主治水肿，肺炎，肺结核，遗精，产后血晕。（《福建药物志》）

4. 止白带：与赤芍、海螵蛸配伍用。

5. 治瘰疬。（《贵州草药》）

6. 现代研究：白薇具有解热利尿，加强心肌收缩等作用。

【心法心得】白薇清热凉血，利尿通淋，疗虚热，除热淋。然治疗郁冒之气血并乱证，忽然如死，身不动，默默不知人，目闭不能开，口噤不能语，又或似有知而恶闻人声，或但如眩冒，移时乃寤，此为癔症发作之状。余用白薇汤治疗，屡有验案。

【注意事项】脾胃虚弱、食少便溏者不宜用。

【用法用量】5～10 克。

地骨皮

本品为茄科植物枸杞或宁夏枸杞的干燥根皮。分布于我国南北各地。初春或秋后采挖根部，洗净，剥取根皮，晒干。切段入药。

【别名】枸杞根皮、地骨、杞根、地节、苟起根、山杞子根、狗奶子根皮。

【性味归经】味甘，性寒。归肺、肝、肾经。

【功能主治】凉血除蒸，清肺降火。用于阴虚潮热，骨蒸盗汗，肺热咳嗽，咯血，衄血，内热消渴。（《药典》2015 年版）

【特殊用法】

1. 解骨蒸肌热。（《珍珠囊》）

2. 坚筋骨。（《珍珠囊》）

3. 去胞中火。（《汤液本草》）

4. 治黄疸：酒煎二两，治湿热黄疸最为神效。（《药品化义》）

5. 去气中之热。（《药品化义》）

6. 止齿血。（《本草纲目》）

7. 治周痹。（《神农本草经》）

8. 治虚烦，心悸，健忘。（《本草述》）

9. 治牙髓炎、口腔溃疡。

10. 现代研究：地骨皮具有解热，兴奋子宫，降血压，降血糖，显著抑制分枝杆菌类细菌等作用。

【心法心得】地骨皮凉血除蒸，清肺降火。治阴虚潮热，骨蒸盗汗，肺热咳嗽有良效。治疗骨蒸，无汗用牡丹皮，有汗用地骨皮；牡丹皮、地骨皮均能清热，但牡丹皮能去血中热，而地骨皮能去气中之热，宜别而用之。

【注意事项】外感风寒及脾虚便溏者不宜用。

【用法用量】9～15克。

银柴胡

本品为石竹科植物银柴胡的干燥根。产于我国西北部及内蒙古等地。春夏间植株萌发或秋后茎叶枯萎时采挖，除去残茎、须根及泥沙，晒干。切段，生用。

【别名】土参、银胡、山菜根、山蚂蚱菜等。

【性味归经】味甘，性微寒。归肝、胃经。

【功能主治】清虚热，除疳热。用于阴虚发热，骨蒸劳热，小儿疳热。（《药典》2015年版）

【特殊用法】

1. 治肌肤劳热。（《本草求原》）

2. 治湿痹拘挛。（《本草求原》）

3. 凉血。（《本草便读》）

4. 治慢性前列腺炎，前列腺增生症。

5. 现代研究：银柴胡具有降低胆固醇及主动脉类脂质，抑制肿瘤细胞等作用。

【心法心得】《本草正义》称银柴胡"退热而不苦泄，理阴而不升腾，固虚热之良药"。以临证验之，确为退虚热良药。银柴胡配刘寄奴，对前列炎、前列腺增生有一定疗效。

【注意事项】外感风寒及脾虚便溏者不宜用。

【用法用量】3～10 克。

胡黄连

本品为玄参科植物胡黄连的干燥根茎。主产于云南、西藏。秋季采挖，除去须根及泥沙，晒干。切薄片或用时捣碎。

【别名】假黄连、胡连。

【性味归经】味苦，性寒。归肝、胃、大肠经。

【功能主治】退虚热，除疳热，清湿热。用于骨蒸潮热，小儿疳热，湿热泻痢，黄疸尿赤，痔疮肿痛。（《药典》2015 年版）

《本草正义》："按胡连之用，悉与川连同功。惟沉降之性尤速，故清导下焦湿热，其力愈专，其效较川连为捷。"

【特殊用法】

1. 治三消五痔。（《新修本草》）

2. （除）五心烦热。（《新修本草》）

3. 去果子积。（《本草衍义补遗》）

4. 治吐血衄血。（《本草正义》）

5. （治）小儿惊痫。（《开宝本草》）

6. 现代研究：胡黄连具有利胆，促进乙型肝炎表面抗原转阴，抗结核分枝杆菌、皮肤真菌，抑制肿瘤等作用。

【心法心得】胡黄连与黄连，名称相似且均为苦寒清热燥湿之品，善除胃肠湿热，均可用于治疗湿热泻痢。但胡黄连善退虚热，除疳热；黄连则清心火，泻胃火，解火毒。两者均可用治消渴。

【注意事项】外感发热及脾胃虚寒者忌用或慎用。

【用法用量】3～10 克。

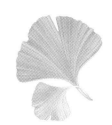

第三章　泻下药

凡能引起腹泻，或润滑大肠，促进排便的药物，称为泻下药。

本类药为沉降之品，主归大肠经。主要具有泻下通便作用，以排出胃肠积滞和燥屎等；或有清热泻火，使实热壅滞之邪通过泻下而清解，起到"上病治下""釜底抽薪"的作用；或有逐水退肿，使水湿停饮随大小便排出，达到祛除停饮，消退水肿的目的。部分药还兼有解毒，活血祛瘀等作用。

泻下药主要适用于有形实邪为病，大便秘结，胃肠积滞，实热内结及水肿停饮等里实证。部分药还可用于疮痈肿毒及瘀血证。

现代药理研究证明，泻下药主要通过不同的作用机制刺激肠道黏膜使蠕动增加而致泻。另外大多药物具有利胆、抗菌、抗炎、抗肿瘤作用及增强机体免疫功能等作用。

根据泻下药作用强弱的不同，可分为攻下药、润下药及峻下逐水药。

第一节　攻下药

本类药大多苦寒沉降，主入胃、大肠经。既有较强的攻下通便作用，又有清热泻火之效。主要适用于大便秘结，燥屎坚结及实热积滞之证。"六腑以通为用"，泻下剂通腑实，顺应六腑之用。

本类药物中大黄号称将军，荡涤肠胃，化瘀清热，推陈致新；芒硝味咸软坚，用于燥结；番泻叶泻下导滞，量小则缓泻，量大则急通；芦荟主消不主补，泻下通便，凉肝杀虫。

应用时常辅以行气药，以加强泻下及消除胀满作用。若治冷积便秘者，须配用温里药。泻下剂若不配伍调气药，泻下之时常有腹痛。

大 黄

本品为蓼科植物掌叶大黄、唐古特大黄或药用大黄的干燥根和根茎。主产于四川。秋末茎叶枯萎时或次春发芽前采挖。除去须根，刮去外皮，切片干燥，生用，或酒炒、酒蒸、炒炭用。

【别名】将军、川军、川大黄、西大黄、锦纹、黄良、火参、肤如。

【性味归经】味苦，性寒。归脾、胃、大肠、肝、心包经。

【功能主治】泻下攻积，清热泻火，凉血解毒，逐瘀通经，利湿退黄。用于实热积滞便秘，血热吐衄，目赤咽痛，痈肿疔疮，肠痈腹痛，瘀血经闭，产后瘀阻，跌打损伤，湿热痢疾，黄疸尿赤，淋证，水肿，外治烧烫伤。（《药典》2015年版）

《主治秘要》云："其用有四：去实热一也，除下焦湿热二也，推陈致新三也，消宿食四也。"（《医学启源》）

【特殊用法】

1. 治小便淋沥。（《本草纲目》）

2. 清痰降火：痰火旺，大黄安。（《医学三字经》）

3. 调血脉，利关节。（《日华子本草》）

4. 治癥瘕积聚。（《神农本草经》）

5. 主治下痢赤白。（《本草纲目》）

6. 心下痞满。（《轩岐救正论》）

7. 现代研究：大黄具有促进排便，广谱抗菌，抑制病毒，降低肠道内毒素吸收，健胃，保肝，利胆，抑制动脉壁平滑肌细胞的增殖及抗肿瘤等作用。

【心法心得】大黄号称将军，泻下攻积力强，乃霸道之品。为中医者，须学会用这五味药：即人参、附子、石膏、大黄、麻黄。人参补气第一，附子回阳第一，石膏清热第一，大黄泻下第一，麻黄解表第一，此五药皆力道强劲，用之恰当，真效如桴鼓。

【注意事项】孕妇及月经期、哺乳期慎用。

【用法用量】3～15克。用于泻下不宜久煎。外用适量，研末敷于患处。

生大黄泻下攻积导滞，泻火解毒力强；酒大黄善清上焦血分热毒，用于目赤咽肿，齿龈肿痛；熟大黄泻下力缓，泻火解毒，用于火毒疮疡；大黄炭凉血化瘀止血，用于血热有瘀出血症。

芒 硝

本品为硫酸盐类矿物芒硝经加工精制而成的结晶体。主含含水硫酸钠（$Na_2SO_4 \cdot 10H_2O$）。主产于河北、河南、山东、江苏、安徽等地。将天然产品用热水溶解，滤过，放冷析出结晶，通称"皮硝"。再用萝卜置锅内放水与皮硝共煮，取上层液，放冷析出结晶，即芒硝。芒硝经风化失去结晶水而成白色粉末则称玄明粉。

【别名】朴硝、风化硝（玄明粉、元明粉）、皮硝、盆硝、毛硝。

【性味归经】味咸、苦，性寒。归胃、大肠经。

【功能主治】泻下通便，润燥软坚，清火消肿。用于实热积滞，腹满胀痛，大便燥结，肠痈肿痛；外治乳痈，痔疮肿痛。（《药典》2015 年版）

《珍珠囊》："其用有三：去实热，一也；涤肠中宿垢，二也；破坚积热块，三也。"

【特殊用法】

1. 除痰癖。（《药品化义》）

2. 通经闭，破蓄血。（《药品化义》）

3. 治咽喉肿痛，口舌生疮。

4. 外用治痔疮，皮肤湿疹。

5. 可作回乳之用。

6. 下瘰疬，黄疸病。（《药性论》）

7. 现代研究：芒硝具有增加肠内渗透压，阻止水分吸收，促进肠蠕动，通便泻下等作用。

【心法心得】芒硝泻下通便，润燥软坚，大便燥结者甚效。其外用抗炎消肿，坐浴疗痔，外敷湿疹，皆他药难及。唯味咸苦，入口味差。

【注意事项】孕妇慎用；不宜与硫黄、三棱同用。

【用法用量】6～12 克，一般不入煎剂，待汤剂煎得后，溶入汤液中服用。外用适量。

番泻叶

本品为豆科植物狭叶番泻或尖叶番泻的干燥小叶。狭叶番泻主产于印度、埃及和苏丹，尖叶番泻主产于埃及的尼罗河上游地区。我国广东、海南、云南有栽培。通常于 9 月采收。晒干，生用。

【别名】泻叶、泡竹叶、旃那叶。

【性味归经】味甘、苦，性寒。归大肠经。

【功能主治】泻热行滞，通便，利水。用于热结积滞，便秘腹痛，水肿胀满。（《药典》2015 年版）

【特殊用法】

1. 少用为苦味健胃剂，能促进消化。（《现代实用中药》）

2. 可作回乳之用。

3. 治疗乳腺增生，用番泻叶 4～6 克，开水泡服，月经前 7 日开始服用，月经期停药。3 个月为 1 疗程。（《中药大辞典》）

4. 治疗慢性肾衰竭，可单用 5～10 克，加沸水 100～150 毫升，浸泡 2 小时，去渣过滤，分上下午 2 次服完。疗程最长 30 天，最短不少于 15 天。（《中药大辞典》）

5. 现代研究：番泻叶具有泻下，抑菌，止血，保护胃黏膜，松弛肌肉（在运动神经末梢和骨骼肌接头处阻断乙酰胆碱与 M 受体结合），解痉（松弛胆管等）等作用。

【心法心得】泻叶主要用于临时通便，配伍莱菔子效果更好。

【注意事项】孕妇慎用。大剂量服用有恶心、呕吐、腹痛等副作用。

【用法用量】2～6 克，后下。或开水泡服。

芦 荟

本品为百合科植物库拉索芦荟、斑纹芦荟、好望角芦荟叶的汁液浓缩干燥物。主产于非洲。我国广东、广西、福建等地有栽培。全年可采，割取叶片，收集流出的汁液，置锅内熬成稠膏，倾入容器，冷却凝固，即得。

【别名】卢会、讷会、象胆、劳伟等。

【性味归经】味苦，性寒。归肝、胃、大肠经。

【功能主治】泻下通便，清肝泻火，杀虫疗疳。用于热结便秘，惊痫抽搐，小儿疳积；外治癣疮。（《药典》2015 年版）

【特殊用法】

1. 洗痔疮如神。（《生草药性备要》）

2. 主治慢性肝炎。（《浙江药用植物志》）

3. 头晕、头痛、耳鸣。（《全国中草药汇编》）

4. 治疗湿疹：治湿痒，搔之有黄汁者，又名曆齿。（《本草图新》）

5. 现代研究：芦荟具有刺激性泻下，抗溃疡，抑菌，收敛肌肤，软化并扩张血管，促凝血，降血脂，降血糖，促进代谢，分解尿酸，抗癌等作用。

【心法心得】芦荟内服清肝通便，外用治癣疗疮。但一般不入煎剂。

【注意事项】孕妇慎用。

【用法用量】2～5 克，宜入丸散。外用适量，研末敷患处。

第二节　润下药

本类药物多为植物种子和种仁，富含油脂，味甘质润，多归脾、大肠经，能润滑大肠，促使排便而不致峻泻。适用于年老津枯、产后血虚、热病伤津及失血等所致的肠燥津枯便秘。

本类药物中麻仁润而补虚，《本经》谓能补中益气；郁李仁润而利水，或可降压。在治疗习惯性便秘时，润下药又常与泻下药、调气药或补血养阴药相兼而用。

火麻仁

本品为桑科植物大麻的干燥成熟种子。主产于东北、甘肃、四川、云南等地。秋季果实成熟时采收，除去杂质，晒干。生用，用时打碎。

【别名】大麻仁、麻子仁、麻子、麻仁、火麻子等。

【性味归经】味甘，性平。归脾、胃、大肠经。

【功能主治】润肠通便。用于血虚津亏，肠燥便秘。(《药典》2015 年版)

【特殊用法】

1. 利女人经脉。(《本草纲目》)

2. 治热淋。(《药性论》)

3. 治消渴：治大渴，日饮数斗，小便赤涩，麻子一升，水三升，煮三四沸，取汁饮之。《肘后备急方》

4. 复血脉。(《名医别录》)

5. 去皮肤顽痹。(《日华子本草》)

6. 治疗痤疮。

7. 现代研究：火麻仁具有泻下，降压等作用。

【心法心得】火麻仁常仅作润肠通便之用，对肠燥便秘有效。但火麻仁尚可治消渴，如中消用麻仁丸。火麻仁配伍桑叶，降血糖有效；火麻仁配伍防风、白芷，对痤疮效良。

【注意事项】孕妇慎用。

【用法用量】10～15 克。

郁李仁

本品为蔷薇科植物欧李、郁李或长柄扁桃的干燥成熟种子。前两种习称"小李仁"，后一种习称"大李仁"。夏、秋两季采收成熟果实，除去果肉及核壳，取出种子，干燥。生用，去皮捣碎用。

【别名】李仁、赤李子、郁子、李仁肉、车下李。

【性味归经】味辛、苦、甘，性平。归脾、大肠、小肠经。

【功能主治】润肠通便，下气利水。用于津枯肠燥，食积气滞，腹胀便秘，水肿，脚气，小便不利。(《药典》2015 年版)

【特殊用法】

1. 利小便水道。(《神农本草经》)

2. 治关格不通。(《药性论》)

3. 消宿食，下气。(《日华子本草》)

4. 破血润燥。(《珍珠囊》)

5. 治脚气肿满喘促。（《太平圣惠方》）

6. 治积年上气，咳嗽不得卧。（《太平圣惠方》）

7. 现代研究：郁李仁具有润滑性泻下，镇静，利尿，显著降血压等作用。

【心法心得】郁李仁润滑，通利二便，古载治疗喘咳上气，取其下行之性，当有效；若痰结难出，用之滑痰有效。笔者根据现代研究的"利尿"作用借用治疗高血压。

【注意事项】孕妇慎用。大便不实者忌用。

【用法用量】6～10克。

第三节　峻下逐水药

本类药物大多苦寒有毒，药力峻猛，服药后能引起剧烈腹泻，有的兼能利尿，能使体内潴留的水饮通过二便排出体外，消除肿胀。适用于全身水肿，大腹胀满，以及停饮等正气未衰之证。

本类药攻伐力强，作用明显，用之中的，真是旋杯即效，但副作用大，且立马显现，易伤正气，故现已少用，且要用亦多缺药，以致医者因安全感限制了疗效。笔者年轻行医时，受祖传之秘，仿"三物备急"法，习用巴豆，救急扶危甚多。至今行医 50 余载，反不如牛犊之时，惜哉！但愿此类药物于疑难大疾之证，重放光彩！

甘　遂

本品为大戟科植物生遂的干燥块根。春季开花前或秋末茎叶枯萎后采挖，除去外皮，晒干。生用或醋制用。

【别名】肿手花、甘泽、重泽、鬼丑。

【性味归经】味苦，性寒。有毒。归肺、肾、大肠经。

【功能主治】泻水逐饮，消肿散结。用于水肿胀满，胸腹积水，痰饮积聚，气逆咳喘，二便不利，风痰癫痫，痈肿疮毒。（《药典》2015 年版）

《药性论》："能泻十二种水疾，能治心下坚满，下水，去痰水，主皮肌浮肿。"

【特殊用法】

1. 解蛇毒。（《品汇精要》）

2. 治疗脑积水、胸腔积液、腹水有效。

3. 可治疗精神分裂症和癫痫。

4. 现代研究：甘遂具有明显泻下和收缩子宫作用。

【心法心得】甘遂峻下逐水，作用强烈，对胸腔积液、腹水有速效。笔者曾用于治疗脑积水获效。但现多视之如虎，不敢使用。

【注意事项】①孕妇禁用。反甘草，恶远志。②中毒剂量为9～15克。

【用法用量】0.5～1.5克，炮制后多入丸散用。外用适量，生用。

红大戟

本品为茜草科植物红大戟的干燥块根。秋、冬两季采挖，除去须根，洗净，置沸水中略烫，干燥。

【别名】红芽大戟、大戟、京大戟、乳浆草等。

【性味与归经】味苦，性寒。有小毒。归肺、脾、肾经。

【功能与主治】泻水逐饮，消肿散结。用于水肿胀满，胸腹积水，痰饮积聚，气逆咳喘，二便不利，痈肿疮毒，瘰疬痰核。（《药典》2015年版）

【特殊用法】

1. （主）中风皮肤疼痛。（《神农本草经》）

2. 能堕胎孕。（《药性论》）

3. 治结核性腹膜炎，淋巴结核等。（《青岛中草药手册》）

4. 外用治皮肤过敏：治瘾疹风及风毒脚肿，并煮水热淋，日再三便愈。（《本草图经》）

【心法心得】同甘遂。

【注意事项】孕妇禁用。

【用法用量】1.5～3克，入丸散服，每次1克；内服醋制用。外用适量，生用。

芫 花

本品为瑞香科植物芫花的干燥花蕾。春季花未开放前采摘，晒干。生用或醋制用。

【别名】赤芫、药鱼草、头痛花、老鼠花。

【性味归经】味苦、辛，性温。有毒。归肺、脾、肾经。

【功能主治】泻水逐饮；外用杀虫疗疮。用于水肿胀满，胸腹积水，痰饮积聚，气逆咳喘，二便不利；外治疥癣秃疮，痈肿，冻疮。（《药典》2015年版）

《医林纂要》："功专行水，理脾湿，下逆水、滞水。"

【特殊用法】

1. 治恶疮、风湿痹。（《药性论》）

2. 治痉挛性肢瘫：主通利血脉……四肢挛急，不能步行。（《药性论》）

3. 治瘴疟。（《日华子本草》）

4. 治实喘：芫花、大麦曲二味等分。和令极匀，以浓煎柳枝酒调下立定。（《百一选方》）

5. 治卒心痛连背，背痛彻心。（《外台秘要》）

6. 现代研究：芫花具有泻下，镇静，镇咳，祛痰，引产，利尿，抗肿瘤，抑菌，扩张冠状动脉，抗心律失常，降血压等作用。

【心法心得】芫花泻水逐饮，作用强烈。但为用药安全，现已少用。

【注意事项】孕妇禁用；不宜与甘草同用。

【用法用量】1.5～3克。醋芫花研末吞服，一次0.6～0.9克，一日1次。外用适量。

商 陆

本品为商陆科植物商陆或垂序商陆的干燥根。秋季至次春采挖。切片，晒干或阴干。

【别名】山萝卜。

【性味归经】味苦，性寒。有毒。归肺、脾、肾、大肠经。

【功能主治】逐水消肿，通利二便，解毒散结。用于水肿胀满，二便不通；外治痈肿疮毒。（《药典》2015年版）

《药性论》："能治十种水病。"

【特殊用法】

1. 治黄疸。(《贵州民间方药集》)

2. 傅（敷）恶疮。(《日华子本草》)

3. 疗瘰痹。(《名医别录》)

4. 赤商，败瘀血，利小便。(《医林纂要》)

5. 外敷治疗瘰疬、结核肿块。

6. 现代研究：商陆具有镇咳，祛痰，利尿，驱虫，泻下，催吐，抑菌，杀精子，抗辐射，调节内分泌，抗癌等作用。

【注意事项】孕妇禁用。

【心法心得】商陆逐水消肿，通利二便，药力较强。单方商陆煮猪肺，治疗喘咳有效。

【用法用量】3～9克。外用适量，煎汤熏洗。

牵牛子

本品为旋花科植物裂叶牵牛或圆叶牵牛的干燥成熟种子。秋末果实成熟，果壳未开裂时采收，晒干。生用或炒用，用时捣碎。

【别名】喇叭花、牵牛郎、黑丑、白丑、二丑。

【性味归经】味苦，性寒。有毒。归肺、肾、大肠经。

【功能主治】逐水通便，消痰涤饮，杀虫攻积。用于水肿胀满，二便不通；痰饮积聚，气逆喘咳，虫积腹痛。(《药典》2015年版)

《本草汇言》："逐积杀虫，行水消胀。"

【特殊用法】

1. 疗喘满：色白者，泻气分湿热上攻喘满，破血中之气。(王好古)

2. 破痃癖。(《医林纂要》)

3. 治腰脚湿气疼痛：用黑牵牛、大黄各二两，白术一两，为末，滴水为丸。(《世医神效名方》)

4. 治小儿疳证：用木香二钱半，黑牵牛半两，为细末，面糊为丸。(《奇效良方》分气丸)

5. 治顽固性便秘。

6. 现代研究：牵牛子具有泻下，利尿（增强肾脏功能，加速葡萄糖在肾的排出），驱杀蛔虫，抗艾滋病病毒等作用。

【心法心得】牵牛子逐水通便，治疗慢性肾功能不全可配伍小茴香，即禹功散。

【注意事项】孕妇禁用；不宜与巴豆、巴豆霜同用。

【用法用量】3～6克。入丸散用，每次1.5～3克。

巴豆霜

本品为大戟科植物巴豆的干燥成熟果实的炮制加工品。秋末果实成熟时采收巴豆。去油制霜。

【别名】江子、双眼龙。

【性味归经】味辛，性热。有大毒。归胃、大肠经。

【功能主治】峻下冷积，逐水退肿，豁痰利咽；外用蚀疮。用于寒积便秘，乳食停滞，腹水臌胀，二便不通，喉风，喉痹；外治痈肿脓成不溃，疥癣恶疮，疣痣。（《药典》2015年版）

【特殊用法】

1. 治十种水肿。（《药性论》）

2. 去脏腑停寒。（《医学启源》）

3. 通利关节。（《本草纲目》）

4. 治咳逆，喉鸣痰唾。（《珍珠囊》）

5. 治顽固性便秘。

6. 现代研究：巴豆霜具有致泻，抗肿瘤，抗病原微生物，镇痛，抑制蛋白质合成，升高血压，引起局部皮肤释放组胺等作用。

【心法心得】开通闭塞，利水谷道，作用最烈。对一切有形留着久顽不逊之疾，多可速效。此药笔者年轻行医之时，仿"三物备急"法，用之甚多，几乎无不应手而愈。可惜行医日久，医名越彰，反不如初生牛犊耳！

【注意事项】孕妇禁用；不宜与牵牛子同用。

【用法用量】0.1～0.3克，多入丸散用。外用适量。

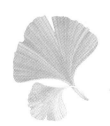

第四章　祛风湿药

　　凡以祛除风寒湿邪，治疗风湿痹证为主的药物，称为祛风湿药。

　　本类药物味多辛、苦，性或温或凉，能祛除留着于肌肉、经络、筋骨的风湿之邪，有的还兼有散寒、舒筋、通络、止痛、活血或补肝肾、强筋骨等作用。主要用于风湿痹证之肢体疼痛，关节不利、肿大，筋脉拘挛等症。部分药物还适用于腰膝酸软、下肢痿弱等。

　　虽曰祛风湿药，实际上包括祛风、祛寒、祛湿三者及三者之间杂合为病。

　　使用祛风湿药时，应根据痹病的类型、邪犯的部位、病程的新久及病人体质等，选择药物并作适当的配伍。

　　祛风湿药多辛温性燥，易伤阴耗血，阴血亏虚者应慎用。

　　现代研究证明，祛风湿药一般具有不同程度的抗炎、镇痛及镇静等作用。常用于风湿性关节炎、类风湿关节炎、强直性脊柱炎、坐骨神经痛、纤维组织炎、肩周炎、腰肌劳损、骨质增生、跌打损伤、神经痛、半身不遂及某些皮肤病等。

　　祛风湿药根据其药性和功效的不同，分为祛风寒湿药、祛风湿热药、祛风湿强筋骨药三类。

第一节　祛风寒湿药

　　本类药物性味多为辛、苦，性温，归肝、脾、肾经。辛行散祛风，苦燥湿，温通祛寒。有较好的祛风、除湿、散寒、止痛、通经络等作用，尤以止痛为其特点，主要适用于风寒湿痹，肢体关节疼痛，筋脉拘挛，遇寒加重等。经配伍亦可用于风湿热痹。

本类药物中，以川乌、草乌功效最剧最大，然辛热大毒，用之不慎，则易中毒，量不过钱，宜先煎久煎；独活专理下焦风湿，两足痛痹；威灵仙通行十二经络，横行直往，逐风除湿；蕲蛇透骨搜风，截惊定搐；木瓜疗霍乱吐下，转筋不止等。

独 活

本品为伞形科植物重齿毛当归的干燥根。主产于湖北、四川等地。春初苗刚发芽或秋末茎叶枯萎时采挖，除去须根和泥沙，烘至半干，堆置 2～3日，发软后再烘至全干。

【别名】独摇草、独滑、长生草、胡王使者、川独活、香独活。

【性味归经】味辛、苦，性微温。归肾、膀胱经。

【功能主治】祛风除湿，通痹止痛。用于风寒湿痹，腰膝疼痛，少阴伏风头痛，风寒挟湿头痛。（《药典》2015 年版）

【特殊用法】

1. 主治……贲豚。（《神农本草经》）

2. （治）皮肌苦痒。（《药性论》）

3. 配伍：若与细辛同用，治少阴经头痛如神。（《药类法象》）

主苍术，治两足之湿肿；佐黄柏，止血崩如神。（《药鉴》）

君地黄，治风热齿痛。（《得配本草》）

4. 现代研究：独活具有扩张冠状动脉，抗血栓形成，镇静，抗炎，抑菌，解痉，提高免疫力，兴奋呼吸中枢等作用。

【心法心得】独活为治诸风之要药。其用有三：诸风掉眩，颈项难伸；风寒湿痹，两足不仁；作为足少阴之引经药。羌活、独活，均祛风胜湿，作用相类。《本草求真》谓："羌则疗水湿游风，而独则疗水湿伏风也。羌行上焦而上理，上属气，故云羌活入气，则游风头痛、风湿骨节疼痛可治；独行下焦而下理，下属血，故云独活入血。则伏风头痛、两足湿痹可治。"此外，独活疗湿疹有效。

【注意事项】阴虚者禁用。

【用法用量】煎服，3～10 克。外用适量。

第四章　祛风湿药

083

威灵仙

本品为毛茛科植物威灵仙、棉团铁线莲或东北铁线莲的根及根茎。主产于江苏、安徽、浙江等地。秋季采挖，除去泥沙，晒干。

【别名】百条根、老虎须、铁扫帚、铁脚威灵仙。

【性味归经】味辛、咸，性温。归膀胱经。

【功能主治】祛风湿，通经络。用于风湿痹痛，肢体麻木，筋脉拘挛，屈伸不利。（《药典》2015 年版）

【特殊用法】

1. 通十二经，故能宣通五脏。（《本经逢原》）

2. 治肠风。（《本草衍义》）

3. （疗）腰膝冷疼。（《开宝本草》）

4. 消水破坚积，朝食暮效。（《本经逢原》）

5. 和砂仁、沙糖煎，治诸骨鲠。（《本草求真》）

6. 治疟疾。（《得配本草》）

7. 治痛之要药。（《本草衍义补遗》）

8. 配伍：配鸡冠花，治肠风泻血。佐木瓜，治腰脚病；佐川乌、五灵脂，治手足麻；佐补气药，为宣通气道之助。合炙龟甲，治临产交骨不开。（《得配本草》）

9. 现代研究：威灵仙具有改善心肌缺血，降低血压，促进胆汁分泌，松弛胆管括约肌和回肠收缩，对抗组胺，抑菌，抗疟，消除骨鲠，终止中期妊娠等作用。

【心法心得】《药性赋》谓："威灵仙可升可降，阴中阳也。其用有四：推腹中新旧之滞，消胸中痰唾之痞；散疬痒皮肤之风，利冷痛腰膝之气。"临床除用于风湿诸疾外，尚可用于顽固性便秘、情绪障碍、动脉闭塞症、雷诺病、输卵管阻塞不孕等诸般不通之疾。亦常用于癌性疼痛。

【注意事项】气血虚弱者慎服。

【用法用量】煎服，3～10 克。

川 乌

本品为毛茛科植物乌头的干燥母根。川乌主产于四川、湖北、湖南等地。6月下旬至8月上旬采挖，除去子根、须根及泥沙，晒干。

【别名】乌头、乌喙、奚毒等。

【性味归经】味辛、苦，性热。有大毒。归心、肝、肾、脾经。

【功能主治】祛风除湿，温经止痛。用于风寒湿痹，关节疼痛，心腹冷痛，寒疝作痛及麻醉止痛。（《药典》2015年版）

【特殊用法】

1.（治）咳逆上气。（《神农本草经》）

2.（治）半身不遂，行经药也。（《本草发挥》）

3. 破积聚。（《神农本草经》）

4. 配伍：配桑白皮，煎干捣丸，治阴水肿满；配生栀子研，治湿热寒郁，心腹冷痛，疝气。加炒茴香、葱，酒下更效。（《得配本草》）

5. 现代研究：川乌具有镇痛，镇静，局部麻醉，抑制炎症，抗癌，强心，平喘，降压，扩张冠状动脉血管等作用。

【心法心得】《本草求真》谓："乌头即附子之母。性轻逐风，不似附子性重逐寒。能祛恶风、顽痰、顽毒。故黑附子回阳逐寒，川乌头温脾去风。"治痹作用虽强，然大毒用之当慎。

【注意事项】孕妇忌用；不宜与贝母类、半夏、白及、白蔹、天花粉、瓜蒌类同用。

【用法用量】一般炮制后用，用制川乌。1.5～3克；先煎、久煎。

草 乌

本品为毛茛科植物北乌头的干燥块根。主产于中南、西南、东北、华北等地。秋季茎叶枯萎时采挖，除去须根及泥沙，干燥。

【别名】竹节乌头、鸡毒、乌喙、奚毒、五毒根等。

【性味归经】味辛、苦，性热。有大毒。归心、肝、肾、脾经。

【功能主治】祛风除湿，温经止痛。用于风寒湿痹，关节疼痛，心腹冷痛，寒疝作痛及麻醉止痛。（《药典》2015年版）

【特殊用法】

1. 消胸上痰冷。（《名医别录》）

2. 搜风胜湿，开顽痰。（《本草备要》）

3. 治顽疮，以毒攻毒，颇胜川乌。（《本草备要》）

4. （疗）风顽急疾。（《得配本草》）

5. 降火散瘀，治劳热疮痔。（《本草分经》）

6. 治宿患风癣。（《宝庆本草折衷》）

7. 现代研究：草乌头具有镇痛，抗炎，抗组胺，局部麻醉等作用。

【心法心得】《本草蒙筌》谓："草乌头理风痹，却风痰，散寒邪，除寒痛，破滞气积滞，去心下痞坚。"此六者，为草乌主要作用。川、草二乌，与附子功效相类，一般寒疾宜附子，风疾宜乌头，草乌较川乌，功力更大，二乌皆不可轻投，以免中毒。生姜、甘草、金银花煎服，或蜂蜜100克以上顿服，可解乌头中毒。

【注意事项】孕妇忌用；不宜与贝母类、半夏、白及、白蔹、天花粉、瓜蒌类同用。

【用法用量】一般炮制后用，用制草乌。1.5~3克；先煎、久煎。

蕲 蛇

本品为蝰科动物五步蛇的干燥体。主产于湖北、江苏、浙江等地。多于夏、秋两季捕捉，剖开蛇腹，除去内脏，洗净，用竹片撑开腹部，盘成圆盘状，干燥后拆除竹片。

【别名】大白花蛇、棋盘蛇、五步蛇、百步蛇。

【性味归经】味甘、咸，性温。有毒。归肝经。

【功能主治】祛风，通络，止痉。用于风湿顽痹，麻木拘挛，中风口眼㖞斜，半身不遂，抽搐痉挛，破伤风，麻风，疥癣。（《药典》2015年版）

【特殊用法】

1. 暴风瘙痒。（《开宝本草》）

2. 脚弱不能久立。（《开宝本草》）

3. 恶疮要药。（《本草纲目》）

4. 治风，引药至有风疾处。（《雷公炮炙论》）

5. 主治肺风鼻塞。（《药性论》）

6. （治）白癜风。（《本草蒙筌》）

7. （治）瘰疬漏疾。（《本草纲目》）

8. 现代研究：蕲蛇有镇静，镇痛，催眠，抗凝血，抗动静脉血栓形成，降低血小板，显著降血压等作用。

【心法心得】蕲蛇透骨搜风，内走脏腑，外彻皮肤，无处不到也。截惊定搐，祛风通络，颇有功效。主治中风肌肤不仁，筋脉拘急，口眼㖞斜，半身不遂，骨节疼痛，暴风瘙痒诸疾；亦借本品以毒攻毒，可治瘰疬、梅毒、恶疮等。但其味咸气腥，煎服时可配伍肉桂或砂仁，以除异气而矫口味。乌梢蛇功效大致同蕲蛇，但性善无毒，药力较弱，用量为6～12克。

【注意事项】阴虚内热者忌服。

【用法用量】煎汤，3～9克；研末吞服，1次1～1.5克，1日2～3次。或酒浸、熬膏、入丸散服。

木　瓜

本品为蔷薇科植物贴梗海棠的近成熟果实。主产于安徽、浙江、湖北等地。夏、秋两季果实绿黄时采收，置沸水中烫至外皮灰白色，对半纵剖，晒干。

【别名】酸木瓜、宣木瓜、木李、铁脚梨等。

【性味归经】味酸，性温。归肝、脾经。

【功能主治】舒筋活络，和胃化湿。用于湿痹拘挛，腰膝关节酸重疼痛，暑湿吐泻，转筋挛痛，脚气水肿。（《药典》2015年版）

【特殊用法】

1. 主治霍乱，大吐下，转筋不止。

2. 强筋骨。（《本草拾遗》）

3. 消食，止水痢后渴不止，作饮服之。（《本草拾遗》）

4. 疗腰膝无力。（《景岳全书》）

5. 调气：气滞能和，气脱能固。（《景岳全书》）

6. 配伍：得桑叶，治霍乱腹痛。配槟榔，治脚气冲心；配杜仲酒，治久痢。佐生地，加乳、没，治颈强筋急。和青盐、甘菊、艾茸，治肾脏虚冷，气攻腹胁，胀满疼痛。调鳝鱼涎，贴反花痔疮。（《得配本草》）

7. 专治筋病。（《得配本草》）

8. 现代研究：木瓜具有治疗关节肿痛，缓解胃肠痉挛，缓解四肢肌肉痉挛，护肝，抗癌，抗炎，抗菌，调整胃肠消化功能等作用。

【心法心得】木瓜舒筋活络，和胃化湿。舒筋则可治肌肉、筋脉之痉挛，化湿则可和脾胃。临床多种病变，如部分痹病、抽动障碍、震颤麻痹，乃至中风后遗症等，其病多在筋而非骨，木瓜、伸筋草、络石藤等皆可借而用之。

【注意事项】内有郁热，小便短赤、胃酸过多者忌服。

【用法用量】煎服，6～9克。

蚕 沙

本品为蚕蛾科昆虫家蚕幼虫的粪便。在育蚕地区均产，以江苏、浙江产量最多。6～8月收集，晒干。簸尽泥土及桑叶碎屑。生用。

【别名】蚕屎、晚蚕砂、原蚕砂、蚕粪。

【性味归经】味甘、辛，性温。归肝、脾、胃经。

【功能主治】祛风湿，和胃化湿。用于风湿痹病、吐泻转筋、风疹、湿疹（《中药学》2013 年版，《药典》2015 年版未收录）

【特殊用法】

1. 主肠鸣。（《名医别录》）

2. 抹膏：治烂弦风眼。以真麻油浸蚕沙二三宿，研细，以箆子涂患处，不问新旧，隔宿即愈。（《本草纲目》《陈风经验方》）

3. 现代研究：蚕沙具有抗炎，促进生长，增强 T 细胞和网状内皮系统功能，抗肿瘤，促进乙型肝炎表面抗原转阴等作用。

【心法心得】蚕沙除祛风湿治疗痹病外，对皮肤瘙痒症、荨麻疹等多种皮肤病有效。笔者用蚕沙，多取其降浊之性，用于浊邪蕴阻之病，如痛风、肾功能不全者，借而用之。

【注意事项】肝肾亏损，血虚失养之腰膝酸软者，不宜服。

【用法用量】煎服，5～15克；宜布包入煎。

伸筋草

本品为石松科植物石松的干燥全草。主产于东北、华北、华中、西南各省。夏、秋两季茎叶茂盛时采收，除去杂质，晒干。

【别名】宽筋草、舒筋草、筋骨草、大伸筋、石松等。

【性味归经】味微苦、辛，性温。归肝、脾、肾经。

【功能主治】祛风除湿，舒筋活络。用于关节酸痛，屈伸不利。（《药典》2015年版）

【特殊用法】

1. 消水肿。（《滇南本草》）

2. 去痰止咳。（《生草药性备要》）

3. （治）皮肤不仁。（《本草拾遗》）

4. 疗血风瘙痒。（《药性考》）

5. 治转筋，疝气。（《分类草药性》）

6. 外用治汤火伤疮。（《江西中药》）

7. 现代研究：伸筋草具有解热，明显镇痛，抑制痢疾杆菌，催眠等作用；对实验性硅沉着病（矽肺）有良好疗效。

【心法心得】伸筋草，顾名思义，舒筋活络，筋挛能伸。对足转筋挛，中风后手足拘挛、肢体痉挛性瘫痪有效。《滇南本草》谓其："下气，消胸中痞满横格之气，推胃中宿隔之食，去年久浮肿之坚积，消水肿。"临床可悟而用之。

【注意事项】孕妇慎用。

【用法用量】煎服，3～12克。

寻骨风

本品为马兜铃科植物绵毛马兜铃的根茎或全草。主产于河南、江苏、江西等地。于5月开花前连根挖出，切断，晒干。

【别名】清骨风、白面风、黄木香等。

【性味归经】味辛、苦，性平。归肝经。

【功能主治】祛风湿，通络止痛。用于风湿痹证，跌打损伤，又可用于胃痛、牙痛、痈肿。（《中药学》2013 年版，《药典》2015 年版未收录）

【特殊用法】

1. 治骨节痛。（《饮片新参》）

2. 治肚痛。（《南京民间药草》）

3.（治）睾丸疼痛。（《山东中草药》）

4. 现代研究：寻骨风具有镇痛，抗炎，解热和终止妊娠等作用，对风湿性关节炎、类风湿关节炎有较好的止痛、消肿、改善关节功能的作用。

【心法心得】寻骨风，顾名思义，搜除筋骨之伏风也，可用于久年痹证及沉寒夹风内蕴筋骨之证。亦可用于乳腺病变、前列腺病变及鼻渊，加入辨证方中，皆有良效。

【注意事项】孕妇禁用；肾病病人忌服。

【用法用量】煎服，10～15 克。外用适量。

松　节

本品为松科植物油松、马尾松、赤松等枝干的结节。全国大部分地区有产。全年均可采收，锯取后阴干。

【别名】黄松木节、油松节、松郎头。

【性味归经】味苦、辛，性温。归肝、肾经。

【功能主治】祛风湿，通络止痛。用于风寒湿痹，跌打损伤。（《中药学》2013 年版，《药典》2015 年版未收录）

【特殊用法】

1. 主百节久风。（《名医别录》）

2. 痿弱无力者，用之立痊。（《本草汇言》）

3. 松脂治血中之风，松节则纯乎阳，乃治血中之湿。（《本草述》）

4. 现代研究：松节有一定镇痛，抗炎，抗肿瘤作用。

【心法心得】时珍曰："松节，松之骨也。质坚气劲，故筋骨间风湿诸病宜之。"笔者平时习惯用于肢节之病，所谓"以节达节"也。

【注意事项】阴虚血燥者慎服。

【用法用量】煎服，10～15克。外用适量。

海风藤

本品为胡椒科植物风藤的干燥藤茎。主产于广东、福建、台湾等地。夏、秋两季采割，除去根、叶，晒干。

【别名】爬岩香、老藤、岩胡椒。

【性味归经】味辛、苦，性微温。归肝经。

【功能主治】祛风湿，通经络，止痹痛。用于风寒湿痹，肢节疼痛，筋脉拘挛，屈伸不利。(《药典》2015年版)

【特殊用法】

1. 行经络，和血脉，宽中理气。(《本草再新》)

2. 治疝，安胎。(《本草再新)

3. 温中散寒，行气止痛。(《中药临床应用》)

4. 利水消肿。(《中国民族药志》)

5. 现代研究：海风藤具有抗休克，增加心肌血流量，降低心肌缺血区的侧支血管阻力，保护脑干缺血损伤区，抗氧化，抗血栓形成，抗血小板聚集等作用。

【心法心得】海风藤除抗风湿外，笔者常用于冠心病心绞痛、冠状动脉痉挛。

【用法用量】煎服，6～12克。外用适量。

青风藤

本品为防己科植物青藤及毛青藤的干燥根茎。主产于长江流域及其以南各地。秋末冬初采割，扎把或切长段，晒干。

【别名】青藤、寻风藤、滇防己、大青木香、青防己、青碱藤。

【性味归经】味苦、辛，性平。归肝、脾经。

【功能主治】祛风湿，通经络，利小便。用于风湿痹证，关节肿胀，麻痹

瘙痒。(《药典》2015 年版)

【特殊用法】

1. 治……损伤疮肿。(《本草纲目》)

2. 筋强偏废之证，久服常服，大建奇功。(《本草汇言》)

3. 能舒筋活血，正骨利髓。(《本草汇言》)

4. 祛风行水，治下焦血分湿热。(《中国药用植物图鉴》)

5. (治) 脚腿转筋。(《药性考》)

6. 现代研究：青风藤具有抗炎，镇痛，镇静，镇咳，抗心律失常，免疫抑制，降低心肌收缩力，减慢心率，降低舒张压及左心室收缩压，降低外周血管阻力等作用。

【心法心得】 青风藤祛风除湿，利尿消肿。用于痹病、心力衰竭有效，对中风后硬瘫有效。

【注意事项】 偶见皮肤过敏和血小板、白细胞减少，应予注意。

【用法用量】 煎服，6～12 克。

路路通

本品为金缕梅科植物枫香树的干燥成熟果序。全国大部分地区有产。冬季果实成熟后采收，除去杂质，干燥。

【别名】 枫香果、九孔子、狼目、枫实、枫果。

【性味归经】 味苦，性平。归肝、肾经。

【功能主治】 祛风活络，利水，通经。用于关节痹痛，麻木痉挛，水肿胀满，乳少，闭经。(《药典》2015 年版)

【特殊用法】

1. 舒筋络拘挛。(《本草纲目拾遗》)

2 (治) 痈疽肿毒。(《岭南采药录》)

3. 明目除湿。(《本草纲目拾遗》)

4. (治) 乳中结块，乳汁不通。(《浙江药用植物志》)

5. 烧灰外用于皮肤湿癣、痔漏等。(《现代实用中药》)

6. 现代研究：路路通有抑制关节炎，抗肝细胞毒性和防止钩蚴入侵皮肤等作用。

【心法心得】除祛风活络、利水通经外，路路通尚可通窍，如鼻塞、耳鸣等窍闭不通之疾。

【注意事项】月经过多及孕妇忌服。

【用法用量】煎服，5～10克。外用适量。

第二节　祛风湿热药

本类药物多性寒，味辛、苦，归肝、脾、肾经。辛行散，苦降泄，寒清热。具有良好的祛风除湿，通络止痛，清热消肿之功，主要用于风湿热痹，关节红肿热痛等症。经配伍亦可用于风寒湿痹。

风湿寒郁久不解，皆可化热，故行、着、痛、痹郁久多成热痹，故不可陈见于风寒湿，而不知变通。本类药中秦艽、汉防己、桑枝、豨莶草等皆当熟识；热痹甚者，亦当不局限本类药中区区数味，如忍冬藤、生石膏等，皆可借用其力。

秦　艽

本品为龙胆科植物秦艽、麻花秦艽、粗茎秦艽或小秦艽的干燥根。前三种按性状不同，分别习称"秦艽"和"麻花艽"，后一种称"小秦艽"。主产于甘肃、陕西、内蒙古、四川等地。春、秋两季采挖，除去泥沙；秦艽和麻花艽晒软，堆置"发汗"至表面呈红黄色或灰黄色时，摊开晒干，或不经"发汗"直接晒干；小秦艽趁鲜时搓去黑皮，晒干。

【别名】秦胶、秦纠、左秦艽、大叶龙胆。

【性味归经】味辛、苦，性平。归胃、肝、胆经。

【功能主治】祛风湿，清湿热，止痹痛，退虚热。用于风湿痹痛，中风半身不遂，筋脉拘挛，骨节酸痛，湿热黄疸，骨蒸潮热，小儿疳积发热。（《药典》2015年版）

【特殊用法】

1. 下水，利小便。（《神农本草经》）

2. 治风无问久新,通身挛急。(《名医别录》)

3. 解酒毒。(《药性论》)

4. 通便利水,散黄疸遍体如金。(《本草蒙筌》)

5. 配伍:得肉桂,治产后中风;得牛乳,治伤寒烦渴,及发背初起,并治五种黄疸。配阿胶、艾叶,治胎动不安。佐柴胡,治风湿骨蒸。(《得配本草》)

6. 现代研究:秦艽具有解热,镇痛,抗风湿,抗过敏,利尿,促进肾上腺皮质功能,升高血糖,降低血压,减慢心率,抑制细菌,抗皮肤真菌等作用。

【心法心得】秦艽祛风清热,乃风药中润剂,散药中补剂。风湿痹痛、骨蒸虚热多用之。其治黄疸,常可取得意外疗效。另可用于通便,较为平妥。

【注意事项】脾虚便溏及小便不禁者,不用。

【用法用量】煎服,3～10克。

防　己

本品为防己科植物粉防己或马兜铃科植物广防己的干燥根。前者药材称汉防己,主产于浙江、安徽、湖北、江西等地;后者称木防己,主产于广东、广西等地。秋季采挖,洗净,除去粗皮,晒至半干,切段,个大者再纵切,干燥。

【别名】木防己、粉防己、汉防己、粉木香、土防己。

【性味归经】味苦,性寒。归膀胱、肺经。

【功能主治】祛风止痛,利水消肿。用于风湿痹痛,水肿脚气,小便不利,湿疹疮毒。(《药典》2015年版)

【特殊用法】

1. (治)中风,手脚挛急。(《名医别录》)

2. 汉防己能治口面㖞斜。(《药性论》)

3. 木防己能治男子肢节中风,毒风不语。(《药性论》)

4. 通行十二经。(《药类法象》)

5. 通腠理,利九窍。(《名医别录》)

6. 配伍：寒湿郁而为热，湿则肿，热则痛。防己为主药，湿加薏苡仁、苍术、木瓜、木通，热加黄芩、黄柏；风加羌活、萆薢；痰加竹沥、天南星；痛加香附、木香；活血加四物汤；大便秘加桃仁、红花；小便秘加牛膝、泽泻；痛连臂加桂枝、威灵仙；痛连胁加龙胆。（《本草备要》）

7. 现代研究：防己具有明显解热镇痛，抗炎，抗过敏，利尿，降压，扩张冠状动脉，抗心律失常，松弛骨骼肌，抑制血小板聚集，促进血液中白细胞数量增加，抗原虫，抗杆菌，抗小芽胞癣菌和抗肿瘤等作用。

【心法心得】防己，能通行十二经络，又能通腠理，利九窍，祛风利水，实为疗风湿、消水肿要药，用之恰当，治痹痛、水肿确有实效；且降血压、缓解心绞痛、抗心律失常、糖尿病、单纯性肥胖等均有效。陈藏器曰：治风用木防己，治水用汉防己。木防己即广防己，含马兜铃酸，具有肾毒性，国家已于2004年下文停用广防己。汉防己亦当慎之，有肾病者不用，其他系统疾病，权衡利弊而用之，且须中病即止。

【注意事项】本品大苦大寒易伤胃气，胃纳不佳及阴虚体弱者慎服。

【用法用量】煎服，4.5～9克。

桑 枝

本品为桑科植物桑的干燥嫩枝。主产于安徽、河南、江苏、浙江、湖南等地。春末夏初采收，去叶，晒干，或趁鲜切片，晒干。

【别名】桑条、嫩桑枝。

【性味归经】味微苦，性平。归肝经。

【功能主治】祛风湿，利关节。用于风湿痹痛，肩臂、关节酸痛麻木。（《药典》2015年版）

【特殊用法】

1. （治）遍体风痒干燥。（《本草图经》）

2. 去手足拘挛。（《本草蒙筌》）

3. 除肺咳。（《得配本草》）

4. 现代研究：桑枝具有显著降压，抑制糖苷酶活性，提高淋巴细胞转化率等作用。

【心法心得】《本草蒙筌》云：桑枝"去手足拘挛，脚气兼散；润皮毛枯槁，风痒且驱"，其义简明扼要。临床用于治高血压、瘙痒性皮肤病、关节肌肉麻木酸痛有效。

【用法用量】煎服，9～15克。

豨莶草

本品为菊科植物豨莶、腺梗豨莶或毛梗豨莶的地上部分。主产于湖北、湖南、江苏等地。夏、秋两季花开前和花期均可采割，除去杂质，晒干。

【别名】粘金强子、珠草、棉苍狼、肥猪草、粘仓子。

【性味归经】味辛、苦，性寒。归肝、肾经。

【功能主治】祛风湿，利关节，解毒。用于风湿痹痛，筋骨无力，腰膝酸软，四肢麻痹，半身不遂，风疹湿疮。（《药典》2015 年版）

【特殊用法】

1. 行大肠气。（《本草图经》）

2. 长眉发，乌须鬓，明耳目。（《药性解》）

3. 专治……筋骨疼痛，腰膝软弱。（《得配本草》）

4. 医软瘫风疾，筋脉缓弱。（《履巉岩本草》）

5. 现代研究：豨莶草具有抗炎，抑制多种杆菌、球菌，抗疟，免疫抑制，镇痛，降血压，扩张血管，抗过敏，止痒等作用。

【心法心得】豨莶草除祛风湿，利关节外，尚可清肝肾郁热，镇静安神，用于治疗抑郁失眠，并可用于软瘫。

【注意事项】无风湿者慎服；生用或大剂量应用时可致呕吐。

【用法用量】煎服，9～12克。外用适量。治风湿痹痛、半身不遂宜制用，治风疹湿疮、疮痈宜生用。

海桐皮

本品为豆科植物刺桐或乔木刺桐的干燥树皮。主产于浙江、福建、台湾、四川、贵州、云南等地。夏、秋季剥取树皮，晒干。切丝，生用。

【别名】楤木、钉桐皮、鼓桐皮。

【性味归经】味苦、辛，性平。归肝经。

【功能主治】祛风湿，通络止痛，杀虫止痒。用于风湿痹病，疥癣，湿疮。（《中药学》2013 年版，《药典》2015 年版未收录）

【特殊用法】

1. 主……霍乱，赤白泻痢，血痢。（《海药本草》）

2. 祛风杀虫。（《本草纲目》）

3. 煎汤，洗赤目。（《本草纲目》）

4. 得蛇床子，擦癣虫。（《得配本草》）

5. 现代研究：海桐皮具有抗炎，镇痛，镇静，增强心肌收缩力，降血压等作用。海桐皮水浸剂对多种致病癣菌及皮肤真菌均有不同程度的抑制作用。

【心法心得】海桐皮煎水，含漱则治风虫牙痛，外洗则治天行赤眼。内服除治顽痹、颈腰膝痛外，亦可治乳痈初起、乳结难散。

【注意事项】血虚者慎服。

【用法用量】煎服，5～15 克；或酒浸服。外用适量。

络石藤

本品为夹竹桃科植物络石的干燥带叶藤茎。主产于江苏、湖北、山东等地。冬季至次春采割，除去杂质，晒干。

【别名】石鲮、明石、悬石、云珠、云丹、爬山虎、吸壁藤。

【性味归经】味苦，性微寒。归心、肝、肾经。

【功能主治】祛风通络，凉血消肿。用于风湿热痹，筋脉拘挛，腰膝酸痛，喉痹，跌仆损伤。（《药典》2015 年版）

【特殊用法】

1. 专于舒筋活络，凡病人筋脉拘挛不易伸屈者，服之无不获效。（《要药分剂》）

2. 主治喉痹。（《药性论》）

3. 主治妊娠胎动。（《湖南药物志》）

4. 明目。（《萃金裘本草述录》）

第四章 祛风湿药

5. 主诸疮。(《本草药性大全》)

6. 现代研究：络石藤具有抑菌，抗炎，镇痛，降压，抗癌等作用；用其对尿酸合成酶黄嘌呤氧化酶有显著抑制作用而能抗痛风。

【心法心得】络石藤祛风通络，凉血消肿，治疗筋脉拘挛、痹病常用。笔者常用于治疗痛风、冠状动脉痉挛、扁桃体炎等有效；亦可配伍牛膝、栀子用于尿血、血淋。

【用法用量】煎服，6～12克。外用适量，鲜品捣敷。

老鹳草

本品为牻牛儿苗科植物牻牛儿苗、老鹳草或野老鹳草的干燥地上部分，前者习称"长嘴老鹳草"，后两者习称"短嘴老鹳草"。全国大部分地区有产。夏、秋两季果实近成熟时采割，捆成把，晒干。

【别名】老鹳嘴、老鸭嘴、贯筋、老贯筋、老牛筋。

【性味归经】味辛、苦，性平。归肝、肾、脾经。

【功能主治】祛风湿，通经络，止泻痢。用于风湿痹痛，麻木拘挛，筋骨酸痛，泄泻痢疾。(《药典》2015年版)

【特殊用法】

1. 祛诸风皮肤瘙痒，通行十二经络。(《滇南本草》)

2. 退痨热。(《滇南本草》)

3. 利小便，泻膀胱积热。(《滇南本草》)

4. 止咳，益肺气。(《贵州民间方药集》)

5. 用于疯狗咬伤、蛇虫咬伤。(《四川中药志》)

6. 现代研究：老鹳草具有抗炎，抑制免疫，镇痛，抗菌，抗病毒，抗腹泻，抗氧化，抗癌、抑制诱变，镇咳等作用；并有黄体酮样作用或有升高体内黄体酮水平的作用。

【心法心得】老鹳草祛风，疏经活血，而筋健络通。治疗风湿痹病和皮肤瘙痒有效，另可治乳腺增生、结节。

【用法用量】煎服，9～15克。

程丑夫临证用药传忠录

丝瓜络

本品为葫芦科植物丝瓜的果络（成熟果实的维管束）。我国各地均有栽培。夏、秋两季果实成熟、果皮变黄、内部干枯时采摘，除去外皮和果肉，洗净，晒干，除去种子。

【别名】丝瓜网、丝瓜壳、瓜络。

【性味归经】味甘，性平。归肺、胃、肝经。

【功能主治】祛风，通络，活血，下乳。用于痹痛拘挛，胸胁胀痛，乳汁不通，乳痈肿痛。（《药典》2015年版）

【特殊用法】

1. 能通脉络脏腑。（《本草纲目》）

2. 泻热凉血，宣通。（《本草备要》）

3. 治……疝痛卵肿，血气作痛。（《本草纲目》）

4. （疗）便血痔漏。（《药性考》）

5. 和血脉，化痰顺气。（《本草再新》）

6. 霍乱身黄之主药。（《重订霍乱论》）

7. 现代研究：丝瓜络具有镇痛，镇静，抗炎和降血脂等作用。

【心法心得】丝瓜络形类络脉，以络通络，是其主要功用。可用于冠状动脉病变、中风络病、偏头痛；尚可通乳汁，退黄疸。

【用法用量】5～12克。

第三节　祛风湿强筋骨药

本类药物主入肝肾经，除祛风湿外，兼有一定的补肝肾、强筋骨的作用，主要用于风湿日久，肝肾虚损，腰膝酸软，脚弱无力等。风湿日久，易损肝肾；肝肾虚损，风寒湿邪又易犯腰膝部位；故选用本类药物有扶正祛邪、标本兼顾的意义。亦可用于肾虚腰痛，骨痿，软弱无力者。

本类药物除祛风湿强筋骨外，五加皮疗阳痿、囊下湿；桑寄生可安胎疗崩；狗脊之达脊而强督固冲；千年健之温胃止痛；鹿衔草之止咳平喘等皆当知晓。

五加皮

本品为五加科植物细柱五加和刺五加等同属植物的干燥根皮。前者主产于陕西、河南、安徽、江苏等地；后者主产于东北地区。夏、秋两季采挖根部，洗净，剥取根皮，晒干。

【别名】南五加皮、酒五加皮、五谷皮。

【性味归经】味辛、苦，性温。归肝、肾经。

【功能主治】祛风除湿，补益肝肾，强筋壮骨，利水消肿。用于风湿痹病，筋骨痿软，小儿行迟，体虚乏力，水肿，脚气。(《药典》2015年版)

【特殊用法】

1. 主治心腹疝气。(《神农本草经》)

2. 主男子阴痿，囊下湿，小便余淋。(《名医别录》)

3. 主多年瘀血在皮肤。(《药性论》)

4. 治妇人血劳。(《药性能毒》)

5. 配伍：得牛膝、木瓜，治脚痹拘挛。配丹皮、当归、赤芍，治妇人血风劳。(《得配本草》)

6. 现代研究：五加皮具有镇痛，祛痰，镇咳，降血压，抗疲劳，抗排斥，抗辐射，抗肿瘤，抗艾滋病毒，抗炎，提高记忆力，抑菌等作用。

【心法心得】五加皮祛风湿之在骨节，逐瘀血之在皮肌，疗痹痛而治阳痿，除阴部潮湿而愈小便余沥。诸般功效，他药难及。亦可用于肾炎。

【注意事项】阴虚火旺者慎服。

【用法用量】5～10克。

桑寄生

本品为桑寄生科植物桑寄生的干燥带叶茎枝。前者主产于广东、广西、四川、福建等地；后者主产于河北、辽宁、吉林等。冬季至次春采割，除去粗茎，切段，干燥，或蒸后干燥。

【别名】寄生、桑上寄生。

【性味归经】味苦、甘，性平。归肝、肾经。

【功能主治】祛风湿，补肝肾，强筋骨，安胎元。用于风湿痹痛，腰膝酸

软，筋骨无力，崩漏经多，妊娠漏血，胎动不安，头晕目眩。（《药典》2015年版）

【特殊用法】

1. 主治金创。（《名医别录》）

2. 安胎下乳。（《得配本草》）

3. 长须眉，坚发齿。（《景岳全书》）

4. 益血脉。（《日华子本草》）

5. 坚肾泻火。（《医林纂要》）

6. 配伍：配阿胶，治胎动腹痛；配芎、防，治下痢脓血。（《得配本草》）

7. 现代研究：桑寄生具有降压，镇静，镇痛，利尿，扩张冠状动脉，抑制血小板聚集，提高 T 细胞功能，抗肠道病毒和促进乙型肝炎表面抗原转阴等作用。

【心法心得】桑寄生补肝肾，除风湿，强筋骨，固胎孕。用治风湿痹痛，胎动不安、胎漏等。对冠心病、高血压、心律失常，皆可用其"益血脉"之功而获效。

【注意事项】有引起皮肤过敏的报道。

【用法用量】煎服，9～15 克。

狗 脊

本品为蚌壳蕨科多年生草本植物金毛狗脊的根状茎。主产于福建、四川、云南、浙江等地。秋、冬两季采挖，除去泥沙，干燥；或去硬根、叶柄及金黄色茸毛，切厚片，干燥，为"生狗脊片"；蒸后晒至六七成干，切厚片，干燥，为"熟狗脊片"。

【别名】金毛狗脊、猴毛头、金狗脊。

【性味归经】味苦、甘，性温。归肝、肾经。

【功能主治】祛风湿，补肝肾，强腰膝。用于风湿痹痛，腰膝酸软，下肢无力。（《药典》2015 年版）

【特殊用法】

1. 疗失溺不节。（《名医别录》）

2. 治男子女人毒风软脚。(《药性论》)

3. 狗脊入肾，故主骨病。(《药性解》)

4. 现代研究：狗脊具有抑制瘢痕组织，抗艾滋病毒等作用。

【心法心得】以脊达脊，用于颈椎病、腰椎病、强直性脊柱炎；临床对甲状腺功能低下、白细胞减少有效；亦可用于咳喘、老年尿多。

【注意事项】肾虚有热，小便不利，或短涩黄赤者慎服。

【用法用量】煎服，6～12克。

千年健

本品为天南星科植物千年健的干燥根茎。主产于云南、广西等地。春、夏两季采挖，洗净，除去外皮，晒干。

【别名】千年见、年见、一包针。

【性味归经】味苦、辛，性温。归肝、肾经。

【功能主治】祛风湿，壮筋骨。用于风寒湿痹，腰膝冷痛，拘挛麻木，筋骨痿软。(《药典》2015年版)

【特殊用法】

1. 止胃痛，酒磨服。(《本草纲目拾遗》)

2. 消肿排脓。(《本草再新》)

3. 已劳倦。(《本草求原》)

4. 现代研究：千年健具有抗炎，镇痛，抗组胺，抗凝血等作用；并对布氏杆菌、Ⅰ型单纯疱疹病毒有抑制作用。

【心法心得】千年健强筋健骨，宣通经络，祛风逐痹，对风湿痹痛、坐骨神经痛和抗疲劳综合征有良效。

【注意事项】阴虚内热者慎服。

【用法用量】5～10克。

鹿衔草

本品为鹿蹄草科植物鹿蹄草或普通鹿蹄草的干燥全草。全国大部分地区有产。全年均可采挖，除去杂质，晒至叶片变软时，堆置至叶片变紫褐色，晒干。

【别名】鹿蹄草、小秦王草、破血丹。

【性味归经】味甘、苦，性温。归肝、肾经。

【功能主治】祛风湿，强筋骨，止血，止咳。用于风湿痹痛，肾虚腰痛，腰膝无力，月经过多，久咳劳嗽。（《药典》2015 年版）

【特殊用法】

1. 添精补髓，延年益寿。（《滇南本草》）

2. 治吐血。（《植物名实图考》）

3. 生津液。（《植物名实图考》）

4. 止惊悸，盗汗。（《四川中药志》）

5. 治阳痿。（《陕西中草药》）

6. 治痰火之症。（《滇南本草》）

7. 现代研究：鹿衔草具有抗炎，降血压，扩张心、脑、脾、肾、四肢、耳血管，增加血流量，升高血浆 cAMP 含量，增强免疫功能，抑菌等作用。

【心法心得】鹿衔草补肾强骨，祛风除湿，对痹病、阳痿有效，亦可用于久病喘咳，骨质增生治疗；笔者尚用于治疗血小板减少。

【用法用量】9～15 克。

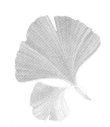

第五章　化湿药

　　凡气味芳香，性偏温燥，以化湿运脾为主要作用的药物，称为化湿药。

　　脾喜燥而恶湿，本类药物辛香温燥，主入脾、胃经，能消除湿浊，促进脾胃运化；同时，其辛能行气，香能通气，能行中焦之气机，以解除因湿浊引起的脾胃气滞之症状。此外，部分药还兼有解暑、辟秽、开窍、截疟等作用。

　　化湿药主要适用于湿浊内阻，脾为湿困，运化失常所致的脘腹痞满、呕吐泛酸、大便溏薄、食少体倦、口甘多涎、舌苔白腻等证。此外，有芳香解暑之功，湿温、暑湿及雾霾为病等证，亦可选用。湿为重浊，非同其他五淫，治法原宜表散，但不可大汗，总以苦辛为主，苦辛寒以治湿热，苦辛温以治寒湿。藿香、苍术、厚朴、砂仁、豆蔻、草豆蔻、草果皆苦辛温为主，若用于湿热，皆当配伍清热之品；唯佩兰辛平不温，可以解暑、疗脾瘅。

　　本类药物多属辛温香燥之品，易于耗气伤阴，故阴虚血燥者宜慎用。

　　现代药理研究表明，本类药大多能刺激嗅觉、味觉及胃黏膜，从而促进胃液分泌，兴奋肠管蠕动，使胃肠推进运动加快，以增强食欲，促进消化，排出肠道积气的作用。

藿　香

　　本品为唇形科多年生草本植物广藿香或藿香的干燥地上部分。主产于广东、海南等地。夏秋季叶茂盛时采割。夜晒夜闷，反复至干。切段生用。

【别名】广藿香、川藿香、大叶薄荷。

【性味归经】味辛，性微温。归脾、胃、肺经。

【功能主治】芳香化浊，和中止呕，发表解暑。用于湿浊中阻，脘痞呕吐，暑湿表证，湿温初起，发热倦怠，胸闷不舒，寒湿闭暑，腹痛吐泻，鼻渊头痛。（《药典》2015 年版）

【特殊用法】

1. 治胃热。（《滇南本草》）

2. 除饮酒口臭。（《得配本草》）

3. （疗）气郁。（《本草新纂》）

4. 治胃肠型感冒。（《四川中药志》）

5. （治）痧胀。（《四川中药志》）

6. （治）鼻渊。（《湖南药物志》）

7. （治）风湿骨痛，湿疹，皮肤瘙痒。（《广西本草选编》）

8. 配伍：得滑石，治暑月吐泻，加丁香尤效。配豆仁，治饮酒口臭。（《得配本草》）

9. 现代研究：藿香具有发汗，促进胃液分泌，增强消化力，缓除胃肠平滑肌痉挛，制止肠内异常发酵，收敛，止泻，防腐，抑菌，抑制钩端螺旋体等作用。

【心法心得】藿香芳香，其性辛温，能温中快气，理脾和胃。其叶主散，其茎主通。对湿浊中阻，肠胃不和，腹痛吐泻，胃肠型感冒均有良好疗效。加芦根煎汤漱口，治口臭有效；尚可治疗鼻渊、鼾症。

【注意事项】阴虚血燥者不宜用。

【用法用量】煎服，3～10 克。

佩　兰

本品为菊科植物佩兰的干燥地上部分。主产于江苏、浙江、河北、山东等地。夏、秋两季分两次采割。切段生用或鲜用。

【别名】兰草、水香、都梁香。

【性味归经】味辛，性平。归脾、胃、肺经。

【功能主治】芳香化湿，醒脾开胃，发表解暑。用于湿浊中阻，脘痞呕恶，口中甜腻，口臭，多涎，暑湿表证，湿温初起，发热倦怠，胸闷不舒。

（《药典》2015年版）

【特殊用法】

1. 主利水道，杀蛊毒。（《神农本草经》）

2. 除胸中痰癖。（《名医别录》）

3. 消渴症非此不能除。（《本草发挥》）

4. 消痈肿，调月经。（《本草纲目》）

5. 解中牛马毒。（《本草纲目》）

6. 现代研究：佩兰具有抑制金黄色葡萄球菌、白喉棒状杆菌、流感病毒，抑制动物排卵，中断动情周期等作用。

【心法心得】佩兰芳香，其性辛平，醒脾开胃，芳香化湿。脾瘅之病，非此不除；尚可疗诸痹病，治消渴，调月经，利水消肿。笔者常用于治疗糖尿病、慢性肾衰竭等。

【用法用量】3～10克。

苍　术

本品为菊科植物茅苍术或北苍术的干燥根茎。茅苍术主产于江苏、湖北、河南等地，北苍术主产于河北、山西、陕西等地。春、秋两季采挖，晒干，撞去根须。切片，生用、麸炒或米泔水炒用。

【别名】赤术、青术、鲜术、马蓟、南苍术、茅术、枪头菜。

【性味归经】味辛、苦，性温。归脾、胃、肝经。

【功能主治】燥湿健脾，祛风散寒，明目。用于湿阻中焦，脘腹胀满，泄泻，水肿，脚气痿躄，风湿痹痛，风寒感冒，夜盲，眼目昏涩。（《药典》2015年版）

【特殊用法】

1.（主）痉，疸。（《神农本草经》）

2. 治湿痰留饮，或挟瘀血成窠囊。（《本草纲目》）

3. 朱丹溪：散风益气，总解诸郁。

4. 化癖除癥。（《玉楸药解》）

5. 汁酿酒，治一切风湿筋骨痛。（《本草纲目》）

6.（治）脐中出水。（《得配本草》）

7.配伍：得熟地黄、干姜，治面黄食少；得栀子，解术性之燥；得川椒，醋丸，治飧泻久痢；得川柏，治痿痹；加牛膝更好。配香附，解六郁。（《得配本草》）

8.现代研究：苍术具有镇静，调节血压，降低血糖，抑菌，抗消化性溃疡，利尿，抗缺氧，扩张血管等作用。

【心法心得】 苍术甘而辛烈，苦温而燥，其燥湿健脾，祛风散寒作用很强，苔厚腻者，非此难除。可回筋骨之痿软，清尿溲之混浊。其降血糖、降血压、降尿酸、降血脂均有效，笔者于临床用于治疗代谢紊乱疾病。苍术、白术均可健脾燥湿，各有偏重，湿重则用苍术，补脾则用白术，或二者兼而用之，如二术二陈汤即是。

【注意事项】 阴虚内热，气虚多汗者忌用。

【用法用量】 煎服，3～9克。

厚 朴

本品为木兰科植物厚朴或凹叶厚朴的干皮、根皮及枝皮。主产于四川、湖北、浙江、贵州、湖南等地。4～6月剥取，根皮或枝皮直接阴干，干皮置沸水中微煮后堆置阴湿处，"发汗"至内表面变紫褐色或棕褐色时，蒸软取出，卷成筒状，干燥。切丝，姜制用。

【别名】 川朴、厚皮、重皮、赤朴、烈朴、紫油厚朴。

【性味归经】 味苦、辛，性温。归脾、胃、肺、大肠经。

【功能主治】 燥湿消痰，下气除满。用于湿滞伤中，脘痞吐泻，食积气滞，腹胀便秘，痰饮喘咳。（《药典》2015年版）

［附］厚朴花：芳香化湿，理气宽中。用于脾胃湿阻气滞，脘腹痞闷胀满，纳谷不香。（《药典》2015年版）

【特殊用法】

1.厚肠胃。（《名医别录》）

2.破血中气滞。（《本经逢原》）

3.（疗）腹内雷鸣。（《药性论》）

4. 去结水，破宿血，消化水谷。（《药性论》）

5. 泄五脏一切气。（《日华子本草》）

6. 主肺气胀满，膨而喘咳。（王好古）

7. （疗）气血痹。（《神农本草经》）

8. 配伍：得炒姜，治肠风下血，邪去血自归经。配黄连，治带下；湿热消也。配杏仁，治气逆急喘；寒邪去也。佐白茯苓，治尿浑；邪气消也。（《得配本草》）

9. 现代研究：厚朴具有抑菌，抑制胃肠平滑肌，降血压，增快心率，抗癌，松弛全身骨骼肌，麻痹运动神经末梢等作用。

【心法心得】厚朴苦、辛，性温。主要具温中，燥湿，消痰，下气，除满五大作用。脐周痛者，非厚朴不除。尚可用治心动过缓，肢体肌张力增高，其与苍术、连翘配伍使用，亦可治白细胞减少。

【注意事项】本品辛苦温燥湿，易耗气伤津，故气虚津亏者及孕妇当忌用。

【用法用量】煎服，3～10克。

砂 仁

本品为姜科植物阳春砂、海南砂或缩砂的干燥成熟果实。主产于广东阳春、信宜、高州等县；海南砂主产于海南岛及湛江地区；缩砂主产于越南、泰国、缅甸、印度尼西亚等国。夏、秋间果实成熟时采收，晒干或低温干燥。用时打碎生用。

【别名】缩沙蜜、缩砂仁、阳春砂、春砂仁、蜜砂仁。

【性味归经】味苦，性温。归脾、胃、肾经。

【功能主治】化湿行气，温脾止泻，理气安胎。用于湿浊中阻，脘痞不饥，脾胃虚寒，呕吐泄泻，妊娠恶阻，胎动不安。（《药典》2015年版）

【特殊用法】

1. 主上气咳嗽。（《本草拾遗》）

2. 能引诸药归宿丹田。（《本经逢原》）

3. 治泻利白沫。（《本经逢原》）

4. （治）奔豚。（《本草拾遗》）

5. 治一切气，霍乱转筋，心腹痛。（《日华子本草》）

6. 治脾胃气结滞不散。（《医学启源》）

7. 止女子崩中。（《本草纲目》）

8. 顺气开郁，散痧。（《痧胀玉衡》）

9. 配伍：吴茱萸、青皮为使，入肝；白豆蔻、檀香为使，入肺；人参、益智仁为使，入脾；黄柏、茯苓为使，入肾；赤白石脂为使，入大小肠。（《得配本草》）

10. 现代研究：砂仁具有促进胃液分泌，制止肠内异常发酵，消除消化道积气，抗消化性溃疡，促进胃肠蠕动，镇痛等作用。

【心法心得】砂仁苦温，主要为化湿，行气，温脾，安胎，和胃五大作用。除用于治疗胃肠诸疾外，可用治慢性肾病、尿毒症、妊娠恶阻、先兆流产等，尚可治疗荨麻疹。《本草逢原》"能引诸药归宿丹田"之语，值得深究。

【注意事项】阴虚血燥者慎用。

【用法用量】煎服，3～6克，后下。

白豆蔻

本品为姜科植物白豆蔻的干燥成熟果实。主产于越南、泰国等国，我国广东、广西、云南等地亦有栽培。于秋季果实由绿色转黄绿色时采收，晒干生用。用时捣碎。

【别名】豆蔻、多骨、壳蔻、白蔻、百叩、叩仁。

【性味归经】味辛，性温。归肺、脾、胃经。

【功能主治】化湿行气，温中止呕，开胃消食。用于湿浊中阻，不思饮食，湿温初起，胸闷不饥，寒湿呕逆，胸腹胀痛，食积不消。（《药典》2015年版）

【特殊用法】

1. 明目退翳：退目中云气。（《药性赋》）

2. 治噎膈，除疟疾。（《景岳全书》）

3. 主积冷气。（《开宝本草》）

4. 收脱气。（王好古）

5. 退口中臭气。（《珍珠囊补遗药性赋》）

6. 解酒毒。（《本草纲目》）

7. 现代研究：白豆蔻具有健胃，祛风，止吐，协同链霉素抗结核，抑制志贺杆菌等作用。

【心法心得】白豆蔻辛温，别有清爽之气。《药性赋》谓其用有四：破肺中滞气，退目中云气，散胸中冷气，补上焦元气。是以为调气要药。若消痰气，欲其速效，嚼咽甚良。此外可用于酒精中毒，亦可用治单纯性肥胖。

【注意事项】阴虚血燥者慎用。

【用法用量】煎服，3～6克，后下。

草豆蔻

本品为姜科植物草豆蔻的干燥近成熟种子。均系野生。主产于广东、广西等地。夏、秋两季采收，晒至九成干，或用水略烫，晒至半干，除去果皮，取出种子团，晒干。

【别名】草蔻仁、偶子、草蔻。

【性味归经】味辛，性温。归脾、胃经。

【功能主治】燥湿行气，温中止呕。用于寒湿内阻，脘腹胀满冷痛，嗳气呕逆，不思饮食。（《药典》2015年版）

【特殊用法】

1. 去口臭气。（《名医别录》）

2. 主一切冷气。（《药性论》）

3. 治客寒心胃痛。（《珍珠囊补遗药性赋》）

4. 治瘴疠寒疟。（《本草纲目》）

5. （治）妇人恶阻，带下。（《本草纲目》）

6. 磨积滞。（《本草原始》）

7. 杀鱼肉毒。（《本草纲目》）

8. 现代研究：草豆蔻具有使胃蛋白酶活力增强，增加胃液分泌量，止呕等作用。

【心法心得】草豆蔻辛温而燥，温中，燥湿，行气。能去脾胃积滞之寒邪，止心腹新旧之疼痛。且除山岚瘴气，疗噎膈反胃。配伍黄连，平调中焦寒热，疗胃痛甚效。

【注意事项】阴虚血燥者慎用。

【用法用量】煎服，3～6克。

草　果

本品为姜科植物草果的干燥成熟果实。野生或栽培。主产于云南、广西、贵州等地。于秋季果实成熟时采收，除去杂质，晒干或低温干燥。

【别名】草果仁、草果子、老蔻。

【性味归经】味辛，性温。归脾、胃经。

【功能主治】燥湿温中，截疟除痰。用于寒湿内阻，脘腹胀痛，痞满呕吐，疟疾寒热，瘟疫发热。（《药典》2015年版）

【特殊用法】

1. 辟山岚瘴气。（《本草蒙筌》）

2. 噎膈反胃。（《本草纲目》）

3. 辟除口臭。（《景岳全书》）

4. （治）妇人恶阻带下。（《本草纲目》）

5. 解面食鱼肉诸毒。（《本草逢原》）

6. 配伍：合常山用则能以截久疟；同知母用则能以除瘴疠寒热；同橘、半用则能以治膈上痰；与楂、曲同用则能解面食鱼肉毒。（《本草求真》）

7. 现代研究：草果具有镇痛，镇咳祛痰，抗细菌，抗真菌等作用。

【心法心得】草果性味辛烈，燥湿温中，能破滞气，除寒气，消宿食，除瘴截疟。除用于寒湿气滞、瘴疟等外，笔者亦用草果配乌梅、甘草除烦渴、降血糖。

【注意事项】阴虚血燥者慎用。

【用法用量】煎服，3～6克。

第五章　化湿药

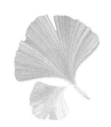

第六章　利水渗湿药

　　凡能通利水道，渗泄水湿，治疗水湿内停病证为主的药物，称为利水渗湿药。

　　本类药物味多甘淡，主归膀胱、小肠经，作用趋向偏于下行，具有利水消肿、利尿通淋、利湿退黄等功效。

　　利水渗湿药主要用于小便不利、水肿、泄泻、痰饮、淋证、黄疸、湿疮、带下、湿温等水湿所致的各种病证。气行则水行，气滞则水停，故利水渗湿药还常与行气药配伍使用，以提高疗效。

　　利水渗湿药，易耗伤津液，对阴亏津少、肾虚遗精遗尿者，宜慎用或忌用。有些药物有较强的通利作用，孕妇应慎用。

　　现代药理研究证明，利水渗湿药大多具有不同程度的利尿、抗病原体、利胆、保肝、降压、抗肿瘤等作用。部分药物还有降血糖、降血脂及调节免疫功能的作用。

　　根据药物作用特点及临床应用不同，利水渗湿药分为利水消肿药、利尿通淋药和利湿退黄药 3 类。

第一节　利水消肿药

　　水为有形之邪，停于体内，泛于肌肤则病水肿，则为小便不利，治以利水消肿为主法。本类药物性味甘淡平或微寒，淡能渗泄水湿，服药后能使小便畅利，水肿消退，故具有利水消肿作用。用于水湿内停之水肿、小便不利，以及泄泻、痰饮等证。

　　肺为水之上源，脾主运化水湿，而肾又主水，故临证时不可但知渗泄利尿，则宜根据不同病证之病因病机，适当配伍宣肺、健脾或益肾之药，效果方明显。其中茯苓尚可安神定悸；薏苡仁尚可除痹排脓；猪苓新用抗肿瘤而护肝；泽泻主肾精自出；香加皮祛风除湿而强筋骨；枳椇子解酒毒而疗瘫。此利水外之功，谨宜熟识。

茯　苓

本品为多孔菌科真菌茯苓的干燥菌核。栽培或野生。主产于河北、河南、云南、安徽、湖北、四川等地。多于7～9月采挖，挖出后除去泥沙，堆置"发汗"后，摊开晾至表面干燥，再"发汗"，反复数次至现皱纹、内部水分大部散失后，阴干，称为"茯苓个"；或将鲜茯苓按不同部位切制，阴干，分别称为"茯苓块"和"茯苓片"。收集削下的外皮，阴干，则为茯苓皮。

【别名】朱茯苓、云苓、松苓、茯灵、松腴。

【性味归经】味甘、淡，性平。归心、肺、脾、肾经。

【功能主治】利水渗湿，健脾，宁心。用于水肿尿少，痰饮眩悸，脾虚食少，便溏泄泻，心神不安，惊悸失眠。（《药典》2015年版）

【特殊用法】

1. 止口焦舌干。（《神农本草经》）

2. 治小儿惊痫。（《药性论》）

3. 小便结者能通，多者能止。（《本草备要》）

4. 主胸胁逆气。（《神农本草经》）

5. 配伍：得人参，通胃阳；得白术，逐脾水；得艾叶，止心汗；得半夏，治痰饮；得木香，治泄痢不止。配黄醋，治浊遗带下。君川连、花粉，治上盛下虚之消渴；加朱砂，镇心惊。（《得配本草》）

6. 现代研究：茯苓有利尿，镇静，强心，抗溃疡，抗菌，降血糖，松弛离体肠管，杀灭钩端螺旋体，降低谷丙氨基转移酶，保肝，抑制肿瘤癌细胞，增强免疫功能等作用。

【心法心得】临床应用茯苓广泛，皆不出"健脾利水，安神宁心"八个字。茯苓有白、赤之别，白茯苓偏于补心脾，宁心神，赤茯苓偏于清热利水。除上述应用外，茯苓治疗脱发、汗证均有殊功，但用量宜大，一般为30克方效。

【注意事项】虚寒精滑者忌服。

【用法用量】煎服，9～15克。

薏苡仁

本品为禾本科植物薏苡的干燥成熟种仁，均系栽培。主产于福建、河北、辽宁等地。秋季果实成熟时采割植株，晒干，打下果实，再晒干，除去外壳、黄褐色种皮和杂质，收集种仁。

【别名】薏仁、米仁、六谷、川谷、菩提子。

【性味归经】味甘、淡，性凉。归脾、胃、肺经。

【功能主治】利水渗湿，健脾止泻，除痹，排脓，解毒散结。用于水肿，脚气，小便不利，脾虚泄泻，湿痹拘挛，肺痈，肠痈；赘疣，癌肿。（《药典》2015年版）

【特殊用法】

1. 主消渴。（《本草拾遗》）

2. 主肺痿肺气，吐脓血，咳嗽涕唾，上气。（《药性论》）

3. 拘挛筋急风痹者用之。（《本草纲目》）

4. 配伍：配附子，治周痹；配桔梗，治牙齿痛；配麻黄、杏仁、甘草，治风湿周痹；佐败酱，化脓为水；蘸熟猪肺，治肺损咯血。微炒用，治疝气；引药下行，盐水煮，或用壁土炒；治泻痢，糯米拌炒；治肺痈、利二便，生用。（《得配本草》）

5. 现代研究：薏苡仁具有降压，镇痛，镇静，解热降温，降低血糖，降低血清钙，诱发排卵，抑制乙型肝炎病毒，抑制肿瘤细胞，增强免疫功能等作用。

【心法心得】薏苡仁甘淡，为健脾渗湿之品，功用虽薄，但利水而又不耗真气，可药食两用，薏苡仁利水渗湿，蠲痹止痛，消痈排脓，故水肿、脾虚泄泻、湿痹拘挛、肺痈、肠痈等多用之；常服薏苡仁，可治身面四肢之疣；苡根能清热除湿，舒筋止痛，排出尿石，又能驱蛔、堕胎。

【注意事项】津液不足者慎用。妊娠慎用。

【用法用量】煎服，9～30 克。清利湿热宜生用，健脾止泻宜炒用。

猪 苓

本品为多乳菌科真菌猪苓的干燥菌核。均系野生。主产于陕西、云南、山西、河北、河南等地。春、秋两季采挖，去泥沙，晒干。切片入药，生用。

【别名】豕零、地乌桃、野猪食、猪屎苓。

【性味归经】味甘、淡，性平。归肾、膀胱经。

【功能主治】利水消肿，渗湿。用于小便不利，水肿，泄泻，淋浊，带下。（《药典》2015 年版）

【特殊用法】

1. 主治痎疟。（《神农本草经》）

2. 解伤寒温疫大热，发汗。（《药性论》）

3. 治渴。（《本草图经》）

4. 去心中懊恼。（《主治秘要》）

5. 开腠理，治……白浊，带下，妊娠子淋，胎肿。（《本草纲目》）

6. 疗黄疸。（《药品化义》）

7. 王损庵治疟，每加猪苓于汤药中。以阴阳上下交争，遂致寒热更作，用升、柴升阴中之阳，用知、苓降阳中之阴。外加猪苓一味，理上焦而开腠理，使邪气外达也。（《得配本草》）

8. 现代研究：猪苓具有利尿，保肝，抑菌，增强机体免疫功能，抗衰老，减少白血病病人出血和感染，减轻化疗不良反应，抗癌，并能明显抑制膀胱化学致癌等作用。

【心法心得】猪苓渗湿利水而开腠理，去懊恼，疗疟疾，并可治疗心力衰竭，抗心律失常及诸新旧小便不利之疾。但久服猪苓，可致目蒙。

【注意事项】无水湿者忌用。

【用法用量】煎服，6～12 克。

泽 泻

本品为泽泻科植物泽泻的干燥块茎。均系栽培。主产于福建、四川、江西等地。冬季茎叶开始枯萎时采挖，洗净，干燥，除去须根和粗皮。

【别名】水泽、如意花、车苦草。

【性味归经】味甘、淡，性寒。归肾、膀胱经。

【功能主治】利水渗湿，泄热，化浊降脂。用于小便不利，水肿胀满，泄泻尿少，痰饮眩晕，热淋涩痛，高脂血症。（《药典》2015年版）

【特殊用法】

1. 主治风寒湿痹。（《神农本草经》）

2. 起阴气，止泄精。（《名医别录》）

3. 主头旋，耳虚鸣。（《日华子本草》）

4. 补女人血海，令人有子。（《日华子本草》）

5. 配伍：配白术，治支饮；配葳蕤、白术，治酒风。健脾，生用或酒炒用；滋阴利水，盐水炒。（《得配本草》）

6. 现代研究：泽泻具有显著抗炎和利尿，抑菌，降血脂，降血糖，抗脂肪肝，抗动脉硬化，抗癌，护肝，扩张冠状动脉，抑制血小板聚集等作用。

【心法心得】泽泻主要作用为利膀胱热，宣通水道，《药性赋》称："泽泻利水通淋而补阴不足"，大概利水多伤阴，泽泻甘淡微寒，或可育阴，故有此论。笔者临证，除用其利水外，尚用于血脂异常，内耳眩晕，或合连翘以治耳鸣。

【注意事项】

扁鹊云：多服盲人眼。（《名医别录》）

【用法用量】煎服，5～10克。

冬瓜皮

本品为葫芦科植物冬瓜的果皮。我国各地均有栽培。食用冬瓜时，洗净，削取外层果皮，晒干。

【别名】白瓜皮、白冬瓜皮。

【性味归经】味甘，性凉。归脾、小肠经。

【功能主治】利尿消肿。用于水肿胀满，小便不利，暑热口渴，小便短赤。（《药典》2015年版）

【特殊用法】

1. 除烦，治胸膈热。（《日华子本草》）

2. 止渴，消痰。（《滇南本草》）

3. 治乳糜尿。（《福建药物志》）

4. 现代研究：冬瓜皮具有利尿，降血脂，降血糖等作用。

【心法心得】以皮行皮，行皮间水湿，其与浮萍同用，治水肿甚效。另用冬瓜皮、荆芥、金银花加减，煎服，治疗急性荨麻疹；冬瓜皮煎水，加白矾适量，洗痔疮有效。

【注意事项】虚肿慎用，久病滑泄者忌用。

【用法用量】9～30克。

香加皮

本品为萝藦科植物杠柳的干燥根皮。主产于山西、河南、河北、山东等省。春、秋两季采挖，剥取根皮，晒干。除去杂质洗净，润透，切片、晒干，生用。

【别名】北五加皮、羊奶子、羊桃梢、杠柳皮。

【性味归经】味辛、苦，性温。有毒。归肝、肾、心经。

【功能主治】利水消肿，祛风湿，强筋骨。用于下肢浮肿，心悸气短，风寒湿痹，腰膝酸软。（《药典》2015年版）

【特殊用法】

1. 强心。（《四川中药志》）

2. 主治阴囊水肿，皮肤、阴囊湿疹。（《青岛中草药手册》）

3. 现代研究：香加皮具有强心、升压、抗癌、抗炎及杀虫等作用，所含杠柳苷有增强呼吸系统作用。

【心法心得】五加皮与香加皮不可混用。五加皮为五加科植物细柱五加的根皮，习称"南五加皮"；香加皮为萝藦科植物杠柳的干燥根皮，习称"北五加皮"。两者科属不同，功效有别。南五加皮无毒，祛风湿，补肝肾，强筋骨较好；北五加皮有毒，主要为强心利尿。

【注意事项】本品有毒，服用不可过量。

【用法用量】煎服，3～6克。

枳椇子

本品为鼠李科植物枳椇的带有肉质果柄的果实或种子。主产于陕西、广东、湖北、浙江、江苏、安徽、福建等地。野生或栽培。10～11月果实成熟时采收，将果实连果柄摘下，晒干；或碾碎果壳，筛出种子，除去杂质，晒干，生用。

【别名】拐枣、鸡爪梨、万寿果、结肉子。

【性味归经】味甘、酸，性平。归脾经。

【功能主治】利水消肿，解酒毒。用于水肿证，酒醉。(《中药学》2013年版，《药典》2015年版未收录)

【特殊用法】

1. 止渴除烦。(《本草拾遗》)

2. 利大小便，功用如蜜。(《本草拾遗》)

3. 治一切左瘫右痪，风湿麻木。(《滇南本草》)

4. 止呕逆。(《本草纲目》)

5. 现代研究：枳椇子具有利尿，降压，保肝，解酒毒，抗肿瘤，抗氧化等作用。

【心法心得】枳椇子利水通便，治疗脂肪肝有效，笔者习用之。《滇南本草》谓其可治疗瘫痪、麻木之语，当予重视。

【注意事项】脾胃虚寒者禁服。《本草省常》有"多食损齿"之戒。

【用法用量】10～15克。

蝼　蛄

本品为蝼蛄科昆虫华北蝼蛄（北方蝼蛄）和非洲蝼蛄（南方蝼蛄）的虫体。前者主产于华北，后者主产于江苏、浙江、广东、福建。夏、秋间捕捉。用沸水烫死，除去翅足，晒干，生用；或烘至褐黄色用。

【别名】拉拉蛄、地拉蛄、土狗崽、地狗子、水狗、都猴、草狗。

【性味归经】味咸，性寒。归膀胱、大肠、小肠经。

【功能主治】利水消肿，通淋。用于水肿证，淋证。（《中药学》2013年版，《药典》2015年版未收录）

【特殊用法】

1. 治恶疮。（《日华子本草》）

2. 通石淋，治瘰疬，鲠骨。（《本草纲目》）

3. 通便。（《本草征要》）

4. 治口疮。（《本草发挥》）

5. （捣敷）出肉中刺。（《神农本草经》）

6. 现代研究：蝼蛄具有利尿，通大便，抗癌等作用。

【心法心得】蝼蛄通便、逐水，清利膀胱湿热，水肿、便秘，他药难效者，用之多效。石淋、肝硬化腹水、尿毒症皆可试用。

【注意事项】气虚体弱者及孕妇忌用。

【用法用量】煎服，3～5克。研末服，每次1～2克，每日2～3次。外用适量。

第二节 利尿通淋药

本类药物性味多苦寒，或甘淡而寒。苦能降泄，寒能清热，走下焦，尤能清利下焦湿热，以利尿通淋为主要作用，主要用于小便短赤，热淋，血淋，石淋及膏淋等证。利尿之目的是为了通淋，淋证有石、劳、气、血、寒、热、膏七种，临床应酌情选用适当配伍，以提高药效。

本类药物中，车前子、灯心草、木通、通草、萹蓄等多用于热淋，滑石、海金沙、石韦等多用于石淋，草薢多用于膏淋。且车前子止泻、明目，滑石解暑、敛疮，木通、通草、冬葵子下乳，瞿麦破血通经而治囊肿有效，地肤子祛湿止痒，石韦清肺止嗽，草薢降低尿酸等，皆非利尿通淋所赅。

119

车前子

本品为车前科植物车前的干燥成熟种子。均系野生。主产于黑龙江、辽宁、河北等地。夏、秋两季种子成熟时采收果穗，晒干，搓出种子，除去杂质。

【别名】牛么草子、车轱辘草子、车前仁、牛舌菜。

【性味归经】味甘，性微寒。归肝、肾、肺、小肠经。

【功能主治】清热利尿通淋，渗湿止泻，明目，祛痰。用于热淋涩痛，水肿胀满，暑湿泄泻，目赤肿痛，痰热咳嗽。（《药典》2015 年版）

【特殊用法】

1. 强阴益精，令人有子。（《名医别录》）

2. 去心胸烦热。（《药性论》）

3. 清肺肝之风热，通尿管之涩痛。（《得配本草》）

4. 壮阳。（《日华子本草》）

5.（治）阴茎肿痛。（《雷公炮制药性解》）

6. 配伍：配牛膝，疏肝利水。配菟丝子，补虚明目。入补药，酒蒸捣研；入泻药，炒研。（《得配本草》）

7. 现代研究：车前子具有利尿，抗炎，降低眼压，调节血压（小剂量升压，大剂量降压），降血脂，诱生干扰素，抑菌，延缓衰老等作用。

【心法心得】车前子配伍炒白术，治疗水泻甚效，此《石室秘录》之方。

【注意事项】阳气下陷，肾虚精滑者慎用。

【用法用量】9～15 克，包煎。

滑 石

本品为硅酸盐类矿石滑石的块状体，主含含水硅酸镁 $[Mg_3(Si_4O_{10})(OH)_2]$。主产于山东、江西、江苏、陕西、山西、辽宁等地。采挖后，除去泥沙及杂石。

【别名】液石、脱石、冷石、番石、共石。

【性味归经】味甘、淡，性寒。归膀胱、肺、胃经。

【功能主治】利尿通淋，清热解暑，外用祛湿敛疮。用于热淋，石淋，尿热涩痛，暑湿烦渴，湿热水泻；外治湿疹，湿疮，痱子。（《药典》2015 年版）

【特殊用法】

1. 女子乳难。（《神农本草经》）

2. 滑石利窍，不独小便也。上能利毛腠之窍，下能利精溺之窍。（《本草纲目》）

3. 除烦热。（《药性论》）

4. 疗黄疸水肿脚气，吐血衄血。（《本草纲目》）

5. 配伍：得葱汤送下，治妇人转胞；因过忍小便而致者。得藿香、丁香，治伏暑吐泻；配枯白矾、煅石膏，掺阴汗，并治脚趾缝烂。和车前汁涂脐，治小便不通。（《得配本草》）

6. 现代研究：滑石具有抑菌，保护创面、促进结痂，吸附、收敛、保护肠壁等作用。

【心法心得】滑石利尿、解暑，夏月常用。其配海金沙，为二神散，对热淋、石淋、前列腺炎有效。

【注意事项】脾虚、热病伤津及孕妇忌用。

【用法用量】煎服，10～20克，包煎。外用适量。

木　通

本品为马兜铃科植物木通或毛茛科植物小木通及绣球藤的干燥藤茎。前者称关木通，主产于吉林、辽宁、黑龙江等地；后者称川木通，主产于四川、湖北、湖南、广西等地。秋季采收，截取茎部，除去细枝，阴干。

【别名】通草、野木瓜、八月炸藤。

【性味归经】味苦，性寒。有毒。归心、小肠、膀胱经。

【功能主治】利尿通淋，清心除烦，通经下乳。用于淋证，水肿，心烦尿赤，口舌生疮，经闭乳少，湿热痹痛。（《药典》2015年版）

【特殊用法】

1. 主除脾胃寒热。（《神农本草经》）

2. 治人多睡。（《药性论》）

3. 用根治项下瘤瘿。（《药性论》）

4. 治健忘，明耳目，治鼻塞。（《日华子本草》）

5. 治头痛、利九窍。（《本草纲目》）

6. 治遍身拘痛。（《本草纲目》）

7. 止汗。（《吴普本草》）

8. 现代研究：木通具有利尿，抑菌，强心，抗肿瘤，提高细胞免疫功能等作用。

【心法心得】木通泄三焦之邪热，通九窍之血脉，用治心移热小肠及湿热痹病；亦可用于通乳，治疗高血压、心力衰竭、小儿夜啼、复发性口腔溃疡等。因其有肾毒性，故笔者常用通草代之。

【注意事项】本品含马兜铃酸 A，具有肾毒性，用量不宜过大，也不宜久服，肾功能不全者及孕妇忌服。

【用法用量】3～6 克。

通　草

本品为五加科植物通脱木的干燥茎髓。主产于四川、云南、广西、贵州、台湾等地。秋季割取茎，截成段，趁鲜取出髓部，理直，晒干。

【别名】蔻脱、离南、活莌、倚商、通脱木、葱草、白通草。

【性味归经】味甘、淡，性微寒。归肺、胃经。

【功能主治】利尿通淋，通气下乳。用于湿热淋证，水肿尿少，乳汁不下。（《药典》2015 年版）

【特殊用法】

1. 主治脾瘅，常欲眠。（《名医别录》）

2. 治耳聋。（《名医别录》）

3. 主诸瘘疮，喉咙痛，及喉痹。（《海药本草》）

4. 主蛊毒。（《本草图经》）

5. 通气。（《仁术便览》）

6. 治目昏耳聋，鼻塞失音。（《本草备要》）

7. 调经水，理血分。（《本草再新》）

8. 能开厥阴之关也。（《得配本草》）

9. 现代研究：通草具有利尿（作用明显，与排钾有关，对钠、氯无明显影响），促进乳汁分泌，促进肝与其他组织中的脂肪代谢，降血脂，促进钙的吸收等作用。

【心法心得】通草甘淡微寒，通水通气，利尿下乳，用于小便不利，乳汁难下，确有疗效。亦可用于嗜睡、耳聋耳鸣、鼻窍不利、鼾症等。

【注意事项】孕妇慎用。

【用法用量】3～5 克。

瞿　麦

本品为石竹科植物瞿麦或石竹的干燥地上部分。我国大部分地区有分布，主产于湖北、河南、辽宁、江苏等地。夏、秋两季花果期采割，除去杂质，干燥。

【别名】野麦、石柱花、十样景花、巨麦。

【性味归经】味苦，性寒。归心、小肠经。

【功能主治】利尿通淋，活血通经。用于热淋，血淋，石淋，小便不通，淋沥涩痛，经闭瘀阻。（《药典》2015 年版）

【特殊用法】

1. 明目去翳。（《神农本草经》）

2. 长毛发。（《名医别录》）

3. 治痔漏。（《日华子本草》）

4. 配伍：得蒲黄，治产后淋；配蒌仁、鸡子，治便秘；配葱白、栀子，治热结淋血；煎浓汁服之，下子死腹中。（《得配本草》）

5. 现代研究：瞿麦具有显著利尿，抑制心脏、降低血压，兴奋肠管，杀死血吸虫，抑菌，抗癌等作用。

【心法心得】瞿麦利水、活血、通经，主用于淋证、经闭。笔者常用于治疗肝肾等多种囊肿、高血压、心动过速等。

【注意事项】孕妇忌服。

【用法用量】9～15 克。

萹　蓄

本品为蓼科植物萹蓄的干燥地上部分。我国各地均产，原植物生于山坡、田野、路旁。夏季叶茂盛时采收，除去根和杂质，晒干。

【别名】粉节草、道生草、扁蔓。

【性味归经】味苦，性微寒。归膀胱经。

【功能主治】利尿通淋，杀虫，止痒。用于热淋涩痛，小便短赤，虫积腹痛，皮肤湿疹，阴痒带下。（《药典》2015年版）

【特殊用法】

1. 治霍乱黄疸。（《本草纲目》）

2. （治）小儿魃病。（《本草纲目》）

3. 疗女子阴蚀。（《名医别录》）

4. 主患痔疾。（《药性论》）

5. （疗）妇人经闭。（《宝庆本草折衷》）

6. 醋炒，治蛔攻心痛。（《得配本草》）

7. 现代研究：萹蓄有明显利尿，缓下，降压，利胆，促凝血，抑制多种致病杆菌、球菌等作用。

【心法心得】萹蓄利尿通淋，杀虫止痒，常用治尿路感染；其对乳糜尿，黄疸，子宫内膜异位症亦有效。

【注意事项】脾虚者慎用。

【用法用量】煎服，9～15克。鲜品加倍。外用适量。

地肤子

本品为藜科植物地肤的成熟果实。主产于河北、山西、山东、河南、辽宁、青海、陕西、江苏、四川等地。秋季果实成熟时采收植株，晒干，打下果实，除去杂质。

【别名】地葵、地麦、落帚子。

【性味归经】味辛、苦，性寒。归肾、膀胱经。

【功能主治】清热利湿，祛风止痒。用于小便涩痛，阴痒带下，风疹，湿疹，皮肤瘙痒。（《药典》2015年版）

程丑夫临证用药传忠录

【特殊用法】

1. 主去皮肤中热气。（《名医别录》）

2. 与阳起石同服，主大丈夫阳痿不起。（《药性论》）

3. 清利胎热。（《滇南本草》）

4. 补肾、坚肾，利膀胱水。（《医林纂要》）

5. 配伍：得生地黄，治风热赤眼；得甘草，治虚热。配生姜、热酒，治雷头风肿。佐地榆、黄芩，治血痢；佐白术、肉桂，治狐疝阴溃。（《得配本草》）

6. 现代研究：地肤子具有抑制癣菌、皮肤真菌、伤寒沙门菌等作用。

【心法心得】诸家用地肤子，多限于清热祛风止痒，不知其益精坚阴之功，阳痿辨证方中加地肤子、阳起石，功效大增。另外洗治湿疹疮疥，内服可治丹毒。

【用法用量】9～15克。外用适量，煎汤熏洗。

海金沙

本品为海金沙科植物海金沙的成熟孢子。主产于广东、浙江等地。秋季孢子未脱落时采割藤叶，晒干，搓揉或打下孢子，除去藤叶。

【别名】金沙藤、左转藤、竹园荽。

【性味归经】味甘、咸，性寒。归膀胱、小肠经。

【功能主治】清利湿热，通淋止痛。用于热淋，石淋，血淋，膏淋，尿道涩痛。（《药典》2015年版）

【特殊用法】

1. 解热毒气。（《本草纲目》）

2. 除血分湿热。（《本草再新》）

3. 治男子淫浊，女子带下。（《本草正义》）

4. （疗）鼻衄，退目翳。（《药性考》）

5. 现代研究：海金沙有利尿通淋的作用，对多种致病杆菌、球菌均有抑制作用。

6. 配伍：得腊茶、生姜，治癃闭；得滑石、甘草梢，治膏淋；得栀子，治热狂；得白术、甘草、牵牛，治脾湿肿喘。（《得配本草》）

【心法心得】海金沙清利湿热，利尿通淋专药。所疗男子淫浊，女子带下等疾，皆清利湿热之功。

【注意事项】肾阴亏虚者慎服。

【用法用量】6～15克，包煎。

石　韦

为水龙骨科植物庐山石韦和有柄石韦或石韦的叶片。野生。主产于浙江、江苏、湖北、河南、河北等地。全年均可采收，除去根茎和根，晒干或阴干。

【别名】小石韦、飞刀剑、石皮、石剑、石兰、蛇舌风。

【性味归经】味甘、苦，性微寒。归肺、膀胱经。

【功能主治】利尿通淋，清肺止咳，凉血止血。用于热淋，血淋，石淋，小便不通，淋沥涩痛，肺热喘咳，吐血，衄血，尿血，崩漏。（《药典》2015年版）

【特殊用法】

1. 主治劳热。（《神农本草经》）

2. 炒末，冷酒调服，治发背。（《本草图经》）

3. 治淋漓遗尿。（《日华子本草》）

4. 止玉茎痛。（《滇南本草》）

5. 配伍：配槟榔、姜汤，治气热咳嗽；配滑石，治淋痛。（《得配本草》）

6. 现代研究：石韦具有抑菌，缓解气管痉挛，升高白细胞，增强吞噬细胞的吞噬能力，抗流感病毒等作用。

【心法心得】石韦清肺金以滋化源，通膀胱而利水道，用治咳喘、诸淋。荆防败毒散加石韦治疗上呼吸道感染有良效；配伍连翘可治疗白细胞减少；配伍川牛膝、甘草梢治阴茎胀痛难耐。

【注意事项】真阴虚者禁用。

【用法用量】6～12克。

冬葵子

本品为锦葵科植物冬葵的成熟种子。我国各地均有分布。夏、秋两季种子成熟时采收。除去杂质，阴干，生用或捣碎用。

【别名】葵子、葵菜子。

【性味归经】味甘、涩，性凉。归大肠、小肠、膀胱经。

【功能主治】利尿通淋，下乳，润肠。用于淋证，乳汁不通、乳房胀痛，便秘。（《中药学》2013 年版，《药典》2015 年版未见收录）

【特殊用法】

1. 至滑利，能下石。（《本草经集注》）

2. 主奶肿。（《药性论》）

3. 达诸窍。（《本草通玄》）

4. 下胞衣。（《本草汇》）

5. 利二便，消水肿，通关格。（《本草备要》）

6. 现代研究：冬葵子具有显著利尿，促进乳汁分泌，增强网状内皮系统的吞噬活性等作用。

【心法心得】笔者用冬葵子，多用于治疗前列腺增生，产后少乳及肠燥便秘。另外天葵子、冬葵子两药不可混淆，天葵子清热解毒、消肿散结，痈肿瘰疬多用；冬葵子则利尿通淋、下乳润肠为主，多用于淋证、产后少乳。

【注意事项】本品寒润滑利，脾虚便溏者与孕妇慎用。

【用法用量】3～9 克。

灯心草

本品为灯心草科植物灯心草的干燥茎髓。主产于江苏、四川、云南、贵州等地。夏末至秋季割取茎，晒干，取出茎髓，理直，扎成小把。

【别名】秧草、水灯心、野席草、龙须草、灯草、水葱。

【性味归经】味甘、淡，性微寒。归心、肺、小肠经。

【功能主治】清心火，利小便。用于心烦失眠，尿少涩痛，口舌生疮。（《药典》2015 年版）

【特殊用法】

1. 泻肺热。（《得配本草》）

2. 小儿夜啼，用灯心烧灰涂乳上与吃。（《本草衍义补遗》）

3. 火烧为灰，取少许吹喉中，治急喉痹甚捷。（《本草衍义补遗》）

4. 清心定惊。（《雷公炮制药性解》）

5. 缚成把，擦癣最良。（《食鉴本草》）

6. 配伍：配麦冬，引心火下降；佐红花，治喉风；佐龟甲，治疮痘烦喘；和丹砂，治衄血；煅炭和轻粉，治阴疳。（《得配本草》）

7. 现代研究：灯心草具有利尿，止血，抗氧化，抗微生物等作用。

【心法心得】灯心草清心利尿。配竹叶、蝉蜕，除烦热治疗小儿夜啼、夜惊有良效。

【注意事项】下焦虚寒，小便失禁者禁服。

【用法用量】1～3克。

萆　薢

本品为薯蓣科植物粉背薯蓣或绵萆薢等的根茎。主产于浙江、湖北等地。秋、冬两季采挖，除去须根，洗净，切片，晒干。

【别名】绵萆薢、百枝、竹木、赤节、金刚、白菝葜、川萆薢、粉萆薢、山田薯、土薯蓣。

【性味归经】味苦，性平。归肾、胃经。

【功能主治】利湿去浊，祛风除痹。用于膏淋，白浊，白带过多，风湿痹痛，关节不利，腰膝疼痛。（《药典》2015年版）

【特殊用法】

1. 主治伤中恚怒。（《名医别录》）

2. （治）中风失音。（《日华子本草》）

3. （治）阴痿失溺。（《名医别录》）

4. 治白浊茎中痛，痔瘘坏疮。（《本草纲目》）

5. 能治周痹瘫缓。（《得配本草》）

6. 配伍：得石菖蒲、益智仁、乌药，治白浊频数。佐杜仲，治腰脚痹软；佐旋覆花、虎头骨，治头痛发汗。拌盐炒服，治小便数痛。（《得配本草》）

7. 现代研究：萆薢具有抗炎镇痛，抑制淋病奈瑟菌，抗真菌，杀虫，降低胆固醇，抑制肿瘤细胞，增加心肌代谢等作用。

【心法心得】萆薢利湿去浊，可治多种浊证。浊者，津液不归正化也。如男子白浊、女子带下、痛风尿酸增高、慢性肾衰竭之浊毒内积等皆津液未归正化之故。

【注意事项】肾阴亏虚遗精滑泄者慎用。

【用法用量】9～15克。

第三节　利湿退黄药

本类药物性味多苦寒，主入脾、胃、肝经。苦寒则能清泄湿热，故以利湿退黄为主要作用，主要用于湿热黄疸，症见目黄、身黄、小便黄等。部分药物还可用于湿疮痈肿等证。临证可根据阳黄、阴黄之湿热寒湿偏重不同，选择适当配伍治疗。

其中茵陈可除头痛，金钱草则常通淋，虎杖活血止嗽，垂盆草利尿消肿，鸡骨草疏肝止痛，均宜熟识。

茵　陈

本品为菊科植物滨蒿或茵陈蒿的干燥地上部分。生于原野、路旁，全国各地均产。春季采收的习称"绵茵陈"，秋季采收的习称"茵陈蒿"。除去杂质及老茎，晒干。生用。

【别名】茵陈蒿、绵茵陈、西茵陈、黑蒿、白蒿、绒蒿、细叶青蒿、安吕草等。

【性味归经】味苦、辛，性微寒。归脾、胃、肝、胆经。

【功能主治】清利湿热，利胆退黄。用于黄疸尿少，湿温暑湿，湿疮瘙痒。（《药典》2015年版）

【特殊用法】

1. 久服面白悦。（《名医别录》）

2. 治天行时疾。（《日华子本草》）

3. 治久风湿痹。（《本草经集注》）

4. 疗疮火诸毒。（《本草再新》）

5. 治瘴疟，疗疝瘕。（《得配本草》）

6. 配伍：得附子、干姜，治阴黄；得白鲜皮，治痫（当为疸）黄如金。配秫米、麦面，酿酒，治挛急。佐大黄、栀子，治湿热；佐桃仁，治血黄；佐苍术、厚朴，治湿黄；佐枳实、山楂，治食积发黄；佐知母、黄柏，治火黄；佐车前子、木通，治黄而小便不利。（《得配本草》）

7. 现代研究：茵陈具有利胆，护肝，降血压，降血脂，抗凝，促进纤维蛋白溶解，利尿，解热，平喘等作用。并对多种杆菌、球菌、致病性真菌、流感病毒、钩端螺旋体、猪蛔虫均有一定的抑制作用。

【心法心得】茵陈现作专治黄疸之用，对其治久风湿痹、疮火诸毒等现少用之。临床除治黄疸外，笔者亦用于治疗复发性口腔溃疡、高脂血症和房性早搏、室性早搏等心律失常。

【注意事项】蓄血发黄者及血虚萎黄者慎用。

【用法用量】6～15克。外用适量。煎汤熏洗。

金钱草

本品为报春花科植物过路黄的全草。我国江南各省均有分布，主产于四川。夏、秋两季采收，除去杂质，晒干。

【别名】过路黄、镜面草、翠屏草、荷苞草、肉馄饨草、金锁匙、连钱草、对座草、叶金钱草、钱叶草、钱芊金。

【性味归经】味甘、咸，性微寒。归肝、胆、肾、膀胱经。

【功能主治】利湿退黄，利尿通淋，解毒消肿。用于湿热黄疸，胆胀胁痛，石淋，热淋，小便涩痛，痈肿疔疮，蛇虫咬伤。（《药典》2015年版）

【特殊用法】

1. 去风散毒，煎汤洗一切疮疥，神效。（《葛祖方》）

2. 治反胃噎膈，水肿臌胀。（《采药志》）

3. 除风毒。（《草木便方》）

4. 治劳伤咳嗽带血。（《重庆草药》）

5. 主治胆囊炎、胆石症。（《陕西中草药》）

6. 治带状疱疹。（《陕甘宁青中草药选》）

程丑夫临证用药传忠录

7. 现代研究：金钱草具有利尿，排石（利胆排石、利尿排石），抑制金黄色葡萄球菌，促进乙型肝炎表面抗原转阴，增加脑和冠状动脉血流量及明显促进胆汁分泌和排泄等作用。

【心法心得】金钱草解毒消肿，利胆通淋作用较强，对痈肿疔疮、胆石尿石均有良效。外用可治皮肤瘢痕疙瘩。

【用法用量】煎服，15～60克。鲜品加倍。外用适量。

虎 杖

本品为蓼科植物虎杖的根茎和根。我国大部分地区均产。夏、秋两季采挖，除去须根，洗净，趁新鲜切短段或厚片，晒干。生用或鲜用。

【别名】阴阳莲、大叶蛇总管、花斑竹、酸筒杆、酸汤梗、斑杖根、黄地榆。

【性味归经】味微苦，性微寒。归肝、胆、肺经。

【功能主治】利湿退黄，清热解毒，散瘀止痛，止咳化痰。用于湿热黄疸，淋浊，带下，风湿痹痛，痈肿疮毒，水火烫伤，经闭，癥瘕，跌打损伤，肺热咳嗽。（《药典》2015年版）

【特殊用法】

1. 主通利月水，破留血癥结。（《名医别录》）

2. 主风在骨节间及血瘀。（《本草拾遗》）

3. 止咽喉疼痛。（《滇南本草》）

4. 破风毒结气。（《日华子本草》）

5. 治蛇伤，脓疱疮。（《岭南采药录》）

6. 现代研究：虎杖具有泻下，利尿，祛痰止咳，止血，消炎镇痛，抗感染，抑菌，抗多种病毒，扩冠，降血脂，护肝，降血压，抗心律失常，升高血糖，显著升高白细胞和抗肿瘤等作用。

【心法心得】虎杖具有清热、化痰、活血三大功能，现代研究发现作用较多，运用日渐广泛，但只要把握清热、化痰、活血三大功能，就能灵活有效。笔者用于治疗冠心病、高脂血症、高血压、糖尿病、细菌病毒感染、喘咳及白细胞减少症等。

【注意事项】孕妇忌服。

【用法用量】煎服，9～15克。外用适量。

垂盆草

本品为景天科植物垂盆草的新鲜或干燥全草。我国大部分地区均产。夏、秋两季采收。切段，晒干。生用或用鲜品。

【别名】狗牙半支、狗牙瓣、鼠牙半支、石指甲、佛指甲。

【性味归经】味甘、淡，性凉。归肝、胆、小肠经。

【功能主治】利湿退黄，清热解毒。用于湿热黄疸，小便不利，痈肿疮疡。(《药典》2015年版)

【特殊用法】

1. 治湿郁水肿。(《本草纲目拾遗》)

2. 敷火疮肿痛。(《天宝本草》)

3. 疗痈，虫蛇螫咬。(《本草纲目拾遗》)

4. 外用治疗带状疱疹。(《全国中草药汇编》)

5. (治)肝炎、肠炎、痢疾。(《四川中药志》)

6. 现代研究：垂盆草具有保肝作用，对葡萄球菌、链球菌、伤寒沙门菌、白假丝酵母菌等均有抑制作用。

【心法心得】垂盆草利湿退黄，主要用于湿热黄疸。另可煎水，湿热敷或鲜垂盆草和酒精共捣外敷，治疗静脉炎。

【用法用量】15～30克。

地耳草

本品为藤黄科植物地耳草的干燥全草。主产于江西、福建、广东、广西、湖南等地。夏、秋两季采收。晒干。生用或用鲜品。

【别名】田基黄、香草、雀舌草。

【性味归经】味苦、甘，性凉。归肝、胆经。

【功能主治】利湿退黄，清热解毒，活血消肿。用于黄疸，痈肿，跌打损

程丑夫临证用药传忠录

伤。(《中药学》2013 年版,《药典》2015 年版未见收录)

【特殊用法】

1. 治酒病。(《生草药性备要》)

2. 理跌打、蛇伤。(《岭南采药录》)

3. 止泄泻。(《分类草药性》)

4. 清内热,治眼疾。(《南宁市药物志》)

5. 治伤寒和副伤寒。(《广西本草选编》)

6. 治肾炎。(《福建药物志》)

7. 现代研究:地耳草具有抗菌,抗疟,保肝,抗癌等作用。

【心法心得】地耳草主要用于湿热黄疸,对酒疸尤宜。

【用法用量】煎服,15～30 克。外用适量。

鸡骨草

本品为豆科植物广州相思子的干燥全株。主产于广东、广西、四川等。
全年均可采挖,除去泥沙,干燥。

【别名】黄头草、黄仔强、大黄草、猪腰草。

【性味归经】味甘、微苦,性凉。归肝、胃经。

【功能主治】利湿退黄,清热解毒,疏肝止痛。用于湿热黄疸,胁肋不
舒,胃脘胀痛,乳痈肿痛。(《药典》2015 年版)

【特殊用法】

1. 治风湿骨痛。(《中国药植图鉴》)

2. 清郁热,疏肝和脾。(《岭南草药志》)

3. 活血散瘀。(《广西本草选编》)

4. 治蛇咬伤,鸡骨草 30 克,煎水饮。(《岭南草药志》)

5. 现代研究:鸡骨草具有保肝,增强肠蠕动等作用。

【心法心得】鸡骨草主要用于湿热黄疸,亦可于辨证方中加入鸡骨草、豨
莶草治疗瘰疬。

【用法用量】15～30 克。

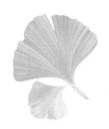

第七章　温里药

凡以温里祛寒，治疗里寒证为主的药物，称温里药，又名祛寒药。

本类药物均味辛而性温热，辛能散能行，温则能通，善走脏腑而能温里祛寒，温经止痛，故可用于里寒证，尤以里寒实证为主。即《内经》所谓"寒者热之"、《神农本草经》"疗寒以热药"之意。个别药物尚能助阳通回阳，用以治疗虚寒证，亡阳证。

本类药物因其主要归经的不同而有多种效用。温心肾以附子，补脾阳则干姜，暖胃寒用良姜，补命火用肉桂，散肝寒用吴茱萸，疗寒疝用小茴香，降逆温中则丁香，下气散寒则胡椒，温里虽一，专功不同。

本类药物多辛热燥烈，易耗阴动火，故天气炎热时或素体火旺者当减少用量；热伏于里，热深厥深，真热假寒证禁用；凡实热证、阴虚火旺、津血亏虚者忌用；孕妇慎用。

现代药理研究证明，温里药一般具有不同程度的镇静、镇痛、健胃、驱风、抗血栓形成、抗溃疡、抗腹泻、抗凝、抗血小板聚集、抗缺氧、扩张血管等作用，部分药物还有强心、抗休克、抗惊厥、调节胃肠运动、促进胆汁分泌等作用。本类药物主要用于慢性胃炎、慢性肠炎、慢性支气管炎、疝气、休克等。

附　子

本品为毛茛科植物乌头的子根的加工品。主产于四川、湖北、湖南等地。6月下旬至8月上旬采挖，除去母根、须根及泥沙，习称"泥附子"，分别加工成盐附子、黑附片、白附片。

【别名】熟附子、炮附子、淡附子。

【性味归经】味辛、甘，性大热。有毒。归心、肾、脾经。

【功能主治】回阳救逆，补火助阳，散寒止痛。用于亡阳虚脱，肢冷脉微，心阳不足，胸痹心痛，虚寒吐泻，脘腹冷痛，肾阳虚衰，阳痿宫冷，阴寒水肿，阳虚外感，寒湿痹痛。（《药典》2015年版）

【特殊用法】

1. 逐冷痰。（《本草汇言》）

2. 附子与白术为佐，乃除寒湿之圣药。（《本草纲目》）

3. （治）拘挛膝痛。（《神农本草经》）

4. 醋浸剥如小指，内（纳）耳内去聋。（《本草拾遗》）

5. 王好古：治督脉为病，脊强而厥。（引自《本草纲目》）

6. 李东垣：治经闭。（引自《本草纲目》）

7. 现代药理：附子具有强心，镇静，镇痛，抗心肌缺血，抗缺氧，抗非感染性炎症，促血凝，抗寒冷，局部麻醉和肾上腺皮质激素样等作用。

【心法心得】附子辛甘大热，去沉寒痼疾，以清代郑钦安为代表的火神派重视阳气，强调扶阳，临床擅用附子、干姜经验独到，该派广用、重用、早用、专用附子为代表的温阳药，剂量从几十克到几百克，解决了不少大疾、重疾。但笔者用药，多遵《药典》用量，故缺乏此经验。平时以附子配生地黄，治疗房室传导阻滞有效。

【注意事项】孕妇慎用；不宜与半夏、瓜蒌、瓜蒌子、瓜蒌皮、天花粉、川贝母、浙贝母、平贝母、伊贝母、湖北贝母、白蔹、白及同用。

【用法用量】3～15克，先煎、久煎。

干 姜

本品为姜科植物姜的干燥根茎。主产于广东、广西、湖南、湖北等地。冬季采挖，除去须根及泥沙，晒干或低温干燥。趁鲜切片晒干或低温干燥者为"干姜片"。炮姜为干姜用砂烫至鼓起，表面棕褐色。

【别名】白姜、均姜。

【性味归经】味辛，性热。归脾、胃、肾、心、肺经。

【功能主治】干姜：温中散寒，回阳通脉，温肺化饮。用于脘腹冷痛，呕吐泄泻，肢冷脉微，寒饮喘咳。（《药典》2015年版）

炮姜：温经止血，温中止痛。用于阳虚失血，吐衄崩漏，脾胃虚寒，腹痛吐泻。（《药典》2015年版）

【特殊用法】

1. 宣诸络脉。（《新修本草》）

2. 消痰下气。（《日华子本草》）

3. 行郁降浊，下冲逆。（《长沙药解》）

4. 逐风寒湿痹。（《神农本草经》）

5. 发诸经之寒气。（《医学启源》）

6. 现代药理：干姜具有兴奋心脏、血管运动中枢，改善局部血液循环，镇吐，镇静，镇痛，止咳，抗菌，健胃，抗缺氧等作用。

【心法心得】干姜辛热，温中散寒，回阳通脉，时珍谓其能引血药入血分，气药入气分；《新修本草》谓其宣诸络脉。故气、血寒凝，络脉寒滞均可用之。笔者平时临证，少量干姜加调气、行血或通络之品，即感效著，非量以取效，乃意以取胜之法。干姜入五积散，助散表寒，治小腹冷痛；助附子，以通经寒，回阳救逆；配伍黄连则平调寒热。另生姜主散，干姜主守，亦须明了。

【注意事项】阴虚内热，血热妄行者禁服。

【用法用量】3～9克。

肉　桂

本品为樟科植物肉桂的干燥树皮。主产于广东、广西、海南、云南等地。多于秋季剥取，阴干。

【别名】官桂。

【性味归经】味辛、甘，性大热。归肾、脾、心、肝经。

【功能主治】补火助阳，引火归元，散寒止痛，温通经脉。用于阳痿宫冷，腰膝冷痛，肾虚作喘，虚阳上浮，眩晕目赤，心腹冷痛，虚寒吐泻，寒疝腹痛，痛经经闭。（《药典》2015年版）

【特殊用法】

1. 止腹内冷气，痛不可忍。(《药性论》)

2. 秋冬下腹部痛，非桂不能除。(《珍珠囊》)

3. 治风痹骨节挛缩。(《日华子本草》)

4. 治命门真火不足。(《本草经疏》)

5. 引无根之火，降而归元。(《本草从新》)

6. 现代药理：肉桂具有扩张血管，促进血液循环，增加冠状动脉及脑血流量，抗血栓，解热镇痛，镇静，抗惊厥，升高白细胞，抗放射，健胃，缓解胃肠痉挛，抑菌，增强免疫功能，促进乙型肝炎表面抗原转阴等作用。

【心法心得】肉桂辛温大热，走而不守，散寒助阳，功效迅速。其性虽热，但对心动过速、早搏有效；对情志抑郁，可温而兴奋之；亦可化膀胱之气，用于前列腺炎，尿频，遗尿，尿毒症浊阴不降等。

【注意事项】有出血倾向及孕妇慎用；不宜与赤石脂同用。

【用法用量】1～5 克。

吴茱萸

本品为芸香科植物吴茱萸、石虎或疏毛吴茱萸的干燥近成熟果实。主产于贵州、广西、湖南、云南、陕西、浙江、四川等地。8～11 月果实尚未开裂时，剪下果枝，晒干或低温干燥，除去枝叶、果梗等杂质。

【别名】吴萸。

【性味归经】味苦、辛，性热。有小毒。归肝、脾、胃、肾经。

【功能主治】散寒止痛，降逆止呕，助阳止泻。用于厥阴头痛，寒疝腹痛，寒湿脚气，经行腹痛，脘腹胀痛，呕吐吞酸，五更泄泻。(《药典》2015 年版)

【特殊用法】

1. 除湿血痹。(《神农本草经》)

2. 主……痉心痛。(《药性论》)

3. 起阳，杀牙齿虫痛。(《本草拾遗》)

4. 消痰，破癥瘕，逐风。(《日华子本草》)

5. 开郁化滞。(《本草纲目》)

6. 现代药理：吴茱萸具有镇痛，健胃，明显降血压，抑制血小板聚集，抑制血栓形成，抗菌，兴奋脑细胞，抗心律失常，兴奋子宫等作用。

【心法心得】吴茱萸辛苦而温，散寒温中，燥湿解郁。《本草便读》谓其：极能宣散郁结，治肝气郁结，寒浊下注。笔者悟此，加入辨证方中，用治情绪低落有效；厥阴头痛、吞酸吐酸、阳明寒呕等，对证用之，皆有捷效；另吴茱萸粉，调醋外敷涌泉穴及周围，可治顽固性口腔溃疡，并有降压作用。

【注意事项】阴虚内热，大便秘结者忌用。另剂量不宜过大，中毒剂量为30克。

【用法用量】3～5克，外用适量。

小茴香

本品为伞形科植物茴香的干燥成熟果实。全国各地均有栽培。秋季果实初熟时采割植株，晒干，打下果实，除去杂质。

【别名】谷香。

【性味归经】味辛，性温。归肝、肾、脾、胃经。

【功能主治】散寒止痛，理气和胃。用于寒疝腹痛，睾丸偏坠，痛经，少腹冷痛，脘腹胀痛，食少吐泻。盐小茴香暖肾散寒止痛，用于寒疝腹痛，睾丸偏坠，经行腹痛。(《药典》2015年版)

【特殊用法】

1. 主诸瘘。(《新修本草》)

2. 主干、湿脚气。(《日华子本草》)

3. 治膀胱痛，阴痛。(《日华子本草》)

4. 李东垣：补命门不足。(引自《本草纲目》)

5. 暖丹田。(《伤寒纂要》)

6. 主蛇咬疮久不瘥，捣敷之。(《备急千金要方》)

7. 现代药理：小茴香具有增强胃肠运动，缩短排空时间，促进气体排出，缓解痉挛，利胆，抗菌，升高白细胞，松弛气管平滑肌，有雌激素样作用和抗肿瘤等作用。

【心得心法】小茴香温肾散寒，行气止痛，为治疝气疼痛要药；其理气和胃，兼之温通，具有良好胃动力作用。小茴香与吴茱萸，均可散寒行气，吴茱萸偏于温肝，小茴香偏于温肾。

【注意事项】阴虚火旺者禁服。

【用法用量】3～6克。

丁　香

本品为桃金娘科植物丁香的干燥花蕾。主产于坦桑尼亚、马来西亚、印度尼西亚，我国主产于广东、海南等地。当花蕾由绿色转红色时采摘，晒干。

【别名】公丁香、雄丁香、母丁香。

【性味归经】味辛，性温。归脾、胃、肺、肾经。

【功能主治】温中降逆，补肾助阳。用于脾胃虚寒，呃逆呕吐，食少吐泻，心腹冷痛，肾虚阳痿。（《药典》2015年版）

【特殊用法】

1. 乌髭发。（《海药本草》）

2. 治口气。（《日华子本草》）

3. （治）奔豚气。（《日华子本草》）

4. 治胸痹。（《本草汇》）

5. （治）阴痛，疗阴户。（《本草汇》）

6. 开九窍，舒郁气。（《本草再新》）

7. 除风湿。（《医林纂要》）

8. 现代药理：丁香具有健胃，局部麻醉，收缩子宫，抑菌，抗癌等作用。

【心法心得】丁香温中，降逆，暖肾，对冷气腹痛、阳痿、早泄及复发性口腔溃疡有效。亦可疏解郁气，治疗情绪障碍。

【注意事项】不宜与郁金同用。

【用法用量】1～3克，内服或研末外敷。

高良姜

本品为姜科植物高良姜的干燥根茎。主产于广东、广西、海南等地。夏末初秋采挖，除去根须和残留的鳞片，洗净，切段，晒干。

【别名】小良姜、良姜。

【性味归经】味辛，性热。归脾、胃经。

【功能主治】温胃止呕，散寒止痛。用于脘腹冷痛，胃寒呕吐，嗳气吞酸。（《药典》2015年版）

【特殊用法】

1.（主）霍乱腹痛。（《名医别录》）

2.去风冷痹弱。（《药性论》）

3.好颜色。（《本草拾遗》）

4.治转筋泻痢。（《日华子本草》）

5.解酒毒，消宿食。（《日华子本草》）

6.宽噎膈。（《本草纲目》）

7.去白睛翳膜。（《食物本草》）

8.现代药理：高良姜具有镇痛，抗溃疡，利胆，止泻，抑制胃肠运动，改善微循环，提高机体耐缺氧和抗寒能力，抑菌等作用。

【心法心得】高良姜味辛、性热，有温胃散寒、消食的作用，对寒性胃肠疾患颇有效。良姜与干姜，温胃用良姜，温脾用干姜。另对证属寒性的心绞痛和前列腺炎有效，心绞痛则配伍苍术，前列腺炎则配伍乌药、刘寄奴。

【注意事项】阴虚有热者忌用。

【用法用量】3～6克。

胡 椒

本品为胡椒科植物胡椒的干燥近成熟果实或成熟果。主产于海南、广东、广西、云南等地。秋末至次春果实呈暗绿色时采摘，晒干，为黑胡椒；果实变红时采摘，用水浸渍数日，擦去果肉，晒干，为白胡椒。

【别名】浮椒、玉椒、昧履支。

【性味归经】味辛，性热。归胃、大肠经。

【功能主治】温中散寒，下气，消痰。用于胃寒呕吐，腹痛泄泻，食欲不振，癫痫痰多。（《药典》2015年版）

【特殊用法】

1. 除脏腑中风冷。(《新修本草》)

2. (去)冷气上冲。(《海药本草》)

3. 杀一切鱼、肉、鳖、蕈毒。(《日华子本草》)

4. 去胃中寒痰，吐水，食已即吐，甚验。(《本草衍义》)

5. 消食下气宽胸。(《医学入门》)

6. 现代药理：胡椒具有驱风，健胃，镇静，抗惊厥，扩张皮肤血管，产生温热感等作用。

【心法心得】胡椒味辛、大热，温中散寒甚捷。淋雨受寒后，嚼服 10 余粒，温开水送下，可散寒，预防外感，此已故刘炳凡老经验。胡椒外用，治蜈蚣咬伤。

【注意事项】热病及阴虚有热者禁服，孕妇慎服。

【用法用量】0.6～1.5 克，研粉吞服。外用适量。

花　椒

本品为芸香科植物青椒或花椒的干燥成熟果皮。我国大部分地区均有分布，以四川产者为佳，故又名川椒、蜀椒。秋季采收成熟果实，晒干，去掉种子和杂质。

【别名】秦椒、川椒、蜀椒、川花椒、红椒。

【性味归经】味辛，性温。归脾、胃、肾经。

【功能主治】温胃止痛，杀虫止痒。用于脘腹冷痛，呕吐泄泻，虫积腹痛；外治湿疹，阴痒。(《药典》2015 年版)

【特殊用法】

1. 逐骨节皮肤死肌，寒湿痹痛。(《神农本草经》)

2. 疗喉痹。(《名医别录》)

3. 除五脏六腑寒，百骨节中冷积。(《备急千金要方》)

4. 壮阳，疗阴汗。(《日华子本草》)

5. 通三焦，补右肾命门。(《本草纲目》)

6. 通血脉。(《神农本草经》)

7. 暖腰膝，缩小便。（《日华子本草》）

8. 现代药理：花椒具有局部麻醉止痛，镇静，抑菌，降血脂，扩张血管，降血压，抑制子宫收缩和胃肠运动等作用。

【心法心得】花椒药食两用，纯阳之品，其味辛而麻，其气温以热，入肺散寒止嗽，入脾除湿疗痹，入肾补火温阳，外用祛风杀虫止痒。其可温通血管，降低阻力，血压高尤其舒张压高者有效。

【注意事项】阴虚火旺者禁服，孕妇慎服，哺乳期忌用。

【用法用量】3～6克。外用适量，煎汤熏洗。

荜 茇

本品为胡椒科植物荜茇的干燥近成熟果穗。主产于广东、云南等地。果穗由绿变红时采收，除去杂质，晒干。

【别名】鼠尾、毕勃。

【性味归经】味辛，性热。归胃、大肠经。

【功能主治】温中散寒，下气止痛。用于脘腹冷痛，呕吐，泄泻，寒凝气滞，胸痹心痛，头痛，牙痛。（《药典》2015年版）

【特殊用法】

1. 补腰脚。（《本草拾遗》）

2. 杀腥气，消食。（《本草拾遗》）

3. 消痰破积。（《医学入门》）

4. 治头痛，鼻渊，牙痛。（《本草纲目》）

5.（治）腰脊痛。（《天宝本草》）

6. 通关利窍效如神。（《天宝本草》）

7. 现代药理：荜茇具有镇静，抗惊厥，抑菌，扩张冠状动脉，改善心肌缺血，降血压，降血脂，抗病毒等作用。

【心法心得】荜茇气味辛热，散寒通气，凡一切风寒内积，气机郁滞之证均效，如逆于胸膈的恶心、呕吐，停于肚腹的中满、痞塞、疼痛，见于肠道的肠鸣、冷痢、水泻，见于头面的齿痛、头痛、鼻渊，均可用之获效。笔者常用之治疗心绞痛、鼻炎，乃至睡眠性呼吸暂停综合征。

【注意事项】实热郁火，阴虚火旺者忌用。

【用法用量】1～3克。外用适量，研末塞龋齿孔中。

荜澄茄

本品为樟科植物山鸡椒的干燥成熟果实。主产于广东、广西、湖南、湖北、四川等地。秋季果实成熟时采收，除去杂质，晒干。

【别名】山鸡椒、毕茄、澄茄、毗陵茄子。

【性味归经】味辛，性温。归脾、胃、肾、膀胱经。

【功能主治】温中散寒，行气止痛。用于胃寒呕吐，脘腹冷痛，寒疝腹痛，寒湿郁滞，小便浑浊。（《药典》2015年版）

【特殊用法】

1. 治一切气……肾气膀胱冷。（《日华子本草》）

2. 能染发及香身。（《开宝本草》）

3. 化痰行气，在溺管内发功力。（《药物图考》）

4. 主治白带，淋证，咽喉炎症。（《万国药方》）

5. 利小便……治白浊。（《应用本草分类辑要》）

6. 下气豁痰。（《本草用法研究》）

7. 现代药理：荜澄茄具有健胃，化痰，抗炎，抑制血吸虫和阿米巴等作用。

【心法心得】荜澄茄辛温，散寒行气，温胃暖肾，对胃痛、寒疝有效。尚可用于心绞痛和前列腺病变。

【注意事项】阴虚火旺及实热火盛者忌用。

【用法用量】1～3克。

第七章 温里药

第八章　理气药

凡以疏理气机为主要作用、治疗气滞或气逆证的药物，称为理气药，又名行气药。

理气药性味多辛苦温而芳香。具有疏理气机即行气、降气、解郁、散结的作用。并可通过畅达气机、消除气滞而达到止痛之效，即《素问》"逸者行之""结者散之""木郁达之"之意。因本类药物主归脾、胃、肝、肺经，以其性能不同，而分别具有理气健脾、疏肝解郁、理气宽胸、行气止痛、破气散结等功效。

理气药主要用于治疗脾胃气滞所致脘腹胀痛、嗳气吞酸、恶心呕吐、腹泻或便秘等；肝气郁滞所致胁肋胀痛、抑郁不乐、疝气疼痛、乳房胀痛、月经不调等；肺气壅滞所致胸闷胸痛、咳嗽气喘等。

人体之中，气血为要，气血冲和，则健康长寿，气血若病，百病随之。气之病，主要有气虚、气滞、气逆等，气虚自宜用补气药，不在本理气药列。本类药中，用于气滞证的药物有陈皮、青皮、枳实、木香、檀香、川楝子、乌药、香附等，而用于气逆的只有沉香、刀豆、柿蒂，亦可借用降肺之品，如旋覆花、紫苏子、枇杷叶等。

本类药物性多辛温香燥，易耗气伤阴，故气阴不足者慎用。

现代药理研究证明，大部分理气药具有抑制或兴奋胃肠平滑肌作用，或促进消化液的分泌，或利胆等作用；部分理气药具有舒张支气管平滑肌、中枢抑制、调节子宫平滑肌、兴奋心肌、增加冠状动脉血流量、升压或降压、抗菌等作用。本类药物现代多用于治疗胃炎、肠炎、消化道溃疡、多种肝病、胆结石、胆囊炎以及慢性支气管炎等。

陈 皮

本品为芸香科植物橘及其变种的干燥成熟果皮。主产于四川、福建、广东、浙江等地。秋末冬初果实成熟时采收果皮，晒干或低温干燥。以陈久者为佳，故称陈皮。产于广东新会者称新会皮、广陈皮。切丝，生用。

【别名】橘皮、贵老、黄橘皮、红皮。

【性味归经】味苦、辛，性温。归肺、脾经。

【功能主治】理气健脾，燥湿化痰。用于胸脘胀满，食少吐泻，咳嗽痰多。（《药典》2015 年版）

【特殊用法】

1. 通滞：洁古老人云陈皮、枳壳利气而痰自下，盖此义也。同杏仁治肠胃气秘，同桃仁治大肠血秘，皆取其通滞也。

2. 解酒毒。（《汤液本草》）

3. 除呃止呕："呃逆胀满堪除，呕吐恶心皆效。"（《景岳全书》）

4. 入食料解鱼腥毒。（《本草纲目》）

5. 现代研究：陈皮可扩张支气管，祛痰、平喘；促进消化液分泌、利胆降脂，治疗消化不良；收缩肾血管，使尿量减少。煎剂对肠管有解痉的作用，对子宫有抑制作用。能显著抑制癌细胞生长，具抗癌作用。

【心法心得】陈皮是常用理气药，并有燥湿化痰作用，常用于肺胃气滞，中焦痰湿。陈皮用量至 20～30 克，与甘草同用，对急性乳腺炎十分有效。《普济本事方》载：妊娠急心痛欲死不可忍者，陈皮、淡豆豉各等量，服之有效。陈皮就是橘子皮，以广东新会产的茶枝柑之皮为最佳品，奉为道地药材。一般认为橘皮新产者味辛辣而气燥烈，若放置时间长而使陈久者，辛燥气味缓和，故有陈皮之称。

橘类入药，有橘核、橘络、橘叶和化橘红。

橘核理气散结、止痛，用于疝气疼痛、睾丸肿痛和乳核结块等。

橘络为橘的中果皮及内果皮之间的纤维束群，行气通络，化痰止咳，具以络通络之功，凡痰气滞络引起的胸痛、咳嗽、痰多均用之，另橘络尚具解郁之功，郁证之久不愈者，用橘络常可获效。

橘叶疏肝行气，散结消肿，用治胁痛、乳痈、乳房结块。

化橘红为芸香科植物化州柚或柚的未成熟或近或熟的干燥外层果皮，理气宽中，燥湿化痰，其化痰之力，远胜陈皮。

【注意事项】气虚体燥、阴虚燥咳、吐血与内有实热者慎服。

【用法用量】3～10克。

青 皮

本品为芸香科植物橘及其栽培变种的干燥未成熟果皮及幼小果实。主产于福建、浙江、四川等地。5～6月间收集自落的幼果，晒干，称为"个青皮"；7～8月间采收未成熟的果实，在果皮上纵剖成四瓣至基部，除尽瓤瓣，晒干，习称"四花青皮"。生用或醋制用。

【别名】青橘皮、四花、青柑皮。

【性味归经】味苦、辛，性温。归肝、胆、胃经。

【功能主治】疏肝破气，消积化滞。用于胸胁胀痛，疝气疼痛，乳癖，乳痛，食积气滞，脘腹胀痛。（《药典》2015年版）

《得配本草》：破坚癖，散滞气，消积食，除疝瘕。

【特殊用法】

1. 消积：小儿消积多用青皮。（《本草纲目》）

2. 发汗：最能发汗，皮能达表，辛能发散。（《得配本草》）

3. 泻肺气：治胸膈气逆，胁痛，小腹疝气，消乳肿，疏肝胆，泻肺气。（《本草纲目》）

4. 配伍：柴胡疏上焦肝气，青皮理下焦肝气。配厚朴、槟榔，达膜原之邪；配枳壳、肉桂，治胁痛。佐人参、龟甲，消疟母；和酒服，治乳内结核。（《得配本草》）

5. 现代研究：青皮可促进消化液分泌，排出肠内积气，解痉，祛痰，平喘，升血压，利胆，兴奋膀胱平滑肌等作用。

【心法心得】青皮破气平肝，引诸药至肝经。可用于治疗膀胱咳，并可解痉平喘。配白芷用于治疗低血压。香附能通十二经气分，行气解郁，调经理血；青皮主入肝经，破气开郁，兼治疝痛。

【注意事项】气虚者慎服。无气滞及多汗者不用。

【用法用量】3～10克。

枳　壳

本品为芸香科植物酸橙及其栽培变种或甜橙的干燥未成熟果实。主产于江西、四川、湖北、贵州。秋末冬初采集接近成熟果实，去瓤，生用或麸炒用。

【别名】只壳、商壳。

【性味归经】味苦、辛、酸，性微寒。归脾、胃经。

【功能主治】理气宽中，行滞消胀。用于胸胁气滞，胀满疼痛，食积不化，痰饮内停；脏器下垂。（《药典》2015年版）

《主治秘要》："其用有四：破胸下坚痞，一也；利胸中气，二也；化痰，三也；消食，四也。又云：破气。"

【特殊用法】

1. 利肠膈，宽肠胃。（《本草分经》）

2. 治中风：治中风手足无力，口中涎出，多在右边，枳壳三两，牛黄（研）、白芷各一两。上捣研为细散。每服三钱匕，空心温酒调下。（《圣济总录》）

3. 治遍身风疹。（《药性论》）

4. 通利关节。（《开宝本草》）

5. 现代研究：枳壳具有抑制胃肠运动、兴奋子宫作用。

【心法心得】枳壳可治关节晨僵。枳壳配桔梗，可宽胸消胀；配槟榔，则下胸中结逆之气；配荆芥、防风、红花、赤芍，能治遍身肌肤麻痒。

【注意事项】脾胃虚弱及孕妇慎用。

【用法用量】3～10克。

枳　实

本品为芸香科植物酸橙及其栽培变种或甜橙的干燥幼果。主产于江苏、浙江、江西、福建、四川等地。5～6月间采集自落的果实，自中部横切为两半，晒干或低温干燥。用时洗净，闷透，切薄片，干燥。生用或麸炒用。

【别名】炒枳实、洞庭、黏刺。

【性味归经】味苦、辛、酸，性微寒。归脾、胃、大肠经。

【功能主治】破气消积，化痰散痞。用于积滞内停，痞满胀痛，泻痢后重，大便不通，痰滞气阻，胸痹，结胸，脏器下垂。（《药典》2015 年版）

【特殊用法】

1. 安胃气，止溏泻。（《名医别录》）

2. 治胸痹：胸痹，心中痞气，气结在胸，胸满，胁下逆抢心，枳实薤白桂枝汤主之。（《金匮要略》）

3. 治五痔。（《集验方》）

4. 止瘙痒：枳实，味苦，性寒。主大风在皮肤中，如麻豆苦痒。（《神农本草经》）

5. 敛阴：枳实，人知其破气，而不知其敛阴。盖酸能补肺，所以敛阴也。（《医林纂要》）

6. 现代研究：枳实对胃肠平滑肌有双重调节作用，具有强心、增加心排血量和收缩血管、提高外周阻力等作用，同时有抗炎、抗菌、抗病毒、抗变态反应、抗氧化和镇痛等作用。

【心法心得】枳实气味俱厚，其性沉，急于枳壳。除胀满，消宿食，削坚积，化稠痰，破滞气，平咳喘，佐白术可健脾，佐大黄则通便。其治胸痹，特别是胃心综合征者，常有殊功。

【注意事项】孕妇慎用。

【用法用量】3～10 克。

木 香

本品为菊科植物木香的干燥根。主产于云南、广西、四川、西藏等地。秋、冬两季采挖，除去泥沙及须根，切段，大的再纵剖成瓣，干燥后撞去粗皮。生用或煨用。

【别名】蜜香、五香、五木香、南木香、广木香、煨木香。

【性味归经】味辛、苦，性温。归脾、胃、大肠、三焦、胆经。

【功能主治】行气止痛，健脾消食。用于胸脘胀痛，泻痢后重，食积不消，不思饮食。煨木香实肠止泻，用于泄泻腹痛。（《药典》2015年版）

【特殊用法】

1. 安胎。（《日华子本草》）

2. 缩小便，亦能通秘结。（《景岳全书》）

3. 配伍：得木瓜，治霍乱转筋腹痛；得黄芩、川连，治暴痢；得川柏、防己，治脚气肿痛。配煨姜，治冷滞；配枳壳、甘草，治小儿阴茎肿或痛缩；配没药，疗便浊；如因热邪而浊者不宜用。配冬瓜子，治闭目不语。中气不省也。佐姜、桂，和脾胃；使皂角，治心痛；合槟榔，疗中下气结。（《得配本草》）

4. 止气逆之动血，亦能消气逆之痈肿。（《景岳全书》）

5. 现代研究：木香具有双向调节胃肠道平滑肌，促进消化液分泌，解除支气管平滑肌痉挛，抑菌，利尿，抗凝，抗癌等作用。

【心法心得】景岳云："木香味苦辛，性温。气味俱厚，能升能降，阳中有阴。行肝脾肺气滞如神，止心腹胁气痛甚捷。和胃气，止吐泻霍乱；散冷气，除胀疼呃逆。"其行肝气则可疏肝止痛，行脾气则可运脾消食，行肺气则可降逆平喘，这与现代研究发现可缓解消化道、呼吸道平滑肌痉挛有异曲同工之妙。

【注意事项】脏腑燥热，气虚、阴虚者禁服。

【用法用量】3～6克。气味芳香，不宜久煎。

沉　香

本品为瑞香科植物沉香或白木香含有树脂的木材。主产于亚热带地区的印度、马来西亚、中国台湾及广东和广西等地。全年均可采收，割取含树脂的木材，除去不含树脂的部分，阴干，打碎或锉末。生用。

【别名】蜜香、沉水香。

【性味归经】味辛、苦，性温。归脾、胃、肾经。

【功能主治】行气止痛，温中止呕，纳气平喘。用于胸腹胀闷疼痛，胃寒呕吐呃逆，肾虚气逆喘急。（《药典》2015年版）

《医林纂要》："坚肾，润命门；温中，燥脾湿；泻心，降逆气。凡一切不调之气皆能调之，并治噤口毒痢及邪恶冷风寒痹。"

【特殊用法】

1. 疗恶核毒肿。（《本草经集注》）

2. 益精壮阳。（《日华子本草》）

3. 小便气淋，男子精冷。（《本草纲目》）

4. 治久心痛。（《圣济总录》）

5. 治一切哮证。（《丹台玉案》）

6. 配伍：得木香，治胞转不通。佐苁蓉，治大肠虚秘；佐熟地黄，能纳气归肾。（《得配本草》）

7. 现代研究：沉香具有止痛，麻醉，镇静，利胆，止咳平喘，祛痰，抑菌等作用。

【心法心得】《本草从新》云："诸木皆浮，而沉香独沉，故能下气而坠痰涎；能降亦能升，故能理诸气而调中。"故凡气病均可用之。临床除常用于哮喘外，对甲状腺功能亢进、肝硬化均有效。

【注意事项】阴虚火旺，气虚下陷者慎服。

【用法用量】1～5克，后下；研末冲服 0.5～1 克。

檀　香

本品为檀香科植物檀香的干燥木质心材。主产于广东、云南、台湾，东南亚、印度、澳洲、非洲产量最多。以夏季采收为佳。除去边材，锉片或劈碎后入药。生用。

【别名】紫檀香、白檀香、黄檀香、玉香、真香。

【性味归经】味辛，性温。归脾、胃、心、肺经。

【功能主治】理气温中，开胃止痛。用于寒凝气滞，胸膈不舒，胸痹心痛，脘腹疼痛，呕吐食少。（《药典》2015 年版）

《本草备要》："调脾肺，利胸膈，为理气要药。"

【特殊用法】

1. 外用美容：治面生黑子，每晚以热水洗拭，磨汁涂之甚良。

程丑夫临证用药传忠录

2. （治）噎膈吐食。（《景岳全书》）

3. 消瘿疝凝结。（《玉楸药解》）

4. 消热肿。（《本草经集注》）

5. 配伍：白檀，调卫利膈；紫檀，和营消肿。（《得配本草》）

6. 现代研究：檀香主要具有抗菌和中枢镇静作用。

【心法心得】檀香气味俱厚，行气，散寒，止痛。除调利脾肺胸膈之滞气外，尚可缓解心绞痛、开胃、治噎膈、睾丸肿痛、前列腺病变。

【注意事项】痈溃、阴虚者俱禁用。

【用法用量】2～5克。煎服，后下。

川楝子

本品为楝科植物川楝的干燥成熟果实。主产于四川、云南、贵州、湖南、湖北、河南、甘肃等地。冬季果实成熟时采收，除去杂质，干燥。用时打碎。生用或炒用。

【别名】金铃子、楝实、苦楝子。

【性味归经】味苦，性寒。有小毒。归肝、小肠、膀胱经。

【功能主治】疏肝泄热，行气止痛，杀虫。用于肝郁化火，胸胁、脘腹胀痛，疝气疼痛，虫积腹痛。（《药典》2015年版）

【特殊用法】

1. 善除心痛。（《药性解》）

2. 心暴痛者，非此不能除。（《本草发挥》）

3. 引心包相火下行：因引心包相火下行，故心腹痛及疝气为要药。（《本草纲目》）

4. 配伍：得吴萸，疗气痛囊肿；得破故、茴香，除偏坠。配延胡，止热厥心痛。合川芎、猪胆，治五痔。（《得配本草》）

5. 理大热颠狂。（《药性解》）

6. 利小便，通水道。（《药性解》）

7. 现代研究：川楝子具有杀虫、抗炎、抗真菌，抑制肿瘤细胞，利胆，治疗胃溃疡等作用。

【心得心法】川楝子对胸腹部止痛作用广泛，上疗心痛、乳痛、胁痛；中疗胃痛、腹痛；下疗痛经、疝气痛、睾丸肿痛均效，故云："主上下部腹痛。"

【注意事项】脾胃虚寒者禁用。

【用法用量】5～10克。外用适量，研末调涂。清火生用，治疝煨用，气痛酒蒸用。

乌　药

本品为樟科植物乌药的干燥块根。主产于浙江、安徽、江西、湖南、陕西等地。全年均可采挖，除去细根，洗净，趁鲜切片，晒干。生用或麸炒用。

【别名】天台乌药、台乌药、台乌。

【性味归经】味辛，性温。归肺、脾、肾、膀胱经。

【功能主治】行气止痛，温肾散寒。用于寒凝气滞，胸腹胀痛，气逆喘急，膀胱虚冷，遗尿尿频，疝气疼痛，经寒腹痛。（《药典》2015年版）

【特殊用法】

1. 治气喘：乌药末、麻黄五合，韭菜绞汁一碗，冲末药服即止，不止再服。（《心医集》）

2. 治头痛：《严氏济生方》用乌药配川芎，各等份。治男子气厥头痛，妇人气盛头痛及产后头痛。

3. 治一切风气之疾。《和剂局方》乌药顺气散，用治一切风气所致四肢骨节疼痛，遍身顽麻，头目旋晕，瘫痪，语言謇涩，筋脉拘挛。

4. 治声音哑。《仙拈集》回音饮用甘草、桔梗、乌梅、乌药各等份，水煎服。

5. 现代研究：乌药具有双向调节胃肠道平滑肌，兴奋大脑皮质，促进呼吸，兴奋心肌，升高血压，发汗，扩张局部血管，缓解肌肉痉挛性疼痛，抗癌等作用。

【心法心得】香附、乌药均可调气，香附血中行气，乌药气中和血、调中快气，且乌药气重于味，虽温不燥，故用之调气和血甚广。除用于胸腹、肢节诸气郁气滞之疾外，笔者亦尝用于心动过缓、肌性痉挛等有效。

【注意事项】孕妇、体虚、气虚及内热证者慎用。

【用法用量】6～10 克。

荔枝核

本品为无患子科植物荔枝的干燥成熟种子。主产于广东、广西、福建、四川等地。夏季采收成熟果实，除去果皮及肉质假果皮，洗净，晒干。生用或盐水炙用。用时打碎。

【别名】荔仁、荔核、荔核子、大荔核。

【性味归经】味甘，微苦，性温。归肝、肾经。

【功能主治】行气散结，祛寒止痛。用于寒疝腹痛，睾丸肿痛。（《药典》2015 年版）

《本草衍义》："治心痛及小肠气。"

【特殊用法】

1. 治胃脘痛。（《本草备要》）

2. 治狐臭：荔枝核焙干研末，白酒适量，调匀擦腋窝，日 2 次。（《福建药物志》）

3. 治疗乳腺增生病。

4. 治疗糖尿病。

5. 现代研究：荔枝核具有高效抑制乙型肝炎病毒，降血糖（改善机体葡萄糖利用率），降血脂，抗氧化等作用。

【心法心得】荔枝核行散滞气。《本草求原》谓其"辟寒以散阳滞，治血通经络，破血"。临床加入四逆散治阳郁肢冷，加入辨证方治疗糖尿病、高脂血症、乙型病毒性肝炎等。

【注意事项】无寒湿、无气滞者慎用。

【用法用量】3～10 克。

香　附

本品为莎草科植物莎草的干燥根茎。主产于山东、浙江、湖南、河南、广东、四川等地。秋季采挖，燎去毛须，置沸水中略煮或蒸透后晒干。生用或醋炙用。用时碾碎。

【别名】香附子、莎草、三莎草、省头香、雷公头、香附米。

【性味归经】味甘、微苦，性平。归肝、脾、三焦经。

【功能主治】疏肝解郁，理气宽中，调经止痛。用于肝郁气滞，肠胁胀痛，疝气疼痛，乳房胀痛，脾胃气滞，脘腹痞满，胀满疼痛，月经不调，经闭痛经。（《药典》2015年版）

【特殊用法】

1. 除胸中热。（《名医别录》）

2. 治崩漏。（《汤液本草》）

3. 治偏正头痛。（《澹寮方》）

4. 治尿血：用香附、地榆等分。各煎汤，先服香附汤，后服地榆汤。（《全生指迷方》）

5. 治消渴累年不愈：用香附一两、白茯苓半两，二味为散，陈粟米饮调下。（《圣济总录》）

6. 治瘰疬流注肿块。（《外科发挥》）

7. 现代研究：香附具有解热，强心，降血压，减慢心率，显著提高痛阈，抑菌，改善病灶部位血液循环，缩小肿块等作用。

【心法心得】香附利三焦，解六郁，宣达气血，肝家主药。凡气实之病，用之多效。除上述诸病外，肢节胀痛，晨僵者，笔者亦多用之。

【注意事项】气虚无滞，阴虚，血热者慎服。

【用法用量】6～10克。

佛 手

本品为芸香科植物佛手的干燥果实。主产于四川、广东、福建、云南等地。秋季尚未变黄或刚变黄时采收，纵切成薄片，晒干或低温干燥。生用。

【别名】佛手柑、福寿柑、五指柑。

【性味归经】味辛、苦、酸，性温。归肝、脾、胃、肺经。

【功能主治】疏肝理气，和胃止痛，燥湿化痰。用于肝胃气滞，胸胁胀痛，胃脘痞满，食少呕吐，咳嗽痰多。（《药典》2015年版）

【特殊用法】

1. 消胃家寒疾。（《滇南本草》）

2. 治痢下后重。（《本草逢原》）

3.（消）瘰疬。（《本草再新》）

4. 治疝气痛。（《广西本草选编》）

5. 止面寒疼。（《滇南本草》）

6. 现代研究：佛手具有解痉，祛痰，扩张冠状动脉，抑制心肌收缩力，减慢心率等作用。

【心法心得】佛手和橘皮均能行气化痰。但佛手长于健胃止痛，理气而不耗阴；橘皮燥湿健脾，化痰力较强，但性燥易伤阴，故橘皮陈久者方良，散其燥气，以免伤阴。佛手花功同佛手，但长于降肺气，疗喘咳。

【注意事项】阴虚有火，无气滞者慎服。

【用法用量】3～10 克。

玫瑰花

本品为蔷薇科植物玫瑰的干燥花蕾。主产于山东、江苏、福建、浙江、四川、甘肃等地。春末夏初花将开放时分批采收，除去花柄及蒂，及时低温干燥。生用。

【别名】刺玫菊、刺玫花、徘徊花、笔头花、湖花等。

【性味归经】味甘、微苦，性温。归肝、脾经。

【功能主治】行气解郁，和血，止痛。用于肝胃气痛，食少呕恶，月经不调，跌仆伤痛。（《药典》2015 年版）

【特殊用法】

1. 令人神爽。（《食物本草》）

2. 治风痹：可用玫瑰花、红花、当归，水煎去渣，好酒和服。（《本草纲目拾遗》）

3. 消乳癖。（《随息居饮食谱》）

4.（缓解）食管痉挛。（《河北中草药》）

5. 现代研究：玫瑰花具有促进胆汁分泌，促进血液循环，镇静，抗幽门螺杆菌等作用。

【心法心得】玫瑰花理气解郁，和血调经。其和血之功，诸药难及。其治血气不和所致胃痛、胸痹痛、痛经、乳胀痛、胁痛、痹痛等均有效。

【注意事项】孕妇忌用。

【用法用量】3～6克。

薤 白

本品为百合科植物小根蒜或薤的干燥鳞茎。全国各地均产，以江苏、浙江产者为优。夏、秋两季采挖。洗净，除去须根，置沸水中烫透或蒸透，晒干。生用。

【别名】薤白头、山蒜、野蒜、小独蒜、宅蒜。

【性味归经】味辛、苦，性温。归心、肺、胃、大肠经。

【功能主治】通阳散结，行气导滞。用于胸痹心痛，脘腹痞满胀痛，泻痢后重。（《药典》2015年版）

【特殊用法】

1. 治妇人赤白带下。（《食疗本草》）

2. 治骨鲠：骨鲠在咽不得下者，食之则去。（《备急千金要方》）

3. 治久痢：调中，主久痢不瘥。（《本草拾遗》）

4. 安胎。（《本草纲目》）

5. 壮阳：温补，助阳道。（《本草纲目》）

6. （治）豚气痛。（《药性集要》）

7. 现代研究：薤白具有利尿，降血压，抗癌，降低动脉脂质斑块，抑制血小板凝集等作用。

【心法心得】薤白辛苦而温，通阳散结治胸痹，下气导滞除后重。其治疗冠心病心绞痛多用，后重用木香等不除者，加薤白有效。然多食动邪火，致目蒙。

【注意事项】无气滞、血滞者不宜用。

【用法用量】5～10克。

大腹皮

本品为棕榈科植物槟榔的干燥果皮。主产于广东、海南、台湾等地。春末至初秋采收成熟果实，煮后干燥，剥取果皮，打松，晒干。生用。

【别名】腹毛、大腹毛、槟榔皮、槟榔衣、大腹绒。

【性味归经】味辛，性微温。归脾、胃、大肠、小肠经。

【功能主治】行气宽中，行水消肿。用于湿阻气滞，脘腹胀闷，大便不爽，水肿胀满，脚气浮肿，小便不利。（《药典》2015 年版）

【特殊用法】

1. 健脾开胃调中。（《日华子本草》）

2. （治）胎气恶阻胀闷。（《本草纲目》）

3. （调）膜原冷热之气。（《得配本草》）

4. 治疟疾泻痢。（《本草再新》）

5. 现代研究：大腹皮具有促进纤维蛋白溶解，兴奋胃肠道平滑肌等作用，用于治疗单纯性肥胖等。

【心法心得】大腹皮，宽中利气之捷药也，具有促胃肠动力作用。理气消肿，治肌肤之中水肿，亦治肺气喘促。大腹皮为槟榔之外壳，槟榔质重，泄有形之积滞；大腹皮质轻，散无形之滞气。

【注意事项】气虚体弱者慎服。

【用法用量】5～10 克。

甘 松

本品为败酱科植物甘松的干燥根及根茎。主产于四川、甘肃、青海等地。春、秋两季采挖，除去泥沙及杂质，晒干或阴干，切段。生用。

【别名】甘松香、香松。

【性味归经】味辛、甘，性温。归脾、胃经。

【功能主治】理气止痛，开郁醒脾；外用祛湿消肿。用于脘腹胀满，食欲不振，呕吐；外用治牙痛，脚气肿毒。（《药典》2015 年版）

【特殊用法】

1. （治）卒心腹痛满。（《开宝本草》）

2. 去气郁。(《本草纲目》)

3. 主黑皮䵟䵷。(《本草拾遗》)

4. 作汤浴,令人身香。(《日华子本草》)

5. 现代研究:甘松具有抗心律失常,缓解胃肠平滑肌痉挛,降低血脂等作用。

【心法心得】甘松,醒脾畅胃,能疗郁证,对抑郁状态,神经衰弱,癔症,神经性胃痛等均有效。可与玄参、枳壳、丹参等配伍治疗心律失常。亦可用于头痛、牙痛、转筋等。

【注意事项】气虚血热者忌服。

【用法用量】3～6克。外用适量,泡汤漱口或煎汤泡脚或研末敷患处。

九香虫

本品为蝽科昆虫九香虫的干燥体。主产于四川、贵州、云南、广西等地。11月至次年3月前捕捉,置适宜容器内,加酒少许将其闷死,取出阴干;或置沸水中烫死,取出,干燥。生用或用文火微炒用。

【别名】屁巴虫、屁板虫、屁打虫、羌螂虫、里兜虫等。

【性味归经】味咸,性温。归肝、脾、肾经。

【功能主治】理气止痛,温中助阳。用于胃寒胀痛,肝胃气痛,肾虚阳痿,腰膝酸痛。(《药典》2015年版)

【特殊用法】

1. 治阳痿:专兴阳益精。(《本草新编》)

2. 为镇痛药,有强壮之效。(《现代实用中药》)

3. 现代研究:九香虫具有抑菌,抗癌作用。

【心法心得】九香虫理气止痛,对胃痛、心绞痛、腰痛有效;温中助阳,与人参、白术、巴戟天、肉苁蓉、补骨脂、刘寄奴等配伍,治疗阳痿有效。

【注意事项】凡肝胆火旺,阴虚内热者禁服。

【用法用量】3～9克。

柿　蒂

本品为柿树科植物柿的干燥宿萼。主产于四川、广东、福建、河南、山东等地。冬季果实成熟时采摘或食用时收集，洗净，晒干。生用。

【别名】 柿钱、柿丁、柿子把、柿萼。

【性味归经】 味苦、涩，性平。归胃经。

【功能主治】 降逆止呃。用于呃逆。(《药典》2015 年版)

【特殊用法】

1. 治气隔反胃。(《滇南本草》)

2. (治)夜尿。(《青岛中草药手册》)

3. 现代研究：柿蒂具有镇静，抗心律失常，避孕作用。

【心法心得】 柿蒂降逆下气，实具止痉之功，膈肌痉挛，用之有效，其他肌性痉挛，亦可试用。

【注意事项】 孕妇勿用。

【用法用量】 5～10 克。

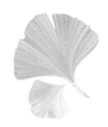

第九章 消食药

　　凡以消食化积为主要作用，主治饮食积滞的药物，称为消食药。

　　消食药多味甘性平，主归脾胃二经。具消食化积，以及健脾开胃、和中之功。主治宿食停留，饮食不消所致之脘腹胀满，嗳气吞酸，恶心呕吐，不思饮食，大便失常；以及脾胃虚弱，消化不良等证。

　　食积有肉食积、米面食积之别，肉食积治以山楂，米面等淀粉类食积治以麦芽、稻芽等，至于鸡内金、阿魏、莱菔子对肉食积、米面食积均有效。这类药中麦芽回乳，哺乳期女性勿用。

　　本类药物虽多数效缓，但仍不乏有耗气之弊，故气虚而无积滞者慎用。

　　现代药理研究证明，消食药一般具有不同程度的助消化作用，个别药还具有降血脂、强心、增加冠脉血流量及抗心肌缺血、降血压、抗菌等作用。

山　楂

　　本品为蔷薇科植物山里红或山楂的干燥成熟果实。主产于山东、河北、河南、辽宁、江苏等地。秋季果实成熟时采收。切片，干燥。生用或炒用。

　　【别名】炒山楂、焦山楂、山楂炭、山里果、山里红、酸里红、山里红果、酸枣、红果、红果子、山林果。

　　【性味归经】味酸、甘，性微温。归脾、胃、肝经。

　　【功能功能】消食健胃，行气散瘀，化浊降脂。用于肉食积滞，胃脘胀满，泻痢腹痛，瘀血经闭，产后瘀阻，心腹刺痛，胸痹心痛，疝气疼痛，高脂血症。焦山楂消食导滞作用增强。用于肉食积滞，泻痢不爽。（《药典》2015 年版）

程丑夫临证用药传忠录

160

《药性解》：主健脾消食，散结气，行滞血，理疮疡。

【特殊用法】

1. 治腰痛：治腰痛有效；（《本草图经》）去瘀血疼痛。（《景岳全书》）

2. 妇人产后儿枕痛，恶露不尽者，煎汁入沙糖服之，立效。（《景岳全书》）

3. 能除疝癖癥瘕。（《医学衷中参西录》）

4. 消肉积：故能消化饮食积聚，以治肉积尤效。（《医学衷中参西录》）

5. 配伍：得紫草煎酒调服，发痘疹。得茴香，治偏坠疝气。配鹿茸，治老人腰痛。入艾汤调服，治肠风下血。（《得配本草》）

若以甘药佐之，化瘀血而不伤新血，开郁气而不伤正气，其性尤和平也。（《医学衷中参西录》）

6. 通经：女子至期，月信不来，用山楂两许煎汤，冲化红蔗糖七八钱服之即通，此方屡试屡效。若月信数月不通者，多服几次亦通下。（《医学衷中参西录》）

7. 现代研究：山楂具有降血脂、增加冠状动脉血流量、强心、降血压、抗菌、增强机体免疫及细胞免疫功能、清除自由基等作用。

【心法心得】山楂活血消积，对肥胖、高脂血症有效，对高甘油三酯血症尤效；小儿食积，消化不良常用，且可开胃；其治腰痛，可与桃仁、徐长卿配伍应用。神曲、麦芽、山楂均能消积，神曲消谷积，麦芽消面积，山楂则消肉积。

【注意事项】气虚便溏，脾虚不食，二者禁用。服人参者忌之。

【用法用量】9～12 克。

神　曲

神曲为辣蓼、青蒿、杏仁等药加入面粉或麸皮混合后经发酵而成的曲剂。生用或炒用。

【别名】六神曲、六曲、炒神曲、焦神曲、建曲。

【性味归经】味甘、辛，性温。归脾、胃经。

【功能主治】消食、健脾、和胃。用于饮食停滞，消化不良，脘腹胀满，

食欲不振，呕吐泻痢。（《中药学》2013年版，《药典》2015年版未见收录）

【特殊用法】

1. 治目病：神曲治目病，生用能发其生气，熟用能敛其暴气也。（《原机启微集》）

2. 回乳：妇人产后欲回乳者，炒研，酒服二钱，日二即止，甚验。（《本草纲目》）

3. 治暴泄：得吴萸，治暴泄不止。（《得配本草》）

4. 行气化痰。（《本草备要》）

5. 疗妇人胎动不安。（《本草新编》》

6. 现代研究：能促进消化，增强食欲。

【心法心得】神曲健脾温胃，散气调中，消食行滞。可用治食滞诸疾，并可治癔症、咽异物感、痤疮、酒精肝等。配伍香附，治妇人血气刺痛。神曲淬酒，治闪挫腰痛。

【注意事项】孕妇忌用。脾阴虚胃火盛，当禁也。

【用法用量】煎服，6～15克。消食宜炒用。

麦 芽

本品为禾本科植物大麦的成熟果实经发芽干燥的炮制加工品。全国各地均可生产。将大麦洗净，浸泡4～6小时后，捞出，保持适度温、湿度，待幼芽长至0.5厘米时，晒干或低温干燥。生用，炒黄或炒焦用。

【别名】大麦芽、大麦蘖、麦蘖、炒麦芽、焦麦芽。

【性味归经】味甘，性平。归脾、胃经。

【功能主治】行气消食，健脾开胃，回乳消胀。用于食积不消，脘腹胀痛，脾虚食少，乳汁郁积，乳房胀痛，妇女断乳，肝郁胁痛，肝胃气痛。生麦芽健脾和胃，疏肝行气。用于脾虚食少，乳汁郁积。炒麦芽行气消食回乳。用于食积不消，妇女断乳。焦麦芽消食化滞。用于食积不消，脘腹胀痛。（《药典》2015年版）

【特殊用法】

1. 生麦芽偏于消食，炒麦芽偏于回乳消胀。

2. 治妇人乳秘成痈。(《得配本草》)

3. 得川椒、干姜，治谷劳嗜卧。(《得配本草》)

4. 麦芽、谷芽、粟芽，皆能消导米、面、诸果食积。(《本草纲目》)

5. 去心腹胀满，止霍乱，除烦热，消痰饮，破癥结，宽肠下气。(《景岳全书》)

6. 现代研究：麦芽具有助消化，促进胃酸与胃蛋白酶的分泌，抑制催乳素分泌，降低血糖等作用。

【心法心得】麦芽乃大麦的果实经发芽干燥而成，凝聚麦之生机，主要功效除消食、回乳外，尚可疏肝和胃，用于脏躁，甘麦大枣汤方中小麦若易以麦芽，对肝气失和之脏躁疗效更好。麦芽回乳，配伍蝉蜕效良。并可在辨证方中加麦芽治疗腮腺炎、药物性听力减退、乳腺增生症等。

【注意事项】妇有胎妊者，不宜多服。多服伤肾气，孕妇及哺乳期禁用。

【用法用量】10～15 克；回乳，炒用 60 克。

稻 芽

本品为禾本科植物粟的成熟果实经发芽干燥的炮制加工品。全国各地均可生产，主产于南方各省区。将稻谷用水浸泡后，捞出，保持适度温、湿度，待幼芽长至 1 厘米时，干燥。生用，炒用。

【别名】蘖米、谷蘖、稻蘖、谷芽、炒谷芽、焦谷芽。

【性味归经】味甘，性温。归脾、胃经。

【功能主治】消食和中，健脾开胃。用于食积不消，腹胀口臭，脾胃虚弱，不饥食少。炒稻芽偏于消食，用于不饥食少。焦稻芽善化积滞，用于积滞不消。(《药典》2015 年版)

《得配本草》：快脾开胃，消食下气，温中化积，为健脾温中之圣药。

【特殊用法】

1. 《名医别录》：主寒中，下气，除热。

2. 现代研究：稻芽富含 B 族维生素及淀粉酶，其所含淀粉酶有消化淀粉作用。

【心法心得】生稻芽和中，炒稻芽消食。常用治功能性消化不良和口臭。

【注意事项】无特殊。

【用法用量】9～15克。

莱菔子

本品为十字花科植物萝卜的干燥成熟种子。各地均产。夏季果实成熟时，采割植株，晒干，搓出种子，再晒干。生用或炒用。用时捣碎。

【别　名】萝卜子、芦菔子、萝白子、菜头子。

【性味归经】味辛、甘，性平。归肺、脾、胃经。

【功能主治】消食除胀，降气化痰。用于饮食停滞，脘腹胀痛，大便秘结，积滞泻痢，痰壅喘咳。（《药典》2015年版）

《景岳全书》："善于破气消痰，定喘除胀，利大小便，有推墙倒壁之功。"

【特殊用法】

1. 莱菔子之功，长于利气。生能升，熟能降。升则吐风痰，散风寒，发疮疹；降则定痰喘咳嗽，调下痢后重，止内痛，皆是利气之效。（《本草纲目》）

2. 消肿毒：同醋研，消肿毒。（《本草经疏》）

3. 散风寒，宽胸膈，发疮疹。（《本草备要》）

4. 配伍：配牙皂煎服，吐中风口噤；配杏仁，治久嗽。和水生研汁服，吐风痰。（《得配本草》）

5. 现代研究：莱菔子具有降血压、降低肺血管阻力、抗病原微生物、抑制炎性增生等作用，并具有增加巨噬细胞吞噬能力、分解亚硝胺而起到抗癌作用。

【心法心得】莱菔子药虽平淡，药力不薄，消积、破气、除胀、消痰、定喘，皆下气之功。临床用治喘咳、糖尿病、高血压、甲状腺功能亢进、肥胖症、慢性扁桃体炎、淋巴结肿大和痤疮均有效。然破气亦能耗气，当中病即止。

【注意事项】中气不足，切忌妄用。虚弱者禁用。服补药者忌之。多服则损气，久服则伤阴也。

【用法用量】5～12克。

鸡内金

本品为雉科动物家鸡的干燥砂囊内壁。杀鸡后，取出鸡肫，立即剥下内壁，洗净，干燥。生用、炒用或醋制入药。

【别名】鸡黄皮、鸡食皮、鸡嗉子。

【性味归经】味甘，性平。归脾、胃、小肠、膀胱经。

【功能主治】健胃消食，涩精止遗，通淋化石。用于食积不消，呕吐泻痢，小儿疳积，遗尿，遗精，石淋涩痛，胆胀胁痛。（《药典》2015年版）

【特殊用法】

1. 扁桃体炎、口腔溃疡：主喉闭乳蛾，一切口疮，牙疳诸疮。（《本草纲目》）

2. 止泄精，主崩血、崩中、带下、肠风、泄痢。（《日华子本草》）

3. 除酒积。（《得配本草》）

4. 现代研究：鸡内金提高胃液的分泌量、胃酸度和消化功能，抗利尿、加速排泄放射性锶的作用。

【心法心得】鸡内金，鸡之脾胃也，中有砂石、铜铁皆能消化，其化积消瘀之力自强。临床常用于消食积、止遗溺、化结石。与丹参为伍，治消化性溃疡久不愈、肝脾大。

【用法用量】3～10克。

阿 魏

本品为伞形科植物新疆阿魏或阜康阿魏的树脂。主产于新疆。春末夏初，盛花期至初果期，分次由茎上部往下部斜割，收集渗出的乳状树脂，阴干。多以生品入丸剂用。

【别名】熏渠、哈昔泥、臭阿魏、五彩魏。

【性味归经】味苦、辛，性温。具强烈而持久的蒜样特异臭气。归脾、胃经。

【功能主治】消积，化痞，散痞，杀虫。用于肉食积滞，瘀血癥瘕，腹中痞块，虫积腹痛。（《药典》2015年版）

【特殊用法】

1. 同炮蒜丸服，并主盘肠痛惊。（《本草纲目》）

2. 杀诸小虫，去臭气，破癥积，下恶气，除邪鬼蛊毒。（《唐本草》）

3. 截疟。（《本草通玄》）

4. 御一切蕈菜毒。（《日华子本草》）

5. 疗噎膈。（《本草求原》）

6. 现代研究：阿魏对子宫自发性收缩具有明显抑制作用，具有终止妊娠、抗过敏、抗炎和免疫抑制作用，并能增快心率。

【注意事项】孕妇禁用，脾胃虚弱者忌用。

【用法用量】1～1.5克，多入丸散和外用膏药。

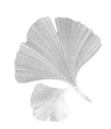

第十章　驱虫药

凡以驱除或杀灭人体内寄生虫，治疗虫证为主的药物，称为驱虫药。

本类药物归脾、胃、大肠经，部分药物具有一定的毒性，对人体内的寄生虫，特别是肠道寄生虫虫体有杀灭或麻痹作用，促使其排出体外。故可用于治疗蛔虫病、蛲虫病、绦虫病、钩虫病、姜片虫病等多种肠道寄生虫病。

部分驱虫药物兼有行气、消积、润肠、止痒等作用，对食积气滞、小儿疳积、便秘、疥癣瘙痒等病证，亦有疗效。

本类药物中，苦楝皮可显著抑制血小板聚集，使君子、芜荑、苦楝皮外用可治疗皮肤真菌病。

现代药理研究证明：驱虫药对寄生虫体有麻痹作用，使其瘫痪以致死亡。部分驱虫药有抗真菌、抗病毒及抗肿瘤等作用。某些驱虫药物还有促进胃肠蠕动、兴奋子宫、减慢心率、扩张血管、降低血压等作用。

使君子

本品为使君子科植物使君子的干燥成熟果实。主产于广东、广西、云南、四川等地。秋季果皮变紫黑色时采收，除去杂质，干燥。

【别名】留求子、史君子、五棱子、索子果、冬均子、病柑子。

【性味归经】味甘，性温。归脾、胃经。

【功能主治】杀虫消积。用于蛔虫病，蛲虫病，虫积腹痛，小儿疳积。（《药典》2015年版）

【特殊用法】

1. 健脾胃，除虚热，止泻痢。（《本草纲目》）

2. 为小儿诸病要药。（《本草纲目》）

3. （治）小便白浊。（《景岳全书》）

4. （治）疮癣。（《本草备要》）

5. 配芦荟，治脾疳。（《得配本草》）

6. 现代研究：使君子有驱蛔虫、驱蛲虫、对细粒棘球绦虫原头蚴有杀灭作用，并有抗真菌作用。

【心法心得】使君子温脾燥胃，杀虫除积。治腹大、腹部痞块有效，另可用使君子煎水频漱治疗虫牙疼痛。

【注意事项】服药时忌饮浓茶。无食积者禁用。食后饮热茶作泻。

【用法用量】使君子9～12克，捣碎入煎剂；使君子仁6～9克，多入丸散或单用，作1～2次分服。小儿每岁1～1.5粒，炒香嚼服，总量不超过20粒。

苦楝皮

本品为楝科植物川楝或楝的干燥树皮和根皮。川楝主产于四川，楝则全国大部分地区均产，主产于四川、湖北、贵州、河南等地。春、秋两季剥取，晒干，或除去粗皮，晒干。

【别名】苦楝、楝树果、楝枣子。

【性味归经】味苦，性寒。有毒。归肝、脾、胃经。

【功能主治】杀虫，疗癣。用于蛔虫病，蛲虫病，虫积腹痛；外治疥癣瘙痒。（《药典》2015年版）

【特殊用法】

1. 外治热疮疥癞：治游风热毒，风疹，热疮疥癞，小儿壮热，并煎汤浸洗。（《日华子本草》）

2. 苦楝根治游风热毒恶疮。苦酒和涂疥癞甚良。（《景岳全书》）

3. 现代研究：苦楝皮具有驱蛔虫、驱蛲虫、抗血吸虫、杀灭绦虫原头蚴的作用，还有抗真菌、兴奋肠道平滑肌、降低血压并能减慢心率等作用。

【心法心得】苦楝皮加榧子煎洗驱蛲虫，醋泡涂擦疥癞有效。

【注意事项】孕妇及肝肾功能不全者慎用。

【用法用量】3～6克。外用适量，研末，用猪脂调敷患处。

槟　榔

本品为棕榈科植物槟榔的干燥成熟种子。主产于海南、福建、云南、广西、台湾等地。春末至秋初采收成熟果实，用水煮后，干燥，除去果皮，取出种子，干燥。

【别名】槟榔子、大腹子、大白、宾门、橄榄子、青仔。

【性味归经】味苦、辛，性温。归胃、大肠经。

【功能主治】杀虫，消积，行气，利水，截疟。用于绦虫病、蛔虫病、姜片虫病，虫积腹痛，积滞泻痢，里急后重，水肿脚气，疟疾。（《药典》2015年版）

【特殊用法】

1.（疗）痰气喘急。（《本草纲目》）

2.解酒毒。（《景岳全书》）

3.（治）奔豚。（《景岳全书》）

4.泻胸中至高之气。（《本草分经》）

5.配伍：得童便，治脚气上冲；或入姜汁。得橘皮，治金疮呕恶。配良姜，治心脾作痛；配麦冬，治大便秘及血淋；配枳实、黄连，治伤寒痞满。（《得配本草》）

6.现代研究：槟榔碱有驱绦虫、抗血吸虫、抗真菌、抗病毒、拟胆碱等作用。

【心法心得】槟榔除能消宿食，解酒毒，除痰癖，宣壅滞，温中快气，杀虫等外，还能通关节气滞，治疗痹病晨僵有效。

【注意事项】凡气虚下陷者宜慎用。

【用法用量】3～10克；驱绦虫、姜片虫30～60克。

雷　丸

本品为白蘑科真菌雷丸的干燥菌核。主产于四川、贵州、云南、湖北、广西等地。秋季采挖，洗净，晒干。

【别名】竹苓、雷实、竹铃芝。

【性味归经】味微苦，性寒。归胃、大肠经。

【功能主治】杀虫消积。用于绦虫病，钩虫病，蛔虫病，虫积腹痛，小儿疳积。（《药典》2015年版）

【特殊用法】

1. 作膏摩，除小儿百病。（《神农本草经》）

2. 降胃中实热。（《景岳全书》）

3. （除）血积气聚。（《景岳全书》）

4. 主癫痫狂走。（《本草新编》）

5. 除皮中热结。（《名医别录》）

6. 现代研究：雷丸有驱绦虫、驱蛔虫、抗阴道滴虫、抗炎、对机体非特异性和特异性免疫功能都有增强作用。

【心法心得】《本草新编》云："名曰雷丸者，言如雷之迅、如丸之转也，走而不留，坚者能攻，积者能去，实至神之品。遇怪病在腹，无药可治者，加入辄应如响。"故用雷丸，除杀虫外，用逐邪气，治气结顽疾有效。

【注意事项】雷丸主含蛋白酶及雷丸多糖，若受热60℃以上，或在酸性环境下易破坏，故宜研粉冲服或装入胶囊冲服。

【用法用量】15～21克，不宜入煎剂，一般研粉服，一次5～7克，饭后用温开水调服，一日3次，连服3日。

鹤　虱

本品为菊科植物天名精或伞形科植物野胡萝卜的干燥成熟果实。前者主产于华北各地，称北鹤虱，为正名；后者主产于江苏、浙江、安徽、湖北、四川等地，称南鹤虱。秋季果实成熟时采收，晒干，除去杂质。

【别名】鹄虱、鬼虱、北鹤虱。

【性味归经】味苦、辛，性平。有小毒。归脾、胃经。

【功能主治】杀虫消积。用于蛔虫病，蛲虫病，绦虫病，虫积腹痛，小儿疳积。（《药典》2015年版）

【特殊用法】

1. 止疟。(《日华子本草》)

2. 调逆气：善调逆气，治一身痰凝气滞。(《本草逢原》)

3. 解蛇毒。(《岭南采药录》)

4. 治心痛：心痛，以淡醋和半匕服。(《开元本草》)

5. 现代药理：鹤虱具有抑菌，杀虫，抗惊厥，降温，降压等作用。

【心法心得】鹤虱杀虫消积。除治疗虫积外，对小儿疳积具有良好效果。亦可用于降血压，治心痛，疗痔疮。

【注意事项】孕妇慎用。

【用法用量】3～9克。

榧 子

本品为红豆杉科植物榧的干燥成熟种子。主产于安徽、福建、江苏、浙江、湖南、湖北等地。秋季种子成熟时采收，除去肉质假种皮，洗净，晒干。

【别名】细榧、羊角榧、香榧、榧树、玉榧、野杉、柀子。

【性味归经】味甘，性平。归肺、胃、大肠经。

【功能主治】杀虫消积，润肺止咳，润燥通便。用于钩虫病、蛔虫病、绦虫病，虫积腹痛，小儿疳积，肺燥咳嗽，大便秘结。(《药典》2015年版)

【特殊用法】

1. 主五痔。(《名医别录》)

2. 明目，轻身。(《食疗本草》)

3. 助阳道。(《生生福幼编》)

4. 定呵喘。(《本草再新》)

5. 现代研究：榧子具有驱钩虫作用。

【心法心得】榧子虽为杀虫剂，然其润肺止咳平喘，润燥通便之功，不可忽视，用之恰当，可取效于意料之外。外用对皮肤、指甲真菌感染有效。

【注意事项】脾虚泄泻及肠滑大便不实者慎服。

【用法用量】9～15克。

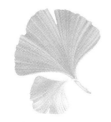

第十一章　止血药

凡以制止体内外出血，治疗各种出血病证为主的药物，称止血药。

止血药均入血分，因心主血、肝藏血、脾统血，故本类药物以归心、肝、脾经为主，尤以归心、肝二经者为多，均具有止血作用。止血药主要用于治疗咯血、咳血、衄血、吐血、便血、尿血、崩漏、紫癜以及外伤出血等体内外各种出血病证。

现代药理研究表明，止血药的止血作用机制广泛，能促进凝血因子生成，增加凝血因子浓度和活力，抑制抗凝血酶活性；增加血小板数目，增强血小板的功能；收缩局部血管或改善血管功能，增强毛细血管抵抗力，降低血管通透性；促进纤维蛋白原或纤维蛋白的生成，抑制纤溶；有的可通过广泛的物理化学因素促进止血。其中，促进血液凝固和抑制纤维蛋白溶解是其主要的机制。部分药物尚有抗炎、抗病原微生物、镇痛、调节心血管功能等作用。

因其药性有寒、温、散、敛之异，根据止血药的药性和功效不同，分为凉血止血药、温经止血药、化瘀止血药和收敛止血药四类。

第一节　凉血止血药

本类药物性属寒凉，味多甘苦，入血分，能清泄血分之热而止血，适用于血热妄行所致的各种出血病证。

本类药物虽有凉血之功，但清热作用不强，在治疗血热出血病证时，常需配清热凉血药同用。若治血热夹瘀之出血，宜配化瘀止血药，或配伍少量的化瘀行气之品。急性出血较甚者，可配伍收敛止血药以加强止血之效。

本类药物中大、小蓟尚可解毒消痈，地榆可升血白细胞，槐花可以降低血压，侧柏叶可乌须生发，白茅根孕妇须慎，苎麻根则清热安胎。

本类药物均为寒凉之品，原则上不宜用于虚寒性出血。又因其寒凉易于凉遏留瘀，故不宜过量久服。

小　蓟

本品为菊科植物刺儿菜的干燥地上部分。全国大部分地区均产。夏、秋两季花开时采割，除去杂质，晒干。

【别名】刺蓟菜、刺儿菜、刺刺菜。

【性味与归经】味甘、苦，性凉。归心、肝经。

【功能与主治】凉血止血，散瘀解毒消痈。用于衄血，吐血，尿血，血淋，便血，崩漏，外伤出血，痈肿疮毒。（《药典》2015年版）

【特殊用法】

1. 主养精保血。（《名医别录》）

2. 除风热。（《食疗本草》）

3. （解）蜘蛛蛇蝎毒。（《本草拾遗》）

4. 开胃下食。（《日华子本草》）

5. 善治肺病结核。（《医学衷中参西录》）

6. （善治）花柳毒淋，下血涩疼。（《医学衷中参西录》）

7. 现代研究：小蓟具有降血压，降血脂，缩短出血时间，抗关节炎，抑菌，利胆，镇静，促进产后子宫恢复，抗癌等作用。

【心法心得】小蓟，止血良药也，《卫生易简方》谓其"治九窍出血"。临床主要用于血热所致出血，余则常用其治疗尿血、尿蛋白，亦用其降低血压尤以舒张压高者。

【用法与用量】5～12克。

大　蓟

本品为菊科植物蓟的干燥地上部分。全国大部分地区均产。夏、秋两季花开时采割地上部分，除去杂质，晒干。

【别名】大刺儿菜、大刺盖、老虎脷。

【性味归经】味甘、苦，性凉。归心、肝经。

【功能主治】凉血止血，散瘀解毒消痈。用于衄血，吐血，尿血，便血，崩漏，外伤出血，痈肿疮毒。（《药典》2015年版）

【特殊用法】

1. 去蜘蛛蝎子咬毒。（《本草蒙筌》）

2. 主女子赤白沃下。（《本经逢原》）

3. 治肠痈。（《日华子本草》）

4. 令人肥健。（《开宝本草》）

5. 配伍：得酒，治九窍出血；配小蓟，治崩中。（《得配本草》）

6. 现代研究：大蓟具有降血压，缩短出血时间，抑制人型结核分枝杆菌、脑膜炎奈瑟菌、白喉棒状杆菌、单纯疱疹病毒等作用。

【心法心得】《本草新编》云："大蓟，破血止血甚奇，消肿安崩亦效，去毒亦神。"其功皆本于凉血散瘀。二蓟合用，治疗尿血、尿蛋白有效。

【注意事项】虚寒出血，脾胃虚寒者禁服。

【用法用量】9～15克。

地　榆

本品为蔷薇科植物地榆或长叶地榆的干燥根。后者习称"绵地榆"。主产于江苏、安徽、河南、河北、湖南等地。春季将发芽时或秋季植株枯萎后采挖，除去须根，洗净，干燥，或趁鲜切片，干燥。

【别名】黄瓜香、玉札、玉豉、酸赭。

【性味归经】味苦、酸、涩，性微寒。归肝、大肠经。

【功能主治】凉血止血，解毒敛疮。用于便血，痔血，血痢，崩漏，水火烫伤，痈肿疮毒。（《药典》2015年版）。

【特殊用法】

1. 捣汁涂虎犬蛇虫伤。（《本草纲目》）

2. 止汗止痛。（《本经逢原》）

3. 主治妇人乳至痛。（《神农本草经》）

4. 除消渴。（《开宝本草》）

5. 配伍：得犀角，治热痢，心热下血。配黄芩，治疮痒；火盛则痛，火微则痒。配苍术，治肠风痛痒不止。佐砂仁、甘草，治下血腹痛。止血，炒黑用上截。其梢能行血。（《得配本草》）

6. 现代研究：地榆有明显的止血、抗菌、收敛、生肌、抑菌、减轻烧伤、烫伤早期组织水肿、降低毛细血管通透性、减少渗出、保护创面、利尿、防止休克、镇吐（对抗洋地黄）、增强对蛋白质的消化等作用。

【心法心得】地榆主清下焦血热血崩，凡溲血、便血、血淋、肠风、血痔、血痢、崩中、带下均有良效。地榆配伍太子参可治血小板减少，配伍连翘治疗白细胞减少，配伍海螵蛸治消化道出血。其治水火烫伤，需外用，研末加麻油涂敷患处。

【注意事项】虚寒者不宜用。

【用法用量】9～15克。外用适量，研末涂敷患处。

槐　花

本品为豆科植物槐的干燥花及花蕾。我国大部分地区均产。夏季花开放或花蕾形成时采收，即时干燥，除去枝、梗及杂质。前者习称"槐花"，后者习称"槐米"。

【别名】洋槐花。

【性味归经】味苦，性微寒。归肝、大肠经。

【功能主治】凉血止血，清肝泻火。用于便血，痔血，血痢，崩漏，吐血，衄血，肝热目赤，头痛眩晕。（《药典》2015年版）

【特殊用法】

1. 炒香频嚼，治失音及喉痹。（《本草纲目》）

2. 益肾清火，专滋肾家津枯。（《本经逢原》）

3. 止涎唾。（《神农本草经》）

4. 主治大热，难产。（《药性论》）

5. 治丈夫，女人阴疮湿痒。（《日华子本草》）

6. 子脏血热致痛，肝气结乳为瘕，非此不能消散。（《得配本草》）

7. 配伍：得郁金，解热结溲血。配桃仁，治疗疮肿痛；配栀子，治酒毒下血。佐荆穗，除风热便血。治喉痹，炒嚼，治舌血，炒研掺。入汤，药微炒；催生，酒服。配枳壳、当归，治肠风。入牛胆阴干，明眼目。（《得配本草》）

8. 现代研究：槐花具有凝血、改善毛细血管通透性、抗炎、解痉和抗溃疡、短时降血压、抗辐射、预防冻伤、抗真菌作用。

【心法心得】槐花凉血清肝，散结清火，宜于血热之证。临床用以止血，降血压，抗血热夹风之皮肤过敏性疾病有效。

【注意事项】脾胃虚寒及阴虚发热而无实火者慎服。

【用法用量】5～10克。

侧柏叶

本品为柏科植物侧柏的干燥枝梢和叶。全国大部分地区均产。多在夏、秋两季采收，阴干。

【别名】香柏、扁柏、柏树。

【性味归经】味苦、涩，性寒。归肺、肝、脾经。

【功能主治】凉血止血，化痰止咳，生发乌发。用于吐血，衄血，咯血，便血，崩漏下血，肺热咳嗽，血热脱发，须发早白。（《药典》2015年版）

【特殊用法】

1. 能治冷风历节疼痛。（《药性论》）

2. 烧取汁，涂头，黑润鬓发。（《日华子本草》）

3. 令人耐风寒，去湿痹，止饥。（《开宝本草》）

4. 涂烫火伤。（《得配本草》）

5. 配伍：得川连，治尿血。佐槐花，治下血。得榴花，研末吹鼻，治鼻衄不止；得干姜、阿胶、马通汁，治吐血不止。配白芍，治月水不断。生用凉，炙用温。（《得配本草》）

6. 元旦饮椒柏酒以辟邪。（《本草求真》）

7. 现代研究：侧柏叶具有抑菌，镇咳祛痰，舒张支气管平滑肌、缓解支气管痉挛，止血，降低血压等作用。

【心法心得】《六书精蕴》云："万木皆向阳，而柏独西指，故字从白。白者，西方也。"陆佃《埤雅》云："柏之指西，犹针之指南也。"可想而知：柏确非一般草木，非他木所及。柏得金气最多，疗喘嗽多效。临床用以止血，生发乌须外，可用于痹病、喘咳。

【注意事项】脾胃虚寒者不宜久服。

【用法用量】6～12克。止血多炒炭用，化痰止咳宜生用。外用适量。

白茅根

本品为禾本科植物白茅的干燥根茎。全国各地均产。春、秋两季采挖，洗净，晒干，除去须根和膜质叶鞘，捆成小把。

【别名】丝茅草、茅草、白茅草。

【性味归经】味甘，性寒。归肺、胃、膀胱经。

【功能主治】凉血止血，清热利尿。用于血热吐血，衄血，尿血，热病烦渴，湿热黄疸，水肿尿少，热淋涩痛。(《药典》2015 年版)

【特殊用法】

1.（治）伤寒哕逆。(《本草纲目》)

2. 消瘀血。(《本草求真》)

3. 解酒毒。(《本草求真》)

4. 主消渴。(《药性论》)

5. 主妇人月经不匀，通血脉，淋涩。(《日华子本草》)

6. 现代研究：白茅根具有止血，利尿，抑菌，增强细胞免疫等作用。

【心法心得】白茅根能除伏热，利小便，对多种血证，尤其尿血、尿蛋白有一定效果。另对马钱子、附子、巴豆、毒蕈、酒精等多种药物和食物中毒有解毒作用。

【注意事项】《本草经疏》："因寒发哕，中寒呕吐，湿痰停饮发热，并不得服。"《本草品汇精要》："妊娠不可服。"

【用法用量】9～30克。

苎麻根

本品为荨麻科多年生草本植物苎麻的根。主产于江苏、浙江、安徽、山东、陕西等地。冬、春季采挖,洗净,晒干,切段生用。

【别名】苎根、苎麻头、纻、川绵葱、银苎、天名精、园麻、线麻、山麻等。

【性味归经】味甘,性寒,归厥阴经。

【功能主治】治热病大渴、大狂,血淋,癃闭,吐血,下血,赤白带下,丹毒,痈肿,跌打损伤,蛇虫咬伤。(《药典》2015年版)

【特殊用法】

1. 安胎。(《名医别录》)

2. 治心膈热。(《名医别录》)

3. 通蛊胀,崩漏,白浊,滑精。(《本草纲目拾遗》)

4. 胡蜂、毒蛇咬。(《本草纲目拾遗》)

5. 鸡、鱼骨鲠。(《本草备要》)

6. 现代研究:苎麻根具有止血(缩短出、凝血时间),抑菌,解热等作用。

【心法心得】治疗白细胞减少有效,孕妇胎漏甚宜。

【注意事项】《本草经疏》:胃弱泄泻者勿服;诸病不由血热者,亦不宜用。

【用法用量】内服:煎汤,7.5～15克;或捣汁。外用:捣敷或煎水洗。

第二节　化瘀止血药

本类药物既能止血,又能化瘀,具有止血而不留瘀的特点,适用于瘀血内阻,血不循经之出血病证。部分药物尚能消肿、止痛,还可用治跌打损伤、经闭、瘀滞心腹疼痛等病证。本类药物虽适用于出血兼有瘀滞之证,然随证配伍也可用于其他各种出血之证。

三七乃化瘀止血之首,米饮送下更神;茜草通经,酒煎甚效;蒲黄利尿,前人多用;花蕊石过服则肌血有损;降香止痛而胸痹常用。

本类药物具行散之性,对于出血而无瘀者及孕妇宜慎用。

三 七

本品为五加科植物三七的干燥根和根茎。主产于云南、广西。秋季花开前采挖，洗净，分开主根、支根及根茎，干燥。支根习称"筋条"，根茎习称"剪口"。

【别名】田七、人参三七、参三七、文州三七。

【性味归经】味甘、微苦，性温。归肝、胃经。

【功能主治】散瘀止血，消肿定痛。用于咯血，吐血，衄血，便血，崩漏，外伤出血，胸腹刺痛，跌仆肿痛。（《药典》2015 年版）

【特殊用法】

1. 赤目痈肿，虎咬蛇伤。（《本草纲目》）

2. 治一切血病。（《得配本草》）

3. 生津。（《百草镜》）

4. 散瘀排脓。（马培之《药性歌诀》）

5. 治痰火吐血。（《岭南采药录》）

6. 现代研究：三七具有止血，抗凝，增加冠状动脉流量，改善心脏及其他脏器微循环及毛细血管内瘀血，降血压（迅速而持久），镇静，镇痛，抗炎，抗溃疡，抗衰老，抗肿瘤，抑菌，保肝，退黄，解毒等作用；并具有雄性激素样作用。

【心法心得】三七散瘀定痛，活血止血。治疗心血管疾病、血液系统多种病症，如冠心病心绞痛，心律失常，多种出血，血小板减少等均有效。

【注意事项】孕妇慎用。

【用法用量】3～9 克；研粉吞服，一次 1～3 克。外用适量。

茜 草

本品为茜草科植物茜草的干燥根和根茎。主产于陕西、河北、河南、山东等地。春、秋两季采挖，除去泥沙，干燥。

【别名】血茜草、血见愁、蒨草、地苏木、活血丹、土丹参。

【性味归经】味苦，性寒。归心包、肝经。

【功能主治】凉血，祛瘀，止血，通经。用于吐血，衄血，崩漏，外伤出

血，瘀阻经闭，关节痹痛，跌仆肿痛。（《药典》2015年版）

【特殊用法】

1. 通经脉，治骨节风痛。（《本草纲目》）

2. （治）黄疸。（《神农本草经》）

3. （疗）乳结。（《日华子本草》）

4. 蚀恶肉，败疮，死肌，杀疥虫。（《神农本草经》）

5. 主治六极伤心肺。（《药性论》）

6. 去诸死血。（《本草发挥》）

7. 除霉毒，疗乳痈。（《得配本草》）

8. 现代研究：茜草具有止血，升高白细胞，抗癌，祛痰镇咳，抗菌，能防止实验性肾和膀胱结石的形成，增强子宫收缩等作用。

【心法心得】茜草入心包、肝经，行血止血。用以通经，茜草一两煎酒服甚效。另对白细胞减少，乳腺增生有效。

【注意事项】气虚不摄血及脾寒者勿用。

【用法用量】6～10克。

蒲　黄

本品为香蒲科植物水烛香蒲、东方香蒲或同属植物的干燥花粉。全国大部分地区均有生产。夏季采收蒲棒上部的黄色雄花序，晒干后碾轧，筛取花粉。剪取雄花后，晒干，成为带有雄花的花粉，即为草蒲黄。

【别名】香蒲、水蜡丸、蒲草。

【性味归经】味甘，性平。归肝、心包经。

【功能主治】止血，化瘀，通淋。用于吐血，衄血，咯血，崩漏，外伤出血，经闭痛经，胸腹刺痛，跌仆肿痛，血淋涩痛。（《药典》2015年版）

【特殊用法】

1. 主治心腹膀胱寒热。（《神农本草经》）

2. 凉血活血，止心腹诸痛。（《本草纲目》）

3. 除瘕秘遗精。（《得配本草》）

4. （止）儿枕急痛。（《日华子本草》）

5. 治舌肿：宋度宗欲赏花，一夜忽舌肿满口。蔡御医用蒲黄，干姜末等分，干搽而愈。（《本草纲目》）

6. 现代研究：蒲黄有止血，降血压，抗缺氧，抗疲劳，增强子宫收缩及引产，保护血管内皮细胞，降血脂，抗炎、抗菌，免疫抑制，利尿等作用。

【心法心得】蒲黄入手足厥阴经，其入心包络药物不多，故凡心包实证，用之有效。笔者常用之治疗心绞痛、高血压、膀胱蓄血、血淋尿血及瘀热诸证。

【注意事项】孕妇慎用。

【用法用量】5～10克，包煎。外用适量，敷患处。生用散瘀通滞，炒用止血。

花蕊石

本品为变质岩类岩石蛇纹大理岩。主产于陕西、河北、河南等地。采挖后，除去杂石和泥沙。

【别名】花乳石、白云石。

【性味归经】味酸、涩，性平。归肝经。

【功能主治】化瘀止血。用于咯血，吐血，外伤出血，跌仆伤痛。（《药典》2015年版）

【特殊用法】

1. 下死胎，落胞衣，去恶血。（《本草纲目》）

2. 明目益精气，润咽解热化痰。（《本经逢原》）

3. 治诸血证神效。（《本草蒙筌》）

4. 现代研究：花蕊石外用能迅速止血，内服花蕊石后能增加血中钙离子浓度，使血管和淋巴管壁致密，有防止血浆渗出和促进血液凝固作用。还具有收敛、祛瘀等作用。

【心法心得】花蕊石气平，味涩而酸，入厥阴经血分药，通瘀止血。诸血证凉、温不效者，用花蕊石常效。

【注意事项】孕妇慎用。

【用法用量】4.5～9克，多研末服。外用适量。

降 香

本品为豆科植物降香檀树干和根的干燥心材。主产于广东、海南，进口降香为印度黄檀。全年均可采收，除去边材，阴干。

【别名】降真香、紫檀香、花梨母。

【性味归经】味辛，性温。归肝、脾经。

【功能主治】化瘀止血，理气止痛。用于吐血，衄血，外伤出血，肝郁胁痛，胸痹刺痛，跌仆伤痛，呕吐腹痛。（《药典》2015年版）

【特殊用法】

1. 可代没药、血竭。（《本草纲目》）

2. 治怒气而止血。（《得配本草》）

3. 消肿生肌。（《卫生宝鉴》）

4. 外用止血：军士李高以降真香，瓷瓦刮下，研末掩之，血止痛定。明日结痂如铁，遂愈，且无瘢痕。云即降之最佳者，曾救万人。（《名医别录》）

5. 现代研究：降香具有抗凝，抗血栓，抑制前列腺素合成，增加冠状动脉血流量，降低胆固醇，解热镇痛，镇静，抗惊厥，抗肿瘤等作用。

【心法心得】降香色赤，入血分而下降。内服能化瘀止血，行血破滞；外涂可止血定痛。常用于冠心病心绞痛、心肌梗死、高脂血症，外伤局部止血。

【注意事项】血热妄行、便秘、阴虚火旺者不宜用。

【用法用量】9～15克，后下。外用适量，研细末敷患处。

第三节　收敛止血药

本类药物大多味涩，或为炭类或质黏，故能收敛止血。广泛用于各种出血病证。

本类药物中，白及可疗口疮；仙鹤草可止汗证；紫珠叶清热解毒；棕榈止泻止带；血余炭化瘀生新，使血管流通最有斯效；藕节滋补腰肾，和血消瘀食尤佳。

然其收涩，有留瘀恋邪之弊，临证每多配伍化瘀止血药或活血祛瘀药同用。对于出血有瘀或出血初期邪实者，当慎用之。

白 及

本品为兰科植物白及的干燥块茎。主产于贵州、四川、湖南、湖北、河南、浙江、陕西等地。夏、秋两季采挖，除去须根，洗净，置沸水中煮或蒸至无白心，晒至半干，除去外皮，晒干。

【别名】白根、地螺丝、羊角七。

【性味归经】味苦、甘、涩，性微寒。归肺、肝、胃经。

【功能主治】收敛止血，消肿生肌。用于咯血，吐血，外伤出血，疮疡肿毒，皮肤皲裂。（《药典》2015 年版）

【特殊用法】

1. 外用：敷手足皲裂，汤火灼伤，金疮疥癣，恶疮痈毒，败疽死肌，去腐生新。（《得配本草》）

2. 入肺涩血散瘀。（《本草求真》）

3. （治）痱缓不收。（《神农本草经》）

4. 除白癣疥虫。（《名医别录》）

5. 主阴下痿，治面上疱。（《药性论》）

6. （治）瘑疾。（《日华子本草》）

7. （治）鼻渊。（《外科大成》）

8. 现代研究：白及有明显的止血，抗炎，抗溃疡，抗结核分枝杆菌、促进空洞闭合及抗癌作用；白及胶可用作药用辅料。

【心法心得】白及质极黏腻，性极收涩，内外出血均可用之。外用除止血敷疮外，尚可治疗黄褐斑。

【注意事项】不宜与川乌、制川乌、草乌、制草乌、附子同用。

【用法用量】6～15 克煎服，研末吞服 3～6 克。外用适量。

仙鹤草

本品为蔷薇科植物龙芽草的干燥地上部分。我国大部分地区均有分布。夏、秋两季茎叶茂盛时采割，除去杂质，干燥。

【别名】龙芽草、脱力草、狼牙草、金顶龙牙、黄龙尾、毛脚茵。

【性味归经】味苦、涩，性平。归心、肝经。

【功能主治】收敛止血，截疟，止痢，解毒，补虚。用于咯血，吐血，崩漏下血，疟疾，血痢，痈肿疮毒，阴痒带下，脱力劳伤。(《药典》2015 年版)

【特殊用法】

1. 散疮毒。(《生草药性本草》)

2. 消宿食，散中满，下气。(《本草纲目拾遗》)

3. 洗风湿烂脚。(《本草求原》)

4. 治瘰疬。(《伪药条辨》)

5. (治)疟疾。(《湖南药物志》)

6. (治)小儿盗汗。(《广西民族药简编》)

7. 现代药理：仙鹤草具有止血，增加血小板数量，抗炎，抑菌，杀灭绦虫、蛔虫、血吸虫、疟原虫、阴道滴虫等，降低基础代谢，调整心律，降低血糖，抗癌等作用。

【心法心得】汗血同源，仙鹤草除止血外，止汗效良；尚可用于抗心律失常；配大枣煎服可治血小板减少；加入健脾和胃方治疗萎缩性胃炎有效。

【注意事项】外感初起，泄泻发热者忌用。

【用法用量】6～12 克。外用适量。

紫珠叶

本品为马鞭草科植物杜虹花的干燥叶。主产于浙江、江西、福建、台湾、广西、广东等地。夏、秋两季枝叶茂盛时采摘，干燥。

【别名】紫荆、紫珠草、紫珠。

【性味归经】味苦、涩，性凉。归肝、肺、胃经。

【功能主治】凉血收敛止血，散瘀解毒消肿。用于衄血，咯血，吐血，便血，崩漏，外伤出血，热毒疮疡，水火烫伤。(《药典》2015 年版)

【特殊用法】

1. 解诸毒物。(《本草拾遗》)

2. 风湿疼痛。(《青岛中草药手册》)

3. 外用治外伤出血，烧伤。(《全国中草药汇编》)

4. 现代药理：紫珠叶具有止血(增加血小板数量，缩短出血、凝血时间），抗氧化，广谱抗菌等作用。

【心得心法】紫珠止血凉血，可内服外用，对内外多种出血有效。笔者常用于血小板减少症、湿疹、肾炎、IgA 肾病等。

【注意事项】本品味涩，表证初起者慎用。

【用法用量】3～15 克；研末吞服 1.5～3 克。外用适量，敷于患处。

棕榈炭

本品为棕榈科植物棕榈的干燥叶柄。主产于我国南部及西南部。采棕时割取旧叶柄下延部分和鞘片，除去纤维状的棕毛，晒干，切成小片，煅炭用。

【别名】棕榈皮、棕榈木皮、棕皮。

【性味归经】味苦、涩，性平。归肺、肝、大肠经。

【功能主治】收敛止血。用于吐血，衄血，尿血，便血，崩漏。（《药典》2015 年版）

《本草蒙筌》：味苦、涩，气平。无毒。血证宜求。止鼻洪吐衄殊功，塞肠风崩带立效。

【特殊用法】现代研究：棕榈炭有明显止血作用和显著抗肿瘤作用。对妇科多种出血有效。

【心法心得】棕榈主要为收敛止血作用，《药典》入药，唯用叶柄。其实棕榈入药各部均能止血，其中棕榈子能固肠涩精，棕榈叶能降低血压，棕榈皮可治金疮疥癣；棕榈花、棕榈根能治瘰疬。其用量均为 10 克左右。

【注意事项】痢疾初起者禁用。

【用法用量】3～9 克，一般炮制后用。

血余炭

本品为人发制成的炭化物。目前所用血余炭，为我国黄色人种头发制成。取头发，除去杂质，碱水洗去油垢，清水漂净，晒干，焖煅成炭，放凉。

【别名】发炭。

【性味归经】味苦，性平。归肝、胃经。

【功能主治】收敛止血，化瘀，利尿。用于吐血，咯血，衄血，血淋，尿血，便血，崩漏，外伤出血，小便不利。（《药典》2015年版）

【特殊用法】

1. 疗惊痫。（《本草纲目》）

2. 消瘀生新，能去心窍恶血。（《本经逢原》）

3. 能达肝、心二经，开通瘀血之滞也。（《本经逢原》）

4. 治小儿斑疹。（《本经逢原》）

5. 除咳嗽。（《得配本草》）

6. 能清瘀血，关格不通，利水道。（《药性论》）

7. 主治五癃。（《神农本草经》）

8. 现代研究：血余炭具有止血，抗菌等作用。

【心法心得】血余炭止血甚效，其功不疑。但《医学衷中参西录》中"血余能化瘀血生新血，使血管流通最有斯效"，及《药性论》中"能清瘀血，关格不通，利水道"。两书之语，最宜深悟。

【用法用量】5～10克。

藕 节

本品为睡莲科植物莲的干燥根茎节部。主产于湖南、湖北、浙江、江苏、安徽等地。秋、冬两季采挖根茎（藕），切取节部，洗净，晒干，除去须根。

【别名】藕节巴。

【性味归经】味甘、涩，性平。归肝、肺、胃经。

【功能主治】收敛止血，化瘀。用于吐血，咯血，衄血，尿血，崩漏。（《药典》2015年版）

【特殊用法】

1. 消瘀血，解热毒。（《得配本草》）

2. 能解蟹毒。（《本草经疏》）

3. 生用甘寒，凉血散瘀，治上焦痰热。煮熟甘平补益。（《本草分经》）

4. 现代研究：藕节鲜用清热凉血；煅炭消瘀止血、收敛作用较强，能缩短出血时间。

【心法心得】藕节化瘀止血之功，有类三七、花蕊石，三七出于高原山中，花蕊石则为矿物；藕节则出于水中淤泥，无浊气沾染，中空而旁实，《本经逢原》谓其"通达诸窍，联绵诸络"。故除止血外，亦可取象用之。

【用法用量】9～15克。

第四节　温经止血药

本类药物性属温热，能温内脏，益脾阳，固冲脉而统摄血液，具有温经止血之效。适用于脾不统血，冲脉失固之虚寒性出血病证。

本类药物中，艾叶调经安胎，外灸可透诸经而疗百病；炮姜温经止血，内服可止崩中而疗冲任虚寒；灶心土具土之质，得火之性，可温脾胃阳虚。

然本类药物性俱温热，热盛火旺之出血证忌用。

艾　叶

本品为菊科植物艾的干燥叶。全国大部分地区均产，以湖北蕲州产者为佳，称"蕲艾"。夏季花未开时采摘，除去杂质，晒干。

【别名】艾叶、艾蒿、家艾。

【性味归经】味辛、苦，性温。有小毒。归肝、脾、肾经。

【功能主治】温经止血，散寒止痛；外用祛湿止痒。用于吐血，衄血，崩漏，月经过多，胎漏下血，少腹冷痛，经寒不调，宫冷不孕；外治皮肤瘙痒。醋艾炭温经止血，用于虚寒性出血。（《药典》2015年版）

《得配本草》："辛、苦，性温。走足三阴，通十二经，兼入奇经脉络。理气血，辟诸疫。搜僻处接应之虫，除寒湿不时之痢。"

【特殊用法】

1. 主灸百病。（《名医别录》）

2. 治癣，醋煎艾涂之。（《备急千金要方》）

3. 除沉寒痼冷，起阳气将绝。（《本草求真》）

4. 止下痢。（《名医别录》）

5. 使人有子。（《名医别录》

6. 止霍乱转筋，治心痛。（《日华子本草》）

7. 现代研究：艾叶具有止血，降血压，抗过敏，护肝，利胆，镇静，平喘，镇咳，祛痰，抑菌，抗病毒等作用。艾炷灸能增强免疫细胞的吞噬反应。

【心法心得】《本经逢原》："艾性纯阳，故可以取太阳真火，可以回垂绝元阳，服之则走肝、脾、肾三阴，而逐一切寒湿，转肃杀之气为融和。"端午门悬艾叶，可祛鬼邪之气，故艾之纯阳正气可知。其性温而不燥，为温阳理气散寒之柔剂。临床最为切用。

【注意事项】热甚火旺、阴虚者忌用。

【用法用量】3～9克。外用适量，供灸治或熏洗用。

炮　姜

炮姜为姜科植物姜的干燥根茎炒至表面微黑，内呈棕黑色而成。主产于四川、贵州等地。以干姜砂烫至鼓起，表面呈棕褐色，或炒炭至外表色黑，内至棕褐色入药。

【别名】炮干姜。

【性味归经】味辛，性热。归脾、胃、肾经。

【功能主治】温经止血，温中止痛。用于阳虚失血，吐衄崩漏，脾胃虚寒，腹痛吐泻。（《药典》2015年版）

【特殊用法】

1. 暖心气，温肝经。（《得配本草》）

2. 调理痼冷沉寒。（《本草新编》）

3. 能回脉绝元阳。（《本草分经》）

4. 现代研究：炮姜具有抗溃疡、止血作用。

【心法心得】干姜味辛，炮姜味苦，皆气温大热。《本草新编》曰："解散风寒湿痹、鼻塞头痛、发热之邪者，干姜也；调理痼冷沉寒、霍乱腹痛吐泻之病者，炮姜也。盖干姜治表，而炮姜温中。"炮姜除治疗虚寒出血外，用于萎缩性胃炎、雷诺病等，据证使用有效。

【注意事项】孕妇及阴虚有热者禁服。

【用法用量】3～9克。

灶心土

本品为烧杂柴草的土灶灶内底部中心的焦黄土块。全国农村均有。

【别名】伏龙肝。

【性味归经】味辛,性微温。归脾、胃经。

【功能主治】温中止血、止呕、止泻。用于虚寒出血,呕吐腹泻。(《药典》2015 年版未收录)

【特殊用法】

1. 治心痛狂颠。(《本草纲目》)

2. 微温调和血脉。(《本经逢原》)

3. 胎漏不止,煮水澄清去滓,代水煎药。(《日华子本草》)

4. 疗赤白带下,止尿血遗精。(《得配本草》)

5. 治鼻渊。(《日华子本草》)

6. 现代研究:灶心土具有止呕,收敛止血等作用。外用撒布创面能使血管收缩、分泌物减少。

【心法心得】灶心土调中止血燥湿。止呕作用较明显,小儿夜啼用灶心土水煮竹叶服之有效。

【用法用量】煎服,15～30 克,布包,先煎;或 60～120 克,煎汤代水。亦可入丸、散。外用适量。

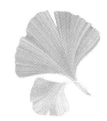

第十二章　活血化瘀药

凡以通利血脉，促进血行，消散瘀血为主要功效，用于治疗瘀血病证的药物，称活血化瘀药或活血祛瘀药，简称活血药或化瘀药。其中活血作用较强者，又称破血药或逐瘀药。

活血化瘀药，性味多为辛、苦、温，部分动物类药味咸，味辛则能散、能行，味苦则通泄，且均入血分，故能行血活血，使血脉通畅，瘀滞消散。即《素问·阴阳应象大论》所谓"血实者宜决之"之法。

活血化瘀药主入心、肝两经。但川芎、丹参、凌霄花可归心包经；延胡索、郁金、乳香、红花、桃仁、苏木可归心经；姜黄、没药、泽兰、刘寄奴、莪术、三棱可归脾经；斑蝥、穿山甲可归胃经；郁金可归胆经；桃仁可归大肠经；儿茶可归肺经；益母草可归膀胱经；牛膝、鸡血藤、骨碎补可归肾经。根据归经按部位用药，疗效倍增。

本类药物行散力强，易耗血动血，不宜用于妇女月经过多以及其他出血证无瘀血现象者；对于孕妇尤当慎用或忌用。

现代药理研究表明，活血化瘀药具有改善血液循环，特别是微循环；具有抗凝血的功能，以防止血栓及动脉硬化斑块的形成；能促使组织的修复、创伤、骨折的愈合；能改善毛细血管的通透性，减轻炎症反应，促进炎症病灶的消退和吸收；能改善结缔组织代谢；调整机体免疫，抗菌消炎等作用。

活血化瘀药包括活血止痛药、活血调经药、活血疗伤药、破血消癥药四类。

第一节　活血止痛药

本类药物多具辛味，辛散善行，既入血分，又入气分，活血每兼行气，有良好的止痛效果，主治气血瘀滞所致的各种痛证，如头痛，胸胁痛、心腹痛、痛经、产后腹痛，肢体痹痛、跌打损伤之瘀痛等。也可用于其他瘀血病证。

活血止痛药各有不同的特点，临床应用时，应根据疼痛的不同部位，病因和病情，选择相应的药物，并作适当的配伍。其中川芎多上行头目，下调经水，中开郁结，头痛常用；延胡索可治一身上下诸痛；郁金治血气心腹痛；姜黄功烈于郁金，治风湿痹痛；乳香、没药活血定痛；五灵脂疗胸痹心痛。

川 芎

本品为伞形科藁本属植物川芎的根茎。主产于四川、贵州、云南，以四川产者质优。5 月采挖，除去泥沙，晒干烘干，再去根须。用时切片生用或酒炙。

【别名】山鞠穷、芎䓖、香果、胡䓖、雀脑芎、京芎、贯芎。

【性味归经】味辛，性温。归肝、胆、心包经。

【功能主治】活血行气，祛风止痛。用于胸痹心痛，胸胁刺痛，跌仆肿痛，月经不调，经闭痛经，癥瘕腹痛，头痛，风湿痹痛。（《药典》2015 年版）

【特殊用法】

1. 散血分诸邪。（《本经逢原》）

2. 治寒痹筋挛。（《本草求真》）

3. （治）妇人血闭无子。（《神农本草经》）

4. 除脑中冷动，面上游风。（《名医别录》）

5. 川芎辛温上升，入肝经，行冲脉，血中理气药也。（《本经逢原》）

6. 齿根出血者，含之多瘥。（《本草经集注》）

7. 散诸经之风。（《珍珠囊》）

8. 现代研究：川芎具有扩张冠状动脉，改善心肌缺血，增加脑及肢体血流量，抑制血小板聚集，降低血压，抑菌，明显镇静，有效地收缩子宫，增强免疫功能，增加脑血流量，对抗各种放射，对抗肿瘤转移等作用。

【心法心得】活血化瘀药均归肝经，而川芎活血行气，能入心包经，冠心病病变部位主要在心包经，故川芎理心包气血，治冠心病具有明显效果。

第十二章 活血化瘀药

【注意事项】高血压性头痛、脑肿瘤头痛、肝火头痛等病人以及阴虚火旺者不宜使用。

【用法用量】3～10克。

延胡索

本品为罂粟科植物延胡索的干燥块茎。主产于浙江、江苏、湖北、湖南等地。夏初茎叶枯萎时采挖，除去须根，洗净，置沸水中煮至恰无白心时，取出，晒干。

【别名】玄胡索、元胡、延胡、元胡索等。

【性味归经】味辛、苦，性温。归肝、脾经。

【功能主治】活血，行气，止痛。用于胸胁、脘腹疼痛，胸痹心痛，经闭痛经，产后瘀阻，跌仆肿痛。（《药典》2015年版）

【特殊用法】

1. 能行血中气滞，气中血滞，故专治一身上下诸痛。（《本草纲目》）

2. 治小便溺血。（《本经逢原》）

3.（治）筋缩疝瘕。（《本草求真》）

4.（治）暴腰痛。（《日华子本草》）

5.（治）妇人月经不调。（《开宝本草》）

6. 现代研究：延胡索具有镇静，镇痛，催眠，中枢性安定，镇吐，抗幽门螺杆菌，抗消化性溃疡，扩张冠状动脉增加冠状动脉血流量，改善心脏微循环及毛细血管内血流瘀滞等作用。

【心法心得】延胡索通行气血，通治一身上下诸痛，常作镇痛使用。但现代研究发现其能改善心脏微循环及毛细血管内血流瘀滞，故可用于冠状动脉微血管病变。

【注意事项】一次用量超过20克时可出现中毒反应。大剂量可引起血管麻痹、呼吸抑制或心功能障碍。

程丑夫临证用药传忠录

【用法用量】3～10克；研末吞服，一次1.5～3克。

郁　金

本品为姜科植物温郁金、姜黄、广西莪术或蓬莪术的干燥块根。前两者分别习称"温郁金"和"黄丝郁金"，其余按性状不同习称"桂郁金"或"绿丝郁金"。温郁金主产于浙江，以温州地区为道地药材；黄丝郁金主产于四川、广西。冬季茎叶枯萎后采挖，摘取根块，除去细根，蒸或煮至透心，干燥。切片或打碎，生用，或明矾水炙用。

【别名】 川郁金、广郁金。

【性味归经】 味辛、苦，性寒。归肝、心、肺经。

【功能主治】 活血止痛，行气解郁，清心凉血，利胆退黄。用于胸胁刺痛，胸痹心痛，经闭痛经，乳房胀痛，热病神昏，癫痫发狂，血热吐衄，黄疸尿赤。（《药典》2015 年版）

《本草纲目》："郁金入心及包络，治血病。"

【特殊用法】

1.（治）妇人经脉逆行，产后败血冲心。（《本经逢原》）

2.（治）失心颠狂，痰迷心窍。（《得配本草》）

3. 治吐血衄血唾血，破恶血血淋尿血。（《本经逢原》）

4. 现代研究：郁金具有利胆，抑菌，抗炎，镇痛，镇静，保护肝脏，抗脂肪肝，降血压、降低外周血管阻力作用，利尿，抗肿瘤等作用。

【心法心得】 郁金散瘀通滞，行气解郁。对血气郁滞诸证，均用之有效。郁金配伍白矾组成的白金丸，不仅对痫证有效，其降血脂作用良好。另郁金配伍菖蒲，宽胸有效。

【注意事项】 不宜与丁香同用。

【用法用量】 3～10 克。

姜　黄

本品为姜科植物姜黄的干燥根茎。主产于四川、福建等地。野生或栽培。冬季茎叶枯萎后采挖，摘取根块，除去细根，蒸或煮至透心，晒干，切厚片，生用。

【别名】 宝鼎香、毫命、黄姜、黄丝等。

【性味归经】味辛、苦，性温。归脾、肝经。

【功能主治】破血行气，通经止痛。用于胸胁刺痛，胸痹心痛，痛经经闭，癥瘕，风湿肩臂疼痛，跌仆肿痛。（《药典》2015年版）

【特殊用法】

1. 除风热。（《得配本草》）

2. 主治心腹膀胱寒热。（《神农本草经》）

3. 治尿血，利水道。（《药性论》）

4. 治癥瘕痈疽，通经消肿毒。（《本经逢原》）

5. 现代研究：蒲黄具有止血，降血压，降血脂，抗缺氧，抗疲劳，增强子宫收缩及引产，保护内皮细胞，抗炎，抗菌，扩张外周血管，保护损伤心肌，促进肠道蠕动，免疫抑制，抗癌和利尿等作用。

【心法心得】姜黄、郁金、蓬术，三物形状、功用皆相近。但郁金入心，专治心包之血；姜黄入脾，兼治血中之气；蓬术入肝，兼治气中之血，应予区别。姜黄配伍肉桂，治心痛难忍及产后血块痛。姜黄常用于血气瘀滞之肿瘤。

【注意事项】孕妇慎用。

【用法用量】3～10克。外用适量。

乳 香

本品为橄榄科植物乳香树及同属植物树皮渗出的树脂。主产于非洲索马里、埃塞俄比亚等地。春夏季采收。可打碎生用，内服多炒用。

【别名】乳头香、天泽香。

【性味归经】味辛、苦，性温。归心、肝、脾经。

【功能主治】活血定痛，消肿生肌。用于胸痹心痛，胃脘疼痛，痛经经闭，产后瘀阻，癥瘕腹痛，风湿痹痛，筋脉拘挛，跌打损伤，痈肿疮疡。（《药典》2015年版）

【特殊用法】

1. 去风伸筋，活血除痹。（《得配本草》）

2. 疗风瘾疹痒毒。（《名医别录》）

3. 疗耳聋。(《本草拾遗》)

4. (疗)中风，口噤。(《本草拾遗》)

5. 现代研究：乳香具有改善微循环及血液流变性，扩血管，增强毛细血管通透性，抑制血小板凝集，抗血栓，降血脂，抗动脉粥样硬化，提高耐缺氧能力，促进组织修复，镇静，镇痛，抗癌等作用。

【心法心得】乳香香窜，能入心经，活血定痛，故为痈疽疮疡、心腹痛要药。中风偏瘫，病变在筋肌而非骨骼，肌张力增高，肢体不能屈伸者，可借乳香"去风伸筋"获效。另加入辨证方中治荨麻疹可提高疗效。

【注意事项】孕妇及胃弱者慎用。

【用法用量】煎汤或入丸、散，3～5克；外用适量，研末调敷。

没 药

本品为橄榄科植物地丁树或哈地丁树的干燥树脂。分为天然没药和胶质没药。主产于非洲索马里、埃塞俄比亚、印度等地。春夏季采收。可打碎生用，内服多制用，清炒或醋炙。

【别名】末药、明没药。

【性味归经】味辛、苦，性平。归心、肝、脾经。

【功能主治】散瘀定痛，消肿生肌。用于胸痹心痛，胃脘疼痛，痛经经闭，产后瘀阻，癥瘕腹痛，风湿痹痛，跌打损伤，痈肿疮疡。(《药典》2015年版)

【特殊用法】

1. 入十二经血分，功专散血而消肿。(《得配本草》)

2. 推陈出新，能生好血。(《海药本草》)

3. 堕胎。(《海药本草》)

4. 配伍：得虎胫骨，治历节风痛。配血竭、童便，去产后恶血。(《得配本草》)

5. 现代研究：没药具有镇静，镇痛，抑制真菌，降血脂，消炎，抗癌等作用。但生没药有局部刺激作用，可引起恶心、呕吐。

【心法心得】乳香活血，没药散血，皆能止痛消肿生肌。故二药每相兼用。凡瘀血疼痛，经脉瘀滞，均可用之。

【注意事项】孕妇不用，痈疽已溃及胃弱者慎用。

【用法用量】3～5克，炮制去油，多入丸散用。

五灵脂

本品为鼯鼠科动物复齿鼯鼠的干燥粪便。均系野生。主产于河北、山西、甘肃等地。全年均可采收，除去杂质，晒干。生用或醋炙、酒炙用。

【别名】寒雀粪、葛旦、灵脂米。

【性味归经】味咸、甘，性温。归肝经。

【功能主治】活血止痛、化瘀止血。用于瘀血阻滞所致胸痹心痛，脘腹胁痛，痛经，产后瘀滞腹痛及瘀血内阻、血不归经之出血证。（《药典》2015年版未见收录）

【特殊用法】

1. 止惊痫。（《本草纲目》）

2. 治痰涎挟血成窠。（《得配本草》）

3. 治肠风。（《本草拾遗》）

4. 通利气脉，（治）女子月闭。（《开宝本草》）

5. 除小儿疳蛔。（《本草图经》）

6. 配伍：得半夏，治痰血凝结；得蒲黄，治心腹疼痛；佐胡桃、柏子仁，治咳嗽肺胀；合木香、乌药，理周身血气刺痛，酒调，治蛇咬昏聩。（《得配本草》）

7. 现代研究：五灵脂具有抑菌，抗炎，缓解平滑肌痉挛，抑制血小板功能和抗血栓形成，增加冠状动脉血流量，降血压，扩张血管，改善微循环，抗肿瘤，镇痛等作用。

【心法心得】五灵脂入肝行血，破瘀止痛。配伍延胡索治疗心绞痛、胸腹诸痛有效，其功不亚于失笑散。《得配本草》有"治痰涎挟血成窠"之语，值得深究，喘、咳、胸痹、顽痰痼疾，多有痰涎挟血成窠之病根。

【注意事项】"十九畏"认为人参畏五灵脂，一般不宜同用。孕妇慎服。

【用法用量】5～10克，宜包煎。

第二节　活血调经药

凡以调畅血脉，通经止痛为主要功效的药物，称活血调经药。本类药物性能大多辛散苦泄，主归肝经血分，具有活血散瘀之功，尤善通畅血脉而调经水。主治血行不畅所致的月经不调，痛经，经闭及产后瘀滞腹痛；亦常用于瘀血痛证，癥瘕，跌打损伤，疮痈肿毒。

本类药物，除活血调经外，丹参功兼四物，尚善除烦安神；桃仁润肠通便，且可止咳平喘；益母草、泽兰利水消肿，皆能降压；牛膝下行，疗气火上逆；鸡血藤舒筋，凌霄花止痒；唯红花小量和血，中量活血，大量破血，其量总为3～10克。

丹　参

本品为唇形科植物丹参的干燥根和根茎。多为栽培，全国大部分地区均产，主产于四川、安徽、江苏、河南、山西等地。春、秋两季采挖，除去茎叶，洗净，润透，切成厚片，晒干。生用或酒炙用。

【别名】红根、大红袍、血参根。

【性味归经】味苦，性微寒。归心、肝经。

【功能主治】活血祛瘀，通经止痛，清心除烦，凉血消痈。用于胸痹心痛，脘腹胁痛，癥瘕积聚，热痹疼痛，心烦不眠，月经不调，痛经经闭，疮疡肿痛。（《药典》2015年版）

【特殊用法】

1. 活血，通心包络，治疝痛。（《本草纲目》）

2. 治风邪留热，除产后烦热。（《得配本草》）

3. 治肠鸣：治心腹邪气，肠鸣幽幽如走水。（《神农本草经》）

4. （治）腰脊强，脚痹。（《名医别录》）

5. 能定精。（《药性论》）

6. 现代研究：丹参具有扩张冠状动脉，增加冠状动脉血流量，改善心肌收缩力，调整心律，降低血压，降血脂，降血糖，改善微循环，抗血栓形成、抗动脉粥样硬化，对肝损伤、肝硬化、肺纤维化、肺损伤、肾衰竭均有保护作用，并有抑菌，抗胃溃疡，促进皮肤创伤和骨折愈合，增强学习记忆能力等作用。

【心法心得】丹参破心包血瘀，安神志，故对血肉之心及神明之心诸疾皆有作用。《得配本草》谓："丹参、茯神、犀角、川连、辰砂、赤石脂、淡竹叶、玄明粉，俱治心经之火，而用之各有所当。心血不足以养神，神不安而虚火动者，丹参补之；心怯弱而火气欲发者，辰砂降之；心血亏而心火横发者，赤石脂敛之；心受暑热而脉来混浊者，淡竹叶清之；热邪炽盛而心脉劲急者，川连平之；心火郁结而心脉沉急者，犀角发之；心火燔灼而病多狂躁者，玄明粉涤之。"

【注意事项】不宜与藜芦同用。

【用法用量】10～15克。

红　花

本品为菊科植物红花的干燥花。全国各地均有栽培。主产于河南、湖北、四川、云南、浙江等地。夏初开花，花色由黄转红时采摘。阴干或微火烘干。

【别名】红蓝花、刺红花。

【性味归经】味辛，性温。归心、肝经。

【功能主治】活血通经，散瘀止痛。用于经闭，痛经，恶露不行，癥瘕痞块，胸痹心痛，瘀滞腹痛，胸胁刺痛，跌仆损伤，疮疡肿痛。（《药典》2015年版）

《本草求真》：红花专入心包、肝。辛苦而温，色红入血，为通瘀活血要剂。

【特殊用法】

1. 行男子血脉，通女子经水。（《本经逢原》）

2. 活血润燥。（《本草纲目》）

3. 解痘毒。（《本经逢原》）

4. 治小儿聤耳：红蓝花三钱半，枯矾五钱，为末，以绵杖缴净吹之。（《本草求真》）

5. 配伍：配当归，活血；配肉桂，散瘀。破血，多用，酒煮；养血，少用，水煮。（《得配本草》）

6. 现代研究：红花具有抑制血小板聚集，抗血栓形成，降血脂，防止动脉斑块形成，改善微循环障碍，增强心肌收缩力，保护缺血心肌，保护缺血性脑损伤，扩张冠状动脉，增加冠状动脉流量，抗心律失常，持久降低血压，镇静，镇痛，消炎，双重调节免疫，兴奋肠道、子宫和支气管平滑肌，甚至引起痉挛等作用。

【心法心得】红花多则行血，少则养血。一般而言，用量 3 克左右则和血，6 克左右则活血，10 克以上则化瘀，故用量须据证而定。另胃肠病、孕妇及哮喘者宜忌用。

【注意事项】孕妇忌服。

【用法用量】3～10 克。

桃 仁

本品为蔷薇科植物桃或山桃的干燥成熟种子。全国各地均产，多为栽培；山桃主产于辽宁、河北、河南、山东、四川、云南等地，则多为野生。6～7月果实成熟后采收，除去果肉和核壳，取出种子，晒干。

【别名】桃核仁、桃核人。

【性味归经】味苦、甘，性平。归心、肝、大肠经。

【功能主治】活血祛瘀，润肠通便，止咳平喘。用于经闭痛经，癥瘕痞块，肺痈肠痈，跌仆损伤，肠燥便秘，咳嗽气喘。（《药典》2015 年版）

李东垣："其功有四：治热入血室，一也；泄腹中滞血，二也；除皮肤血热燥痒，三也；行皮肤凝滞之血，四也。"

【特殊用法】

1. 主血滞风痹骨蒸。（《本草纲目》）

2. 主咳逆上气。（《名医别录》）

3. 止疟疾。（《得配本草》）

4. 配伍：香附为之使。配元胡、川楝子，治肝厥胃痛；入小柴胡汤，治热入血室。（《得配本草》）

5. 现代研究：桃仁具有改善血液流变性，增加血管渗透性，扩张血管，增加组织血流量，抗动脉硬化，抗血栓，降血脂，止咳平喘，镇痛，抗炎，润肠缓泻，促进子宫收缩等作用。

【心法心得】《本草求真》等云："桃仁入心包、肝经，破血通瘀。"冠心病病位当在心包，心包血滞，脉道不通，桃仁实为妙品。另瘀血骨蒸、咳逆上气，若证见瘀血者，用之有效。对顽固性皮肤瘙痒，内服或酒浸外用均有效。

【注意事项】孕妇忌服。

【用法用量】5～10克。

益母草

本品为唇形科植物益母草的新鲜或干燥地上部分。我国大部分地区均产。鲜品春季幼苗期至初夏花前期采割；干品夏季茎叶茂盛、花未开或初开时采割，晒干，或切段晒干。

【别名】益母蒿、益母艾、红花艾、坤草、野天麻、玉米草、灯笼草、铁麻干。

【性味归经】味苦、辛，性微寒。归肝、心包、膀胱经。

【功能主治】活血调经，利尿消肿，清热解毒。用于月经不调，痛经经闭，恶露不尽，水肿尿少，疮疡肿毒。（《药典》2015 年版）

【特殊用法】

1. 明目益精。（《本草纲目》）

2. 利二便。（《得配本草》）

3. 解蛇毒。（《得配本草》）

4. 配伍：得山楂炭，治产后血不止；得陈盐梅炭，止赤痢。入凉血药，治热血贯瞳仁；佐当归，去风热。（《得配本草》）

5. 现代研究：益母草具有改善微循环，降血压（扩张外周血管，降低血管阻力），增加冠状动脉血流量，减慢心率，强心，利尿，抗氧化，抗衰老，抗肿瘤，抗着床，抗早孕，抑制抗原抗体免疫反应等作用。

【心法心得】益母草活血养血，利尿消肿，《得配本草》谓其"行血而新血不伤，养血而瘀血不滞"。临床使用除改善冠状动脉血流、降低血压外，尚有利尿、消除尿蛋白作用。

【注意事项】孕妇慎用。

【用法用量】9～30克；鲜品12～40克。

泽 兰

本品为唇形科植物地瓜苗或毛叶地瓜苗的全草。野生。全国大部分地区均产，主产于黑龙江、辽宁、浙江、湖北等地。夏、秋两季茎叶茂盛时采割，晒干，除去杂质泥土，润透，切段，干燥后生用。

【别名】地瓜苗、地笋、甘露子、方梗泽兰。

【性味归经】味苦、辛，性微温。归肝、脾经。

【功能主治】活血调经，祛瘀消痈，利水消肿。用于月经不调，经闭，痛经，产后瘀血腹痛，疮痈肿毒，水肿腹水。（《药典》2015年版）

【特殊用法】

1. 泽芷以养鼻，谓泽兰、白芷之气，芳香通乎肺也。（《本草纲目》）

2. 专治产后血败，流于腰股，拘挛疼痛。（《本经逢原》）

3. 行水和血。（《本草求真》）

4. 煎汤熏洗产后阴户燥热，遂成翻花。（《得配本草》）

5. 消癥瘕。（《本草纲目》）

6. 配伍：配防己，治产后水肿；配当归，治月水不利。怪症：鬼箭射伤。忽然疼痛，或遍身疼痛异常，名鬼箭风。用泽兰一两，桃仁三十粒，酒水各半煎服。（《得配本草》）

7. 现代研究：泽兰具有扩张血管，改善血液流变学，改善微循环障碍，促进组织修复与再生，强心，促进胃肠平滑肌蠕动，抑制鼻咽癌细胞等作用。

【心法心得】泽兰活血利水，对身面四肢水肿、大腹水肿均有效。且可芳香化浊，除口甘，疗脾瘅。

【注意事项】孕妇慎用。

【用法用量】6～12克。

牛　膝

本品为苋科植物牛膝的干燥根。怀牛膝主产于河南，川牛膝主产于四川、云南、贵州等地。冬季茎叶枯萎时采挖，除去须根和泥沙，捆成小把，晒至干皱后，将顶端切齐，晒干。

【别名】怀牛膝、牛髁膝、山苋菜。

【性味归经】味苦、甘、酸，性平。归肝、肾经。

【功能主治】逐瘀通经，补肝肾，强筋骨，利尿通淋，引血下行。用于经闭，痛经，腰膝酸痛，筋骨无力，淋证，水肿，头痛，眩晕，牙痛，口疮，吐血，衄血。(《药典》2015 年版)

【特殊用法】

1. 治久疟寒热。(《本草纲目》)

2. 主寒湿痿痹，四肢拘挛，腰痛不可屈伸。(《神农本草经》)

3. 能引诸药下行。(《本草衍义补遗》)

4. 止发白。(《名医别录》)

5. 堕胎。(《滇南本草》)

6. 引诸药至膝盖。(《得配本草》)

7. 配伍：得杜仲，补肝；得苁蓉，益肾；配川断肉，强腰膝；配车前子，理阳气。失精，血崩，气陷腿肿，脏寒便滑，中气不足，小便自利，俱禁用。(《得配本草》)

8. 现代研究：牛膝具有抑制心脏，降血压，抗凝血，兴奋子宫平滑肌，促进蛋白质合成，抗生育，抗着床，抗早孕，降血糖，利尿，抗肿瘤等作用。

【心法心得】牛膝有川、怀牛膝之分，功效近似。然怀牛膝偏于补肝肾，舒筋健骨，产于河南怀庆；川牛膝偏于活血祛瘀，通淋利水，产于四川天全、雅安。临床除强筋健骨、抗风湿外，笔者常用于降压，抑制心动过速及作为下部引经药。

【注意事项】孕妇慎用。

【用法用量】5～12 克。

鸡血藤

本品为豆科植物密花豆的干燥藤茎。主产于广西、云南等地。秋、冬两季采收，除去枝叶，切片，晒干。

【别名】血风、血藤、血风藤。

【性味归经】味苦、甘，性温。归肝、肾经。

【功能主治】活血补血，调经止痛，舒筋活络。用于月经不调，痛经，经闭，风湿痹痛，麻木瘫痪，血虚萎黄。（《药典》2015年版）

【特殊用法】

1. 壮筋骨，已酸痛。（《本草纲目拾遗》）

2. 治老人气血虚弱，手足麻木，瘫痪。（《本草纲目拾遗》）

3. 治暑痧。（《饮片新参》）

4. 用于贫血性神经麻痹症。（《现代实用中药》）

5. 现代研究：鸡血藤具有扩血管，抗血小板聚集，刺激造血系统，双向调节免疫功能，调血脂，降血压，抗早孕，促进磷代谢等作用。

【心法心得】鸡血藤活血补血，用于体弱血瘀最为合适。可用于治疗血不养筋之肢体麻木，感觉功能障碍；并可降低舒张压，治疗白细胞减少症等。

【注意事项】孕妇慎用。

【用法用量】9～15克。

王不留行

本品为石竹科植物麦蓝菜的干燥成熟种子。主产于江苏、河北、山东、辽宁、黑龙江等地，以河北邢台者质优。夏季果实成熟、果皮尚未开裂时采割植株，晒干，打下种子，除去杂质，再晒干，生用或炒用。

【别名】奶米、王不留、老头蓝子。

【性味归经】味苦，性平。归肝、胃经。

【功能主治】活血通经，下乳消肿，利尿通淋。用于经闭，痛经，乳汁不下，乳痈肿痛，淋证涩痛。（《药典》2015年版）

【特殊用法】

1. 出竹木刺（捣敷）。（《本草纲目》）

第十二章 活血化瘀药

2. 去风除痹。(《本草求真》)

3. 治诸风疼。(《本草求真》)

4. 治骨刺梗：配川柏，蒸饼丸弹子大，青黛为衣，线穿挂风处，冷水化服一丸，治误吞铁石、骨刺不下。(《得配本草》)

5. 现代研究：王不留行具有镇痛，收缩子宫，抗着床，抗早孕，抗肿瘤等作用。王不留行贴压耳穴，具有促进胆汁排泄，即利胆排石作用。

【心法心得】 王不留行，通乳通淋，其性走而不守。俗有"穿山甲，王不留，妇人服了乳长流"之语，尚可治疗乳腺炎、乳腺增生。其利尿通淋之功，对前列腺炎、前列腺增生有效。

【注意事项】 孕妇慎用。

【用法用量】 5～10克。

凌霄花

本品为紫葳科植物凌霄或美洲凌霄的干燥花。全国各地均产，多为栽培。主产于江苏、浙江等地，以江苏苏州产者最优。夏、秋两季花盛开时采摘，干燥。

【别名】 紫葳、五爪龙、红花倒水莲、倒挂金钟、上树龙、堕胎花、藤萝花。

【性味归经】 味甘、酸，性寒。归肝、心包经。

【功能主治】 活血通经，凉血祛风。用于月经不调，经闭癥瘕，产后乳肿，风疹发红，皮肤瘙痒，痤疮。(《药典》2015年版)

【特殊用法】

1. 能去血中伏火。(《本草纲目》)

2. 肺痈之药，多有用此为君。(《本草求真》)

3. 为女科必用之药，但当相症施治耳。(《本草求真》)

4. 现代研究：凌霄花具有止咳，缓解支气管平滑肌痉挛，降血压，降血脂，抗炎，抑菌，抗溃疡，抗癌，抗过敏等作用。

【心法心得】 凌霄花凉血祛风，治疗风疹发红，皮肤瘙痒，痤疮有效；其入心经，可用于冠心病心绞痛。

【注意事项】孕妇慎用。

【用法用量】5～9克。

第三节　活血疗伤药

凡以活血疗伤，治疗伤科疾患为主的药物，称为活血疗伤药。

本类药物性味多辛、苦、咸，主归肝、肾经，功善活血化瘀，消肿止痛，续筋接骨，止血生肌敛疮，主要适用于跌打损伤、瘀肿疼痛、骨折筋损、金疮出血等伤科疾患。也可用于其他一般血瘀病证。

本类药物除活血疗伤外，土鳖虫补虚化瘀，续筋接骨；马钱子辛寒大毒，不可轻试；自然铜散瘀止痛效速；苏木疗痛愈疮功奇；孩儿茶可收湿敛疮；刘寄奴则消食化积；骨碎补更治耳鸣牙痛。

土鳖虫

本品为鳖蠊科昆虫地鳖或冀地鳖的雌虫干燥体。捕捉后，置沸水中烫死，晒干或烘干。

【别名】地鳖虫、土元、地乌龟。

【性味归经】味咸，性寒。有小毒。归肝经。

【功能主治】破血逐瘀，续筋接骨。用于跌打损伤，筋伤骨折，血瘀经闭，产后瘀阻腹痛，癥瘕痞块。（《药典》2015年版）

【特殊用法】

1. 治重舌、木舌、口疮。（《本草纲目》）

2. 治疟母为必用之药。（《本草经疏》）

3. 令妇人生子也。（《本草经疏》）

4. 治小儿腹痛夜啼。

5. 现代研究：土鳖虫具有抗血栓与抗凝血、调节血脂，促进骨折愈合，抗突变与抗肿瘤等作用。

【心法心得】《本草经疏》："土鳖虫以刀断之，中有白汁如浆，凑接即连，复能行走，故今人以之治跌仆损伤，续筋骨有奇效。"诸化瘀药中，土鳖虫最不伤正，所谓补虚化瘀，虚人血瘀者相宜。另治复发性口腔溃疡和足跟痛有效。

【注意事项】孕妇禁用。

【用法用量】3～10 克。

马钱子

本品为马钱科植物马钱的干燥成熟种子。主产于云南、广东、海南及印度、越南、缅甸、泰国等地。冬季采收成熟果实，取出种子，晒干。

【别名】马钱、车里马钱、云南马钱。

【性味归经】味苦，性温。有大毒。归肝、脾经。

【功能主治】通络止痛，散结消肿。用于跌打损伤，骨折肿痛，风湿顽痹，麻木瘫痪，痈疽疮毒，咽喉肿痛。（《药典》2015 年版）

【特殊用法】

1. 消痞块。（《本草纲目》）

2. 治癫狗咬伤。（《万病回春》）

3. 能搜筋骨入骱之风湿，祛皮里膜外凝结之痰毒。（《外科全生集》）

4. （治）类风不仁。（《串雅外编》）

5. 现代研究：马钱子具有兴奋脊髓反射功能，麻痹感觉神经末梢，镇咳，祛痰，健胃，升高血压，抑菌，抗癌等作用。

【心法心得】安全第一，大毒勿用。若必用时，严遵《药典》。

【注意事项】孕妇禁用；不宜多服久服及生用；运动员慎用；有毒成分能经皮肤吸收，外用不宜大面积涂敷。

【用法用量】0.3～0.6 克，炮制后入丸散用。

自然铜

本品为硫化物类矿物黄铁矿族黄铁矿，主含二硫化铁（FeS_2）。采挖后，除去杂石。主产于四川、湖南、云南、广东等地。全年均可采集。采后除去杂质，砸碎，以火煅透，醋淬，研末或水飞用。

程丑夫临证用药传忠录

【别名】石髓铅、方块铜。

【性味归经】味辛，性平。归肝经。

【功能主治】散瘀止痛，续筋接骨。用于跌打损伤，筋骨折伤，瘀肿疼痛。（《药典》2015 年版）

【特殊用法】

1. 散火止痛。（《本经逢原》）

2. 破积聚。（《开宝本草》）

3. 安心，止惊悸。（《日华子本草》）

4. 疗风湿瘫痪。（《玉楸药解》）

5. 现代研究：自然铜药液中含大量锌、铜、铁、锰、钙等元素；增强了生物力学强度，促进新骨生成，从而促进骨髓自身及其周围血液中网状细胞和血红蛋白增生；自然铜对多种病原性真菌有不同程度的抗真菌作用。

【心法心得】自然铜散瘀止痛，续筋接骨，伤科多用。对心悸、快速心律失常，证属瘀血者，可化瘀定悸。

【注意事项】不宜久服。凡阴虚火旺，血虚无瘀者慎用。

【用法用量】3～9 克，多入丸散服，若入煎剂宜先煎。外用适量。

苏 木

本品为豆科植物苏木的干燥心材。主产于广西、广东、云南、台湾等地。多于秋季采伐，除去枝皮及边材，留取中心部分，锯段，晒干。

【别名】苏枋、苏方、苏方木、窊木、棕木、赤木、红柴。

【性味归经】味甘、咸，性平。归心、肝、脾经。

【功能主治】活血祛瘀，消肿止痛。用于跌打损伤，骨折筋伤，瘀滞肿痛，经闭痛经，产后瘀阻，胸腹刺痛，痈疽肿痛。（《药典》2015 年版）

【特殊用法】

1. 苏木乃三阴经血分药，少用则和血，多用则破血。（《本草纲目》）

2. 能开泄大便。（《本经逢原》）

3. 散痈肿，排脓止痛。（《得配本草》）

4. 配伍：得人参，疗产后气喘。配乳香，治血风口噤；使防风，发表里

风气。(《得配本草》)

5. 现代研究：苏木具有抑制血小板聚集，镇静，催眠，抗惊厥，抗免疫排斥，抑菌，抑制肿瘤细胞的转移等作用。

【心法心得】苏木活血镇静，可借用治疗睡眠障碍；苏木配伍延胡索，可疗心腹诸痛。现代研究认为该药有抑制肿瘤细胞的转移作用，可以采纳之。

【注意事项】月经过多者及孕妇慎用。

【用法用量】3～9克。

骨碎补

本品为水龙骨科植物槲蕨的干燥根茎。主产于浙江、湖北、广东、广西、四川、陕西、甘肃、青海等地。全年均可采挖，除去泥沙，干燥，或再燎去茸毛（鳞片）。

【别名】崖姜、岩连姜、爬岩姜、肉碎补、石碎补、飞天鼠、牛飞龙、飞来风。

【性味归经】味苦，性温。归肝、肾经。

【功能主治】疗伤止痛，补肾强骨。外用消风祛斑。用于跌仆闪挫，筋骨折伤，肾虚腰痛，筋骨痿软，耳鸣耳聋，牙齿松动；外治斑秃，白癜风。（《药典》2015年版）

【特殊用法】

1. 治肾虚久泻。（《本经逢原》）

2. 能入心破血。（《本草求真》）

3.（治）牙痛。（《本草纲目》）

4. 现代研究：骨碎补具有促进骨折愈合，改善软骨细胞功能，推迟骨细胞退行性病变，兴奋垂体-肾上腺素系统，改善机体整体功能，促进损伤恢复，镇静、镇痛，提高耐缺氧能力，降血脂，抗动脉硬化，明显降低链霉素等氨基糖苷类抗生素中毒所致耳的损害等作用。

【心法心得】骨碎补补肾活血，强骨固齿。除治骨折、腰痛等外，与连翘配伍使用疗耳鸣有效；"去骨中毒风"之功，可用于股骨头坏死。

【注意事项】阴虚火旺，血虚风燥者慎用。

【用法用量】3～9 克。

血　竭

本品为棕榈科植物麒麟竭果实渗出的树脂经加工制成。主产于印度尼西亚、马来西亚、伊朗等国，我国广东、台湾等地也有种植。

【别名】麒麟血、骐竭。

【性味归经】味甘、咸，性平。归心、肝经。

【功能主治】活血定痛，化瘀止血，生肌敛疮。用于跌打损伤，心腹瘀痛，外伤出血，疮疡不敛。（《药典》2015 年版）

【特殊用法】

1. 血竭除血痛，为和血之圣药。（《本草纲目》）

2. 主带下。（《新修本草》）

3. 主心腹卒痛。（《开宝本草》）

4. 配伍：配乳香，治慢惊瘛疭；配没药，消腹中血块。疮家多用，引脓不止。（《得配本草》）

5. 现代研究：血竭有止血、抗血栓形成、改善微循环、增加血流，增加冠状动脉血流量，提高耐缺氧能力，止痛，抗炎，加速伤口愈合，抑菌等作用。

【心法心得】血竭化瘀定痛，血瘀诸痛均可用之。血竭不溶于水，故不入煎剂，研粉以黄酒为引送服，止痛甚佳。

【注意事项】孕妇及月经期妇女忌用。

【用法用量】研末，1～2 克，或入丸剂。外用研末撒或入膏药用。

儿　茶

本品为豆科植物儿茶的去皮枝干的干燥煎膏。主产于云南、广西等地。冬季采收枝干，除去外皮，砍成大块，加水煎膏，浓缩，干燥。打碎生用。

【别名】孩儿茶、儿茶膏、黑儿茶。

【性味归经】味苦、涩，性微寒。归肺、心经。

【功能主治】活血止痛，止血生肌，收湿敛疮，清肺化痰。用于跌仆伤痛，外伤出血，吐血衄血，疮疡不敛，湿疹，湿疮，肺热咳嗽。（《药典》2015年版）

【特殊用法】

1. 止渴，利小便，消食下气。（《饮膳正要》）

2. 治时行瘟瘴。（《本草求真》）

3. （治）吐血，衄血，便血，尿血，湿热痢血，及妇人崩淋。（《本草正义》）

4. 小儿疳热，口疮。（《本草正义》）

5. 现代研究：儿茶具有保肝、利胆，调节免疫功能，抗菌，降低血糖，抗血小板聚集，抗血栓形成，抗放射，升高白细胞，抗肿瘤等作用。

【心法心得】儿茶配伍麻黄平喘，配伍乌贝散用于消化道溃疡。另龟头溃烂，合冰片研末涂之。儿茶粉末涂搽，治疗口腔溃疡十分有效。

【注意事项】不能同时合用铁剂。

【用法用量】1~3克，包煎；多入丸散服。外用适量。

刘寄奴

本品为玄参科植物阴行草的干燥全草。主产于浙江、江苏、江西、湖南等地。秋季采收，除去杂质，晒干。

【别名】金寄奴、乌藤菜、九里光、白花尾、千粒米、斑枣子、九牛草。

【性味归经】味苦，性寒。归脾、胃、肝、胆经。

【功能主治】活血祛瘀，通经止痛，凉血，止血，清热利湿。用于跌打损伤，外伤出血，瘀血经闭，月经不调，产后瘀痛，癥瘕积聚，血痢，血淋，湿热黄疸，水肿腹胀，白带过多。（《药典》2015年版）

【特殊用法】

1. 每遇金疮，傅之即愈。（《本草纲目》）

2. 治大小便血。（《本草求真》）

3. 治汤火伤。（《得配本草》）

4. 止霍乱水泻。（《日华子本草》）

5. 配伍：配茶清，治大小便血；配乌梅、白姜，治下痢赤白。并治阴阳交，带下间赤白，如赤加乌梅，白加姜。汤火伤者，先以盐掺之，后掺寄奴末。（《得配本草》）

6. 现代研究：刘寄奴具有抑制大肠埃希菌、志贺菌属、伤寒沙门菌，抗脑循环障碍性缺氧及减压缺氧等作用。

【心法心得】刘寄奴破血下胀，活血通瘀。可用于治疗慢性前列腺炎，前列腺增生，结肠炎，乳腺增生及输卵管阻塞性不孕症，子宫肌瘤等证属血瘀者。

【注意事项】孕妇忌服。

【用法用量】6～9克。

第四节　破血消癥药

凡药性峻猛，以破血逐瘀为主要功效的药物称破血消癥药。

本类药物味多辛苦，虫类药居多，兼有咸味，均主归肝经血分。药性峻猛，走而不守，能破血逐瘀、消癥散积，主治瘀血时间长，程度重的癥瘕积聚。亦可用于血瘀经闭、瘀肿疼痛、偏瘫等症。

本类药物除破血逐瘀外，莪术、三棱消积止痛；水蛭、虻虫散瘀消癥；斑蝥蚀癌；穿山甲下乳。

本类药物药性峻猛，大都有毒，易耗气、动血、伤阴，所以凡出血证，阴血亏虚，气虚体弱者及孕妇，当忌用或慎用。

莪　术

本品为姜科植物蓬莪术、广西莪术或温郁金的干燥根茎。蓬莪术主产于四川、广东、广西；温郁金又称温莪术，主产于浙江、温州；广西莪术又称桂莪术，主产于广西。冬季茎叶枯萎后采挖，洗净，蒸或煮至透心，晒干或低温干燥后除去须根和杂质。

【别名】蓬莪茂、山姜黄、臭屎姜。

【性味归经】味辛、苦，性温。归肝、脾经。

【功能主治】行气破血，消积止痛。用于癥瘕痞块，瘀血经闭，胸痹心痛，食积胀痛。(《药典》2015年版)

【特殊用法】

1. 治妇人血气结积。(《本经逢原》)

2. 蓬莪诚为磨积之药。(《本经逢原》)

3. 大破肝经气分之血。(《本草求真》)

4. 配伍：配木香，疗冷气攻心。使阿魏，治小儿盘肠。以醋炒，或以酒炒，能引入血分。或磨用，宜合参、术，不损元气。(《得配本草》)

5. 现代研究：莪术具有改善微循环和血液流变性，增强血管通透性，抗血栓形成，抗动脉粥样硬化，抗早孕、抗着床，抑菌，抗癌，防止癌细胞扩散和转移等作用。

【心法心得】《本草纲目》："郁金入心，专治血分之病；姜黄入脾，兼治血中之气；莪术入肝，治气中之血，稍为不同。"莪术行气破血力量较强，必须确有瘀血者用。可用于肝脾大、肾囊肿、泌尿系统结石、多种肿瘤及精神分裂症等。配伍黄芪，可治疗萎缩性胃炎、肝脾大。

【注意事项】孕妇禁用。

【用法用量】6～9克。

三　棱

本品为黑三棱科植物黑三棱的干燥块茎。主产于江苏、河南、山东、江西等地。冬季至次年春采挖，洗净，削去外皮，晒干。

【别名】草根、京三棱、红蒲根、光三棱。

【性味归经】味辛、苦，性平。归肝、脾经。

【功能主治】破血行气，消积止痛。用于癥瘕痞块，痛经，瘀血经闭，胸痹心痛，食积胀痛。(《药典》2015年版)

【特殊用法】

1. 下乳汁。(《本草纲目)

2. 主心膈痛。(《医学启源》)

3. 治小儿痫热。(《医学入门》)

4. 治远年近日一切积聚。(《卫生宝鉴》)

5. 堕胎。(《得配本草》)

6. 现代研究：三棱具有抗血栓形成，溶栓，扩张血管，加速血流，抗炎，抑制肿瘤等作用。

【心法心得】凡坚块难消者，可借力三棱、莪术，然莪术破气中之血，三棱破血中之气，主治颇同，气血稍别，故常相兼而用。二者力峻耗正，故古法兼以人参等补气健脾之味，以防克伐过度。

【注意事项】孕妇禁用；不宜与芒硝、玄明粉同用。

【用法用量】5～10克。

水 蛭

本品为水蛭科动物蚂蟥、水蛭或柳叶蚂蟥的干燥全体。主产于山东、江苏等地。夏、秋两季捕捉，用沸水烫死，晒干或低温干燥。

【别名】蚂蝗、马鳖、肉钻子。

【性味归经】味咸、苦，性平。有小毒。归肝经。

【功能主治】破血通经，逐瘀消癥。用于血瘀经闭，癥瘕痞块，中风偏瘫，跌仆损伤。(《药典》2015年版)

【特殊用法】

1. 除蓄血。(《本经逢原》)

2. 利水道。(《神农本草经》)

3. 破血堕胎。(《本草求真》)

4. (治)无子。(《神农本草经》)

5. 人患赤白游疹及痈肿毒肿，取十余枚(条)令唼病处，取皮皱肉白，无不瘥也。(《本草拾遗》)

6. 现代研究：水蛭具有抗凝血，抗血栓，抗癌，减慢心率，降低血压，降低血脂，终止妊娠，改善微循环，调整结缔组织代谢，抑制免疫损伤等作用。

【心法心得】水蛭生于阴湿之处，善食人血，破血力强，瘀血顽证用之。其气味腥而败胃，故用时加用肉桂1～3克同煎，此刘炳凡老之经验也。

【注意事项】孕妇禁用。

【用法用量】1～3 克。

斑　蝥

本品为芫青科昆虫南方大斑蝥或黄黑小斑蝥的干燥体。主产于辽宁、河南、广西、江苏等地。夏、秋两季捕捉，闷死或烫死，晒干。

【别名】花斑蝥、花壳虫。

【性味归经】味辛，性热。有大毒。归肝、胃、肾经。

【功能主治】破血逐瘀，散结消癥，攻毒蚀疮。用于癥瘕，经闭，顽癣，瘰疬，赘疣，痈疽不溃，恶疮死肌。(《药典》2015 年版)

【特殊用法】

1. 治瘰疬，通利水道。(《药性论》)

2. 堕胎。(《名医别录》)

3. 猘犬毒，沙虱毒，轻粉毒。(《本草纲目》)

4. 现代研究：斑蝥具有干扰癌细胞代谢，降低癌细胞毒素水平等抗肿瘤作用；外用可刺激毛根，促进毛发生长；抑制皮肤真菌等作用。

【心法心得】斑蝥目前主要用于抗癌，且用于多种癌症。内服斑蝥，应与糯米同炒，或配伍青黛、丹参缓其毒，多入丸散，按《药典》剂量使用。

【注意事项】本品有大毒，内服慎用；孕妇禁用。

【用法用量】0.03～0.06 克，炮制后多入丸散用。外用适量，研末或浸酒醋，或制油膏涂敷患处，不宜大面积用。

穿山甲

本品为鲮鲤科动物穿山甲的鳞甲。主产于广西、广东、云南、贵州等地。收集鳞甲，洗净，晒干生用；或砂烫至鼓起，洗尽，干燥；或炒后再以醋淬后用。

【别名】鲮鲤、陵鲤、龙鲤、石鲮鱼。

【性味归经】味咸，性微寒。归肝、胃经。

程丑夫临证用药传忠录

【功能主治】活血消癥，通经下乳，消肿排脓，搜风通络。用于经闭癥瘕，乳汁不通，痈肿疮毒，风湿痹痛，中风瘫痪，麻木拘挛。（《药典》2015年版）

【特殊用法】

1. 主五邪惊啼，悲伤。（《名医别录》）

2.（疗）风痹强直疼痛。（《本草纲目》）

3. 治山瘴疟。（《药性论》）

4.（治）胸膈胀满逆气，又治膀胱疝气疼痛。（《滇南本草》）

5. 搜风去湿，解热败毒。（《本草再新》）

6. 配伍：得肉豆蔻，治气痔脓血。配猪苓，醋炒酒下，治便毒。入五积散，治浑身强直。调木通、生自然铜末、酒下，治吹乳。（《得配本草》）

7. 现代研究：穿山甲具有降低血黏度，改善微循环，延长凝血时间，升高白细胞，抗炎，抗缺氧，抗癌，调整结缔组织代谢，提高缺氧耐受能力，抑制免疫损伤等作用。

【心法心得】穿山甲窜走经络，迅达病所。其活血消癥，通经下乳，搜风通络等多效。笔者曾用于癃闭、前列腺增生，中西诸药未效者，均得速效，故曰："穿山甲尚可通癃闭，利水道。"

【注意事项】孕妇慎用。

【用法用量】5～10克，一般炮制后用。

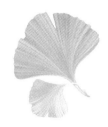

第十三章　化痰止咳平喘药

　　凡能祛痰或消痰，治疗"痰证"为主的药物，称化痰药；以制止或减轻咳嗽和喘息为主要作用的药物，称止咳平喘药，因化痰药每兼止咳、平喘作用；而止咳平喘药又每兼化痰作用，且病证上痰、咳、喘三者相互兼杂，故将化痰药与止咳平喘药合并一章介绍。

　　化痰药主治痰证。痰者，既是病理产物，又是致病因子，它"随气升降，无处不到"，所以痰的病证甚多：如痰阻于肺之咳喘痰多；痰蒙心窍之昏厥、癫痫；痰蒙清阳之眩晕；痰扰心神之睡眠不安；肝风夹痰之中风、惊厥；痰阻经络之肢体麻木，半身不遂，口眼㖞斜；痰火互结之瘰疬、瘿瘤；痰凝肌肉，流注骨节之阴疽流注等，皆可用化痰药治之。止咳平喘药用于外感、内伤所致的各种咳嗽和喘息。

　　现代药理研究证明，化痰止咳平喘药一般具有祛痰、镇咳、平喘、抑菌、抗病毒、消炎利尿等作用，部分药物还有镇静、镇痛、抗痉厥、改善血液循环、调节免疫作用。

　　根据药性、功能及临床应用的不同，化痰止咳平喘药可分为温化寒痰药、清化热痰药及止咳平喘药三类。

第一节　温化寒痰药

　　本节药物，味多辛苦，性多温燥，主归肺、脾、肝经，有温肺祛寒，燥湿化痰之功，部分药物外用有消肿止痛的作用。温化寒痰药，主治寒痰、湿痰证，如咳嗽气喘、痰多色白、苔腻之证；以及由寒痰、湿痰所致的眩晕、肢体麻木、阴疽流注，以及疮痈肿毒。临床运用时，常与温散寒邪，燥湿健脾的药物配伍，以期达到温化寒痰、湿痰的目的。

本类药物除温化寒痰外，半夏燥湿化痰而和胃气；天南星燥湿化痰而解痉祛风；白附子燥湿化痰而解毒散结；白芥子温肺化痰而利气散结；皂荚去除顽痰而通窍开闭；旋覆花降气化痰，而用于噫气呕吐；白前降气化痰，而用于气喘痰嗽；猫爪草化痰散结，则宜于瘰疬痰核。

半 夏

本品为天南星科植物半夏的干燥块茎。全国大部分地区均产。主产于四川、湖北、江苏、安徽等地。夏、秋两季采挖，洗净，除去外皮和须根，晒干。

【别名】三叶半夏、止叶老、三步跳、法半夏、法夏、姜半夏、清半夏。

【性味归经】味辛、性温。有毒。归脾、胃、肺经。

【功能主治】燥湿化痰，降逆止呕，消痞散结。用于湿痰寒痰，咳喘痰多，痰饮眩悸，风痰眩晕，痰厥头痛，呕吐反胃，胸脘痞闷，梅核气；外治痈肿痰核。（《药典》2015 年版）

【特殊用法】

1. 行湿而通大便，利窍而泄小便。（《本草纲目》）

2. 补肝润肾。（《本草求真》）

3. 不眠，以半夏汤通其阴阳得卧。（《本草求真》）

4. （主）咽喉肿痛。（《神农本草经》）

5. （治）霍乱转筋。（《日华子本草》）

6. 朱丹溪：治眉棱骨痛。

7. 配伍：半夏得瓜蒌实、黄连，名小陷胸汤，治伤寒小结胸。得鸡子清、苦酒，名苦酒汤，治少阴咽痛生疮，语声不出。得生姜，名小半夏汤，治支饮作呕。得人参、白蜜，名大半夏汤，治呕吐反胃。得麻黄、蜜丸，名半夏麻黄丸，治心下悸忪。得茯苓、甘草，以醋煮半夏，共为末，姜汁面糊丸，名消暑丸，治伏暑引饮，脾胃不和。（《本经逢原》）

合陈皮、茯苓、甘草名二陈汤，为治痰之总剂。寒积佐以干姜、白芥子；热积佐以黄芩、瓜蒌；湿痰佐以苍术、茯苓；风痰佐以南星、前胡；痞痰佐

以枳实、白术，更看痰之所在加导引药，唯燥痰非半夏所能司也。（《本草求真》）

8. 现代药理研究：半夏有镇咳，祛痰，缓解支气管痉挛，缓解咽喉疼痛，抑制呕吐中枢，降低眼内压，诱导干扰素产生，抗癌，抗硅沉着病，抗早孕，解除士的宁和乙酰胆碱中毒，降低血压，抗心律失常等作用。

【心法心得】半夏燥湿化痰之剂，由于百病多由痰作祟，故半夏用之甚多。生半夏有毒，内服一般不用，临床多炮制用。根据炮制方法不同，有法半夏、姜半夏、竹沥半夏、半夏曲等之别。一般燥湿化痰用法半夏，止呕降逆用姜半夏，外用以生半夏。半夏配夏枯草交通阴阳以治失眠，服半夏出现不良反应加生姜同煎可解。

【注意事项】不宜与川乌、制川乌、草乌、制草乌、附子同用；生品内服宜慎。

【用法用量】内服一般炮制后使用，3～9克。外用适量，磨汁涂或研末以酒调敷患处。

天南星

本品为天南星科植物天南星、异叶天南星或东北天南星的干燥块茎。天南星主产于河南、河北、四川等地；异叶天南星主产于江苏、浙江等地；东北天南星主产于辽宁、吉林等地。秋、冬两季茎叶枯萎时采挖，除去须根及外皮，干燥。

【别名】制南星、胆南星。

【性味归经】味苦、辛，性温。有毒。归肺、肝、脾经。

【功能主治】燥湿化痰，祛风止痉，散结消肿。用于顽痰咳嗽，风痰眩晕，中风痰壅，口眼㖞斜，半身不遂，癫痫，惊风，破伤风。外用治痈肿，蛇虫咬伤。（《药典》2015 年版）

【特殊用法】

1.（治）喉痹，口舌疮糜。（《本草纲目》）

2. 除阴下湿。（《名医别录》）

3. 强阴。（《药性论》）

4. 堕胎。(《开宝本草》)

5. 现代研究：天南星有祛痰，镇咳，镇痛，抗惊厥，抗心律失常，延长心肌细胞动作电位的有效不应期，抗肿瘤，抗脂质过氧化等作用。

【心法心得】天南星、半夏，皆治痰药也。天南星治风痰，半夏治湿痰；天南星专走经络，多用治中风麻痹；半夏走肠胃，多用于化痰燥湿，呕逆泄泻。服天南星舌麻，加防风制之。

【注意事项】孕妇慎用。

【用法用量】3～9克。

白附子

本品为天南星科植物独角莲的干燥块茎。主产于河南、甘肃、湖北等地。秋季采挖，除去须根和外皮，晒干。

【别名】牛奶白附、鸡心白附。

【性味归经】味辛，性温。有毒。归胃、肝经。

【功能主治】祛风痰，定惊搐，解毒散结，止痛。用于中风痰壅，口眼㖞斜，语言謇涩，惊风癫痫，破伤风，痰厥头痛，偏正头痛，瘰疬痰核，毒蛇咬伤。(《药典》2015年版)

【特殊用法】

1. 一切头面百病。(《得配本草》)

2. (治)血痹冷疼，阴下虚痒。(《本草求真》)

3. 治淋巴结结核。(《中国药用植物志》)

4. (治)心痛血痹。(《得配本草》)

5. 现代研究：白附子有显著的祛痰，抑制结核分枝杆菌，抗炎，抗破伤风，镇静，抗惊厥，抗心律失常等作用。

【心法心得】笔者用制白附子有五：祛风痰，疗面疾，止心痛，定心悸，祛痹痛。

【注意事项】孕妇慎用；生品内服宜慎。

【用法用量】3～6克。一般炮制后用，外用生品适量捣烂，熬膏或研末以酒调敷患处。

芥 子

本品为十字花科植物白芥或芥的干燥成熟种子。主产于安徽、河南、四川等地。夏末秋初，果实成熟时割采植株，晒干，打下种子，除去杂质。

【别名】辣菜子、白芥子。

【性味归经】味辛，性温。归肺经。

【功能主治】温肺豁痰利气，散结通络止痛。用于寒痰咳嗽，胸胁胀痛，痰滞经络，关节麻木、疼痛，痰湿流注，阴疽肿毒。（《药典》2015年版）

【特殊用法】

1. 治痹木脚气，筋骨腰节诸痛。（《本草纲目》）

2. 痰在胁下及皮里膜外，非此不能达。（《本经逢原》）

3. 散水饮，除疟癖。（《得配本草》）

4. 筋骨痈毒肿痛。（《本草求真》）

5. 现代研究：芥子具有祛痰，催吐（大剂量），降低心容积，减慢心率，抑菌；外用发泡等作用。

【心法心得】芥子、紫苏子、莱菔子、葶苈子均为祛痰之品。然芥子温肺散结豁痰，主皮里膜外之痰；紫苏子降气消痰平喘，主寒痰壅肺之喘咳；莱菔子行气消痰，主肺、胃肠痰食之滞；葶苈子泻肺祛痰，主痰饮水气射肺凌心之疾。另芥子配伍降气、缓痉之品对呃逆有效。

【注意事项】用量不宜过大。

【用法用量】3～9克。外用适量。

皂 荚

本品为豆科植物皂荚的干燥成熟果实。主产于四川、河北、陕西、河南等地。秋季果实成熟时采摘，晒干。

【别名】鸡栖子、皂角、大皂荚、长皂荚、悬刀、长皂角、乌犀、大皂角。

【性味归经】味辛、咸，性温。有小毒。归肺、大肠经。

【功能主治】祛痰开窍，散结消肿。用于中风口噤，昏迷不醒，癫痫痰盛，关窍不通，喉痹痰阻，顽痰喘咳，咳痰不爽，大便燥结；外治痈肿。

（《中药学》2013年版，《药典》2015年版仅收录皂角刺，未收录皂荚）

【特殊用法】

1. 其子烧灰存性，能治大肠风秘燥结。（《本经逢原》）

2. 开窍通关，达三焦之气，宣膀胱之滞。（《得配本草》）

3. 现代研究：皂荚有祛痰，降血压，抗菌，抗癌，溶血，缓解支气管痉挛及胃肠、胆囊、平滑肌痉挛等作用；并有罂粟碱样作用。

【心法心得】皂荚吹之导之，则通上下诸窍；服之则治风湿痰喘肿满；杀虫；涂之则散肿消毒，搜风治疮。皂角刺为皂荚的干燥棘刺，消肿托毒，排脓，杀虫，多用于痈疽初起，外治疥疮麻风，一般用量为3～10克。

【注意事项】孕妇及咯血、吐血者忌服。

【用法用量】1～1.5克，多入丸散用。可入汤剂，剂量1.5～5克。外用适量，研末吹鼻取嚏或研末调敷患处。

旋覆花

本品为菊科植物旋覆花或欧亚旋覆花的干燥头状花序。主产于河南、河北、江苏、浙江、安徽等地。夏、秋两季花开放时采收，除去杂质，阴干或晒干。

【别名】金钱花、满天星、六月菊。

【性味归经】味苦、辛、咸，性微温。归肺、脾、胃、大肠经。

【功能主治】降气，消痰，行水，止呕。用于风寒咳嗽，痰饮蓄结，胸膈痞闷，喘咳痰多，呕吐噫气，心下痞硬。（《药典》2015年版）

【特殊用法】

1. 治惊悸。（《本经逢原》）

2. （治）风气湿痹。（《本草求真》）

3. 旋覆花旋转阴中阻格之阳，升而上达。（《本草求真》）

4. 除胁下气满，破膈痰如漆。（《得配本草》）

5. 现代研究：旋覆花具有镇咳，平喘，显著增加心肌营养性血流，减少胃液和胃酸的分泌，抗溃疡，抗菌，杀虫，保肝，抗炎等作用。

【心法心得】诸花皆升，旋覆花独降。其功在于开结下气，行水消痰，故凡气逆痰结而为疾者可用。旋覆花汤对冠心病、心神经症、更年期综合征、胁痛有效。

【注意事项】阴虚劳嗽，风热燥咳者禁服。李卫公言："嗅其花能损目。"

【用法用量】3～9克，包煎。

白 前

本品为萝藦科植物柳叶白前或芫花叶白前的干燥根茎和根。主产于浙江、安徽、江苏、福建、湖北、江西、湖南等地。秋季采挖，洗净，晒干。

【别名】鹅管白前、竹叶白前、石蓝、嗽药。

【性味归经】味辛、苦，性微温。归肺经。

【功能主治】降气，消痰，止咳。用于肺气壅实，咳嗽痰多，胸满喘急。（《药典》2015年版）

【特殊用法】

1. 治贲豚肾气。（《日华子本草》）

2. 主治跌打损伤，胃痛，胸胁痛，疟母，蛔虫病，小儿疳积。（《福建药物志》）

3. 配伍：配紫菀、半夏、大戟，治久咳上气、体肿、短气、胀满，昼夜不得卧，喉中常作水鸡声。配桔梗、桑皮，治久嗽吐血。佐苍术，治湿肿，焙研为末，温酒服二钱，治久嗽呷不得眠。（《得配本草》）

4. 现代研究：白前具有祛痰，镇咳，平喘，抗炎，抗血栓形成等作用。

【心法心得】白前性微温而不燥烈，长于祛痰、降肺气，为降气祛风除痰要药。《本草汇言》称其"为治痰之首剂，降气之上品"。故止咳平喘常用。咳嗽而失眠者，白前、蝉蜕加入安神剂中可明显增强疗效。

【注意事项】气虚，虚痰，二者禁用。

【用法用量】3～10克。

猫爪草

本品为毛茛科植物小毛茛的干燥块根。主产于长江中下游各地。春季采

程丑夫临证用药传忠录

挖，除去须根和泥沙，晒干。

【别名】猫爪儿草、三散草。

【性味归经】味甘、辛，性温。归肝、肺经。

【功能主治】化痰散结，解毒消肿。用于瘰疬痰核，疔疮肿毒，蛇虫咬伤。（《药典》2015 年版）

【特殊用法】

1. 截疟。（《河南中草药手册》）

2. 治咽喉炎。（《广西中草药》）

3. 现代研究：猫爪草具有抗肿瘤，抗结核等作用。

【心法心得】猫爪草化痰、散结、解毒，主要用于瘰疬、肿瘤，结块病变。配伍生麦芽用治男子乳腺发育及乳腺结节有效，其用量可达各 30 克；若配伍麦冬可治咽喉炎、扁桃体肥大。治疟疾，鲜根捣烂，于疟发前 2 小时敷内关穴。

【注意事项】无特殊。

【用法用量】15～30 克，单味药可用至 120 克。

第二节 清化热痰药

本节药物药性多寒凉，有清化热痰之功，部分药物质润，兼能润燥；部分药物味咸，兼能软坚散结。清化热痰药主治热痰证，如咳嗽气喘，痰黄质稠者；若痰稠难咯，唇舌干燥之燥痰证，宜选质润之润燥化痰药；痰热癫痫、中风惊厥、瘿瘤、痰火瘰疬等，均可以清化热痰药治之。

本类药物除清化热痰外，川贝母、浙贝母俱可散结消肿；竹茹、竹沥均能除烦止呕；海藻、昆布同为消痰软坚；前胡疏散风热；桔梗开提肺气；瓜蒌宽胸散结；天竺黄清心定惊；胖大海通便开音；黄药子疗甲亢；海蛤壳平咳喘；瓦楞子抑胃酸；浮海石治老痰结块；青礞石疗惊痫癫狂。

川贝母
本品为百合科植物川贝母、暗紫贝母、甘肃贝母、梭砂贝母、太白贝母或瓦布贝母的干燥鳞茎。主产于四川、云南、甘肃等地。夏、秋两季或积雪融化后采挖，除去须根、粗皮及泥沙，晒干或低温干燥。

【别名】松贝母、乌花贝母、尖贝、松贝青贝、炉贝。

【性味归经】味苦、甘，性微寒。归肺、心经。

【功能主治】清热润肺，化痰止咳，散结消痈。用于肺热燥咳，干咳少痰，阴虚劳嗽，痰中带血，瘰疬，乳痈，肺痈。（《药典》2015年版）

【特殊用法】

1. 主淋沥邪气，疝瘕，喉痹。（《神农本草经》）

2. 安五脏，利骨髓。（《名医别录》）

3. 疗时疾黄疸。（《日华子本草》）

4. 汪机：诸郁之证。

5. 焦树德：开郁宁心。

6. （疗）喉痹。（《本经逢原》）

7. 现代研究：川贝母具有镇咳，祛痰，降血压作用，松弛肠道平滑肌，抗菌，增强耐缺氧能力，抗血管收缩等作用。

【心法心得】川贝母主要作用为清肺心痰热，故喘咳、痰热、瘰疬、乳腺结节、甲状腺结节等多用之。《本草求真》谓其"用治心中不快，多愁郁者殊有功"，并非虚语。笔者累用之，对抑郁痰气郁滞者，与石菖蒲、郁金、远志等配伍有良效。

【注意事项】不宜与川乌、制川乌、草乌、制草乌、附子同用。

【用法用量】3～10克；研粉冲服，一次1～2克。

浙贝母

本品为百合科植物浙贝母的干燥鳞茎。原产于浙江象山，现产于浙江鄞县。初夏植株枯萎时采挖，洗净。大小分开，大者除去芯芽，习称"大贝"；小者不去芯芽，习称"珠贝"。分别撞擦，除去外皮，拌以煅过的贝壳粉，吸去擦出的浆汁，干燥；或取鳞茎，大小分开，洗净，除去芯芽，趁鲜切成厚片，洗净，干燥，习称"浙贝片"。

【别名】浙贝、大贝、象贝、元宝贝、珠贝。

【性味归经】味苦，性寒。归肺、心经。

【功能主治】清热化痰止咳，解毒散结消痈。用于风热咳嗽，痰火咳嗽，肺痈，乳痈，瘰疬，疮毒。（《药典》2015 年版）

【特殊用法】

1. 去时感风热。（《本草从新》）

2. 治疝瘕喉痹。（《本经逢原》）

3. （治）乳岩。（《本草求原》）

4. 制（胃）酸。（《山东中草药手册》）

5. 配伍：同苦参、当归，治妊娠小便难；同青黛治人面恶疮；同连翘治项上结核。（《本经逢原》）

6. 现代研究：浙贝母具有镇咳，镇静，镇痛，缓解平滑肌痉挛，减慢心率，抗炎，抗腹泻等作用。

【心法心得】浙贝母清热化痰，解毒散结，既可治有形之痰，又可散无形之痰。浙贝母配伍白芷，消瘰疬；配伍重楼治乳痈、结节；配伍海螵蛸治口腔溃疡、胃肠黏膜溃疡。

【注意事项】不宜与川乌、制川乌、草乌、制草乌、附子同用。

【用法用量】5～10 克。

瓜　蒌

本品为葫芦科植物栝楼或双边栝楼的干燥成熟果实。主产于河北、河南、安徽、浙江、江苏、山东等地。秋季果实成熟时，连果梗剪下，置通风处阴干。生用，或用其仁制霜用。

【别名】天撒、苦瓜、山金匏、药瓜皮。

【性味归经】味甘、微苦，性寒。归肺、胃、大肠经。

【功能主治】清热涤痰，宽胸散结，润燥滑肠。用于肺热咳嗽，痰浊黄稠，胸痹心痛，结胸痞满，乳痈，肺痈，肠痈，大便秘结。（《药典》2015 年版）

【特殊用法】

1. 能降上焦之火，使痰气下降。（《本经逢原》）

2. 利咽喉，止消渴。（《本草纲目》）

3. 降上焦气逆，止消渴喘嗽。（《得配本草》）

4. 消痈疮肿毒。（《本草纲目》）

5. 现代研究：瓜蒌可增加冠状动脉流量，抗心律失常，祛痰，泻下，抗癌，耐缺氧，抑制血小板聚集，抑制肠管收缩，抗菌，抗溃疡，延缓衰老等作用。

【心法心得】瓜蒌有全瓜蒌、瓜蒌子、瓜蒌皮之分。瓜蒌子主要为润肺化痰，滑肠通便，用于干咳痰黏，肠燥便秘。瓜蒌皮主要为清热化痰，理气宽胸，用于痰热咳嗽，胸闷胁痛。全瓜蒌则兼具子、皮功能。瓜蒌皮治冠心病胸闷、胸痛有效；全瓜蒌配伍红花、甘草治带状疱疹有效；瓜蒌子配伍天花粉治消渴良效。

【注意事项】不宜与川乌、制川乌、草乌、制草乌、附子同用。

【用法用量】9～15克。

竹　茹

本品为禾本科植物青秆竹、大头典竹或淡竹的茎秆的干燥中间层。主产于长江流域及南方各省。全年均可采制，取新鲜茎，除去外皮，将稍带绿色的中间层刮成丝条，或削成薄片，捆扎成束，阴干。前者称"散竹茹"，后者称"齐竹茹"。

【别名】竹皮、淡竹皮茹、青竹茹、淡竹茹、麻巴、竹二青、竹子青。

【性味归经】味甘，性微寒。归肺、胃、心、胆经。

【功能主治】清热化痰，除烦，止呕。用于痰热咳嗽，胆火挟痰，惊悸不宁，心烦失眠，中风痰迷，舌强不语，胃热呕吐，妊娠恶阻，胎动不安。（《药典》2015年版）

【特殊用法】

1. （治）小儿热痫。（《本草纲目》）

2. （治）产后虚烦。（《本经逢原》）

3. （治）膈噎呕逆。（《本草求真》）

4. 疗惊悸，止胎动，吐血崩中。（《得配本草》）

5. 配伍：得鸡子，治饮酒头痛。配蒌仁，治妇女劳复中风状。（《得配本草》）

6. 现代研究：竹茹具有镇咳，祛痰，抗菌等作用。

【心法心得】竹茹清肺凉胃，解烦除呕。地浆水煎竹茹，用治顽固呕吐有效。

【注意事项】寒痰喘咳、胃寒呕逆及脾虚泄泻者忌服。

【用法用量】5～10 克。

天竺黄

本品为禾本科植物青皮竹或华思劳竹等秆内的分泌液干燥后的块状物。主产于云南、广东、广西等地。秋、冬两季采收。砍破竹竿，取出生用。

【别名】天竹黄、竹黄。

【性味归经】味甘，性寒。归心、肝经。

【功能主治】清热豁痰，凉心定惊。用于热病神昏，中风痰迷，小儿痰热惊痫、抽搐、夜啼。（《药典》2015 年版）

【特殊用法】

1. （治）风热痰涌失音。（《本草纲目》）

2. 镇心明目。疗金疮。（《开宝本草》）

3. 安惊悸。（《本草正》）

4. 除昏昧谵妄。（《得配本草》）

5. 现代研究：天竺黄具有镇痛，抑制心脏，扩张血管，降血压，抗凝血，抑菌抗炎，抗光敏反应等作用。

【心法心得】天竺黄其功用与竹沥同，而无寒滑之害。凉心经，去风热，豁痰热，定惊悸，对于痰扰神明诸证有效。亦可用于甲状腺功能亢进、哮喘。

【注意事项】久用亦能寒中。（《本草汇》）

【用法用量】3～9 克。

前 胡

本品为伞形科植物白花前胡的干燥根。主产于江西、安徽、湖南、浙江等地。冬季至次春茎叶枯萎或未抽花茎时采挖，除去须根，洗净，晒干或低温干燥。

【别名】姨妈菜、罗鬼菜、水前胡、野芹菜、岩风、南石防风、坡地石防风、鸡脚前胡、岩川芎。

【性味归经】味苦、辛，性微寒。归肺经。

【功能主治】降气化痰，散风清热。用于痰热喘满，咯痰黄稠，风热咳嗽痰多。（《药典》2015年版）

【特殊用法】

1. 明目益精。（《名医别录》）

2. 破癥结。（《日华子本草》）

3. 主霍乱转筋。（《日华子本草》）

4. 止小儿夜啼。（《本草通玄》）

5. 止呕逆，除烦闷，治小儿疳热。（《得配本草》）

6. 现代研究：前胡具有祛痰，抗溃疡，解痉，钙拮抗，扩张冠状动脉，抑制心肌，降低血压，抑制肠管收缩，提高耐缺氧能力，抗菌，抗炎，抗肿瘤等作用。

【心法心得】前柴二胡，通为风药，均能调气，但柴胡主升，前胡主降，升降之功，不可不分。前胡入肺经，长于祛痰降气；柴胡入肝胆，长于疏肝解郁。但外感风热咳嗽痰稠，呕逆，寒热往来之症时，二者相须为用。

【注意事项】气虚逆满，病非外邪实热者禁用。

【用法用量】3～10克。

桔　梗

本品为桔梗科植物桔梗的干燥根。全国大部分地区均有，以东北、华北地区产量较大，华东地区质量较优。春、秋两季采挖，洗净，除去须根，趁鲜剥去外皮或不去外皮，干燥。

【别名】苦桔梗、白药、卢茹、大药等。

【性味归经】味苦、辛，性平。归肺经。

【功能主治】宣肺，利咽，祛痰，排脓。用于咳嗽痰多，胸闷不畅，咽痛

音哑，肺痈吐脓。（《药典》2015 年版）

【特殊用法】

1. 治胸中痞满不痛。（《本草纲目》）

2. 为肺部引经。诸药有此一味，不能下沉也。（《本经逢原》）

3. （主）惊恐悸气。（《神农本草经》）

4. 主治胸胁痛如刀刺。（《神农本草经》）

5. 配伍：失音，加诃子；声不出，加半夏；上气，加陈皮；涎嗽，加知母、贝母；咳渴，加五味子；酒毒，加阿胶；胸膈不利，加枳壳；心胸痞满，加枳实；目赤，加栀子、大黄；面肿，加茯苓；肤痛，加黄芪；发斑，加防风、荆芥；疫毒，加鼠粘子、大黄；不得眠，加栀子。主口舌生疮，赤目肿痛。（《医垒元戎》）

6. 现代研究：桔梗具有祛痰，镇咳，平喘，降血糖，抑制大鼠胃液分泌和抗消化性溃疡，抗炎，增强免疫力，降低胆固醇，增加胆酸分泌，镇静，镇痛，解热，降低血压，减慢心率，抗菌，利尿消肿，抗过敏，抗肿瘤等作用。

【心法心得】 桔梗开提肺气，载药上行。临床用之甚多，除用之祛痰止咳外，大气下陷者，用以周旋气机，引气上行而不下陷。久泻不止、内脏下垂、清浊升降失调，皆可用桔梗升举，或升清降浊。另可用治复发性口腔溃疡、更年期综合征、甲状腺功能亢进、前列腺增生等。

【注意事项】 阴虚久咳及咯血者忌用。用量过大可引起呕吐。

【用法用量】 3～10 克。

胖大海

本品为梧桐科植物胖大海的干燥成熟种子。主产于泰国、柬埔寨、马来西亚、印度尼西亚、越南、印度等国。4～6 月果实成熟开裂时，采集种子，晒干。

【别名】 大海、大海子、大洞果、大发。

【性味归经】 味甘，性寒。归肺、大肠经。

【功能主治】 清热润肺，利咽开音，润肠通便。用于肺热声哑，干咳无

痰，咽喉干痛，热结便闭，头痛目赤。（《药典》2015 年版）

【特殊用法】

1. （治）吐血下血。（《本草纲目拾遗》）

2. （治）骨蒸内热。（《本草纲目拾遗》）

3. 用于喉头气管诸黏膜炎症。（《现代实用中药》）

4. 现代研究：胖大海具有利尿，解痉，降压，改善黏膜炎症，抑制甲型流感病毒和缓慢泻下等作用。

【心法心得】胖大海主要为清肺热，利咽开音，清肠通便。平时泡服，保护声音者多，泡水常服润喉。

【注意事项】脾胃虚寒泄泻者慎服。

【用法用量】2～3 枚，沸水泡服或煎服。

海 藻

本品为马尾藻科植物海蒿子或羊栖菜的干燥藻体。前者习称"大叶海藻"，后者习称"小叶海藻"。主产于辽宁、山东、福建、浙江、广东等沿海地区。夏、秋两季采捞，除去杂质，洗净，晒干。

【别名】大叶藻、大蒿子、海根菜、海草、天然海藻。

【性味归经】味苦、咸，性寒。归肝、胃、肾经。

【功能主治】消痰软坚散结，利水消肿。用于瘿瘤，瘰疬，睾丸肿痛，痰饮水肿。（《药典》2015 年版）

【特殊用法】

1. 散十二经水，及除浮肿脚气，留饮痰气之湿热，使邪从小便而出。（《本经逢原》）

2. 去腹中雷鸣，幽幽作声。（《药性论》）

3. 止渴。（《本草拾遗》）

4. 主宿食不消。（《海药本草》）

5. 通癃闭。（《本草蒙筌》）

6. 配伍：反甘草。苦、咸，性寒。……得甘草，治瘰疬马刀。反者并用，其功益烈。配僵蚕，治蛇盘瘰疬。用之不当，令人瘦削。（《得配本草》）

7. 现代研究：海藻有抗甲状腺肿、增强免疫功能、抗肿瘤、抗内毒素、降低血黏度、抗放射、抗脂质过氧化、抗菌、抗病原体、抗凝和止血、调节血压、排出重金属、影响淋巴细胞转化等作用。

【心法心得】《本草纲目》："东垣治瘰疬马刀、散肿溃坚汤，与甘草同用之，盖以坚积之病，非平和之药所能取捷，必令反夺以成其功也。"亦有海藻、甘草同用，外治瘰疬、水肿者。海藻与健脾化痰药同用可以减肥。

【注意事项】传统认为反甘草。不宜与甘草同用。

【用法用量】6～12克。

昆　布

本品为海带科植物海带或翅藻科植物昆布的干燥叶状体。主产于辽宁、山东、福建、浙江、广东等沿海地区。夏、秋两季采捞，晒干。

【别名】面其菜、黑昆布、鹅掌菜。

【性味归经】味咸，性寒。归肝、胃、肾经。

【功能主治】消痰软坚散结，利水消肿。用于瘿瘤，瘰疬，睾丸肿痛，痰饮水肿。（《药典》2015 年版）

【特殊用法】

1. 主十二种水肿。（《名医别录》）

2. 凉血降火。（《本草纲目》）

3. 久服瘦人。（《本经逢原》）

4. 治膈气噎塞不下食。（《圣济总录》）

5. 现代研究：昆布有强心，降血压，降血脂，降血糖，抗动脉硬化，抗肿瘤，镇咳平喘，抑制缺碘性甲状腺肿，暂时抑制甲状腺功能亢进，显著促进乙型肝炎表面抗原转阴等作用。

【心法心得】昆布功同海藻，但无与甘草相反之说，故临床多用。该药软坚散结，软坚可用于血管硬化，散结可治良恶性肿块。昆布与决明子同用可以降血压，与莱菔子、荷叶同用可以减肥。

【注意事项】寒痰者不宜用。

【用法用量】6～12克。

黄药子

本品为薯蓣科植物黄独的块茎。主产于湖北、湖南、江苏等地。秋冬两季采挖。除去根叶及须根，洗净，切片晒干生用。

【别名】黄独、零余薯、金线吊虾蟆、香芋、黄狗头、土芋。

【性味归经】味苦，性寒。有毒。归肺、肝经。

【功能主治】化痰散结消瘿，清热解毒。用于瘿瘤，疮疡肿痛，咽喉肿痛，毒蛇咬伤等。（《中药学》2013 年版。《药典》2015 年版未见收录）

【特殊用法】

1. 降火止血。（《药性考》）

2. 主治疝气，腰痛。（《湖南药物志》）

3. 治肺热咳嗽。（《萃金裘本草述录》）

4. 现代研究：黄药子具有减轻甲状腺重量，抑制真菌、细菌、病毒，降血糖，止血，抗肿瘤，显著促进乙型肝炎表面抗原转阴等作用。

【心法心得】黄药子配海藻名藻药散，治疗甲状腺结节有效；黄药子单用或配入复方治疗甲状腺功能亢进有效。亦可用于哮喘、阴囊湿疹和硬皮病。

【注意事项】服用过量可引起口、舌、喉等处烧灼感，肝损伤，黄疸，甚至肝性脑病。中毒解毒可用大量绿豆汤内服。

【用法用量】5～12 克。

海蛤壳

本品为帘蛤科动物文蛤或青蛤的贝壳。夏、秋两季捕捞，去肉，洗净，晒干。

【别名】海蛤、蛤壳。

【性味归经】味苦、咸，性寒。归肺、肾、胃经。

【功能主治】清热化痰，软坚散结，制酸止痛；外用收湿敛疮。用于痰火咳嗽，胸胁疼痛，痰中带血，瘰疬瘿瘤，胃痛吞酸；外治湿疹，烫伤。（《药典》2015 年版）

【特殊用法】

1. 止消渴，润五脏。（《四声本草》）

2. 除血痢，妇人血结胸。（《本草纲目》）

3.（治）中风瘫痪。（《本草纲目》）

4. 主治阴痿。（《名医别录》）

5.（治）咳逆胸痹，腰痛胁急。（《名医别录》）

6. 治水气浮肿。（《药性》）

7. 现代研究：海蛤壳有抗肿瘤、降血脂、抗血小板凝集、抗炎等作用；对免疫功能有双向调节作用。

【心法心得】蛤壳具清肺、化痰、软坚、利水、制酸、敛疮六大作用。除治疗痰火咳嗽、胃痛吞酸、瘰疬瘿瘤外，尚可用于胸痹、消渴。

【注意事项】脾胃虚寒者慎服。

【用法用量】5～15克，先煎，蛤粉包煎。外用适量，研极细粉撒布或油调后敷患处。

浮海石

浮海石分石花与浮石两种。石花为胞孔科动物脊突苔虫、瘤苔虫的骨骼；浮石为火山喷出的岩浆形成的石块。前者主产于浙江、江苏、福建、广东沿海。夏秋多捞起，清水洗去盐质及泥沙，晒干。后者主产于辽宁、山东、福建、广东沿海。全年可采，捞出洗净晒干，捣碎或水飞用。

【别名】白浮石、海浮石、水泡石等。

【性味归经】味咸，性寒。归肺、肾经。

【功能主治】清热化痰，软坚散结，利尿通淋。用于痰热喘咳，瘰疬瘿瘤，血淋，石淋。（《中药学》2013年版。《药典》2015年版未见收录）

【特殊用法】

1. 消瘤瘿结核疝气。（《本草纲目》）

2. 消疮肿。（《本草纲目》）

3. 止渴。（《日华子本草》）

4. 配伍：得牙皂，治老痰横结；得通草，治疝气茎肿；得鲫鱼胆，治膈消；善饮水者。得金银花，治疳疮；得轻粉少许，麻油调，涂头核脑痹，枕后生痰核正者为脑，侧者为痹。（《得配本草》）

5. 现代研究：海浮石具有镇咳，利尿，抗炎，抑制地方性甲状腺肿大，抑制前列腺增生，抑制淋巴结炎等作用。

【心法心得】浮海石散上焦积热，软下焦积块，利尿通淋。小便涩滞、尿道痛者，浮海石配牛膝、滑石或藁本有效。

【注意事项】寒证喘咳、寒痰胶结者不宜单用。

【用法用量】9～15 克，入丸散剂及汤剂均可。

青礞石

本品为变质岩类黑云母片岩或绿泥石化云母碳酸盐片岩。主产于湖南、湖北、四川、江苏、浙江等地。采挖后，除去杂石和泥沙。煅用。

【别名】礞石、金龙石。

【性味归经】味甘、咸，性平。归肺、心、肝经。

【功能主治】坠痰下气，平肝镇惊。用于顽痰胶结，咳逆喘急，癫痫发狂，烦躁胸闷，惊风抽搐。（《药典》2015 年版）

《本草从新》："能平肝下气，为治顽痰癖结之神药。"

【特殊用法】

1. 消食。（《品汇精要》）

2. 治诸积癖块，攻刺心腹，下利赤白，及妇人崩中漏下。（《杨氏家传方》）

3. 现代研究：青礞石具有控制癫痫、精神分裂症发作及缓解狂躁症状等作用。

【心法心得】青礞石坠痰下气，通治痰为百病，凡顽痰怪证体实者用之有效。可用于食管癌、贲门癌的治疗。

【注意事项】脾胃虚弱者及孕妇禁服。不宜久服。

【用法用量】多入丸散服，3～6 克；煎汤 10～15 克，布包先煎。

程丑夫临证用药传忠录

瓦楞子

本品为蚶科动物毛蚶、泥蚶或魁蚶的贝壳。产于各地沿海地区。秋、冬至次年春捕捞，洗净，置沸水中略煮，去肉，干燥。

【**别名**】蚶子壳、毛蛤、瓦垅。

【**性味归经**】味咸，性平。归肺、胃、肝经。

【**功能主治**】消痰化瘀，软坚散结，制酸止痛。用于顽痰胶结，黏稠难咯，瘿瘤，瘰疬，癥瘕痞块，胃痛泛酸。（《药典》2015 年版）

《本草蒙筌》："消妇人血块立效，虽癥瘕并消；逐男子痰癖殊功，凡积聚悉逐。"

【**特殊用法**】

1. 治一切气血癥瘕。（《本草备要》）

2. 连（毛蚶）肉烧存性，研敷小儿走马牙疳。（《本草纲目》）

3. 攻瘰疬。（《医林纂要》）

4. 现代研究：瓦楞子具有中和胃酸，减轻消化性溃疡疼痛等作用。

【**心法心得**】瓦楞子咸以软坚，消癥散痰有效。除制酸止痛治胃病外，软坚散结消除瘰疬、瘿瘤常用。

【**注意事项**】无痰积及无反酸者不宜用。

【**用法用量**】9～15 克，先煎。

第三节　止咳平喘药

本类药物主归肺经，其味或辛或苦或甘，其性或温或寒，由于药物性味不同，质地润、燥有异，止咳平喘之理也就有所不同，有宣肺、清肺、润肺、降肺、敛肺及化痰之别。其中有的药物偏于止咳，有的偏于平喘，有的则兼而有之。

本类药物主治咳喘，其中苦杏仁、紫苏子、白果主用于平喘，百部、紫菀、款冬花、枇杷叶等则偏于止咳，桑白皮、葶苈子则泻肺而平喘止嗽。

咳喘之证，病情复杂，有外感内伤之别，寒热虚实之异。临床应用时应审证求因，随证选用不同的止咳、平喘药，并配伍相应的有关药物，总之不可见咳治咳，见喘治喘。

苦杏仁

本品为蔷薇科植物山杏、西伯利亚杏、东北杏或杏的干燥成熟种子。主产于我国东北、华北、西北、新疆及长江流域。夏季采收成熟果实，除去果肉和核壳，取出种子，晒干。

【别名】杏核仁、杏子、木落子、杏梅仁、杏、甜梅。

【性味归经】味苦，性微温。有小毒。归肺、大肠经。

【功能主治】降气止咳平喘，润肠通便。用于咳嗽气喘，胸满痰多，肠燥便秘。(《药典》2015年版)

【特殊用法】

1. 润燥消积。(《本草备要》)

2. 解肺郁。(《本草分经》)

3. (主)惊痫，……杀狗毒。(《名医别录》)

4. 治心下急满痛。(《药性论》)

5. (治)卒不得小便。(《医学入门》)

6. 消狗肉、面粉积。(《本草分经》)

7. 配伍：得陈皮，治便闭；配天冬，润心肺；佐柿饼，治咯血；合紫菀，利小便。(《得配本草》)

8. 现代研究：杏仁具有舒张支气管平滑肌，降压，扩张冠状动脉、增加冠状动脉血流量，抑制胃蛋白酶、抗溃疡，抗肿瘤，驱虫，抑菌，抗病毒，抗炎，镇痛等作用。

【心法心得】杏仁止咳平喘，润肠通便，对喘咳、肠燥便秘常用。对单纯性肥胖，单用杏仁，或与荷叶配伍使用，或加入健脾化痰、行气消积方中，有一定疗效。

【注意事项】内服不宜过量，以免中毒。

【用法用量】5～10克，生品入煎剂后下。

紫苏子

本品为唇形科植物紫苏的干燥成熟果实。主产于江苏、安徽、河南等地。秋季果实成熟时采收，除去杂质，晒干。

【别名】苏子、黑苏子、赤苏、白苏、香苏。

【性味归经】味辛，性温。归肺经。

【功能主治】降气化痰，止咳平喘，润肠通便。用于痰壅气逆，咳嗽气喘，肠燥便秘。（《药典》2015年版）

【特殊用法】

1. 止霍乱，呕吐，反胃。（《日华子本草》）

2. 利膈宽肠。（《本草纲目》）

3. 温中开郁。（《本草备要》）

4. 利大小便。（《得配本草》）

5. 现代研究：紫苏子具有增强记忆力，降血脂，降血压，抑制血小板聚集，防腐，抗氧化，抗癌，抑菌等作用。

【心法心得】紫苏子主治喘咳，对习惯性便秘治疗有效。

【注意事项】肠滑气虚，虚气上逆，呕吐频频者，禁用。

【用法用量】3～10克。

百　部

本品为百部科植物直立百部、蔓生百部或对叶百部的干燥块根。主产于江苏、安徽、湖北、浙江、山东等地。春、秋两季采挖，除去须根，洗净，置沸水中略烫或蒸至无白心，取出，晒干。

【别名】百部草、百条根、闹虱、玉箫、箭杆、药虱药。

【性味归经】味甘、苦，性微温。归肺经。

【功能主治】润肺下气止咳，杀虫灭虱。用于新久咳嗽，肺痨咳嗽，顿咳；外用于头虱，体虱，蛲虫病，阴痒。蜜百部润肺止咳。用于阴虚劳嗽。（《药典》2015年版）

【特殊用法】

1.（治）疳积疥癣。（《本草备要》）

2. 能除一切蛊毒。（《本草求真》）

3.（治）荨麻疹。（《常用中草药手册》）

4. 配伍：配生姜，治寒嗽；配秦艽，熏衣去虱。捣取汁，和蜜煎如饴，

治三十年嗽。(《得配本草》)

5. 现代研究：百部有镇咳、平喘、杀虫、抗病毒、解痉、中枢抑制等作用。

【心法心得】时珍曰："百部，亦天门冬之类，故皆治肺病杀虫。但百部气温而不寒，寒嗽宜之。天冬性寒而不热，热嗽宜之。此为异耳。"百部除止嗽杀虫外，尚可借其通肺之功，用于鼻塞，不闻香臭。百部50克，乙醇500毫升、甘油50毫升浸泡，外用治疗皮肤瘙痒症。

【注意事项】脾胃虚弱者慎用。

【用法用量】3～9克。外用适量，水煎或酒浸。

紫 菀

本品为菊科植物紫菀的干燥根及根茎。主产于东北、华北、西北及河南、安徽等地。春、秋两季采挖，除去有节的根茎（习称"母根"）和泥沙，编成辫状晒干，或直接晒干。

【别名】青菀、紫倩、小辫、返魂草、山白菜。

【性味归经】味辛、苦，性温。归肺经。

【功能主治】润肺下气，消痰止咳。用于痰多喘咳，新久咳嗽，劳嗽咳血。(《药典》2015年版)

【特殊用法】

1. 补虚调中，消痰止渴。(《本草备要》)

2. 治溺涩便血。(《本草求真》)

3. 开喉痹，退惊痫。(《得配本草》)

4. 配伍：配生地、麦冬，入心以宁神；配丹皮、白芍，入胃以清热；配款冬、百部、乌梅，治久嗽；配白前、半夏，治水气。(《得配本草》)

5. 专治血痰，为血劳圣药。(《本草备要》)

6. 现代研究：紫菀有镇咳，祛痰，抗菌，抗病毒，利尿，溶血，升高血压等作用。

【心法心得】紫菀除润肺下气，消痰止咳外，尚可利水通便，尤其年老咳而便秘者宜之，润而下气，通而不泻；另对尿潴留亦有效。

【注意事项】阴虚干咳者慎服。

【用法用量】5～10克。

款冬花

本品为菊科植物款冬的干燥花蕾。主产于河南、甘肃、山西、陕西等地。12月或地冻前当花尚未出土时采挖，除去花梗和泥沙，阴干。

【别名】冬花、款花、看灯花、艾冬花、九九花。

【性味归经】味辛、微苦，性温。归肺经。

【功能主治】润肺下气，止咳化痰。用于新久咳嗽，喘咳痰多，劳嗽咳血。(《药典》2015年版)

【特殊用法】

1. 定惊明目。(《本草备要》)

2. (治)喉痹。(《神农本草经》)

3. 疗肺痿。(《得配本草》)

4. 配伍：配白薇、贝母、百部，治鼻塞；配川连，敷口疳。烧烟以筒吸咽之，治久嗽。(《得配本草》)

5. 现代研究：款冬花具有镇咳，祛痰，兴奋呼吸，缓解支气管痉挛，升压，抑制胃肠平滑肌痉挛，抑制血小板聚集，兴奋中枢神经系统和抗休克等作用。

【心法心得】《本草求真》云："款冬花疏肺泄寒，虚实寒热通用。"其对呼吸系统疾病，如慢性支气管炎、哮喘、肺结核、肺癌、肺心病等几乎均可用之。有报道款冬花对慢性骨髓炎有效。

【注意事项】外感暴咳者宜生用，内伤久咳者宜炙用。

【用法用量】5～10克。

马兜铃

本品为马兜铃科植物北马兜铃或马兜铃的干燥成熟果实。前者主产于黑龙江、吉林、河北等地；后者主产于山东、江苏、安徽、浙江等地。秋季果实由绿变黄时采收，干燥。

【别名】水马香果、蛇参果、三角草、秋木香罐。

【性味归经】味苦，性微寒。归肺、大肠经。

【功能主治】清肺降气，止咳平喘，清肠消痔。用于肺热咳喘，痰中带血，肠热痔血，痔疮肿痛。（《药典》2015年版）

【特殊用法】

1. 利小便。（《珍珠囊》）

2. 吐蛇蛊毒。（《本草求原》）

3. 若治痔瘘肿痛，用马兜铃于瓶中烧烟熏病处良。（《景岳全书》）

4. 现代研究：马兜铃有祛痰、止咳、平喘、抗炎、抗肿瘤、镇痛、抗菌、抗生育等作用。

【心法心得】自报道其含马兜铃酸，可引起肾脏损害等不良反应，已久未用之。另报道含马兜铃酸药物常见的除马兜铃外，尚有广防己、汉防己、天仙藤、青木香、寻骨风、关木通、细辛等，临床使用宜知所慎，尤其有肾病者忌之。

【注意事项】本品含马兜铃酸，可引起肾脏损害等不良反应；儿童及老年人慎用；孕妇、婴幼儿及肾功能不全者禁用。

【用法用量】3～9克。

枇杷叶

本品为蔷薇科植物枇杷的干燥叶。全国大部分地区均有栽培，主产于广东、江苏、浙江、福建、湖北等地。全年均可采收，晒干，刷去毛，切丝生用或蜜炙用。

【别名】巴叶、芦桔叶。

【性味归经】味苦，性微寒。归肺、胃经。

【功能主治】清肺止咳，降逆止呕。用于肺热咳嗽，气逆喘急，胃热呕逆，烦热口渴。（《药典》2015年版）

【特殊用法】

1. 清热解暑毒。（《本草纲目》）

2. 疗脚气。(《本草纲目》)

3. 治赤鼻面疮。(《得配本草》)

4. 能断痰丝。(《滇南本草》)

5. (治)身热肌瘦,将成痨者。(《医学入门》)

6. 配伍:得茅根,治温病发哕;得栀子,治赤鼻面疮;配人参、丁香,治反胃呕哕。焙焦研末,茶服,止衄血。胃病姜汁涂炙;肺病,蜂蜜涂炙。(《得配本草》)

【心法心得】枇杷叶除清肺止咳,降逆止呕外,治呕逆口渴、消渴有效。

【注意事项】胃寒呕吐,及风寒咳嗽者忌之。

【用法用量】6～10克。

桑白皮

本品为桑科植物桑的干燥根皮。全国大部分地区均产,主产于安徽、河南、江苏、浙江、湖南等地。秋末叶落时至次春发芽前采挖根部,刮去黄棕色粗皮,纵向剖开,剥取根皮,晒干,切丝生用或蜜炙用。

【别名】桑根白皮、桑根皮、桑皮、白桑皮。

【性味归经】味甘,性寒。归肺经。

【功能主治】泻肺平喘,利水消肿。用于肺热喘咳,水肿胀满尿少,面目肌肤浮肿。(《药典》2015年版)

【特殊用法】

1. 利水通气。(《本草求真》)

2. 泻火邪。(《本草新编》)

3. 散瘀血。(《本草分经》)

4. 主伤中,五劳六极羸瘦。(《神农本草经》)

5. 去寸虫。(《名医别录》)

6. 治脚气痹挛……黄疸。(《本草求原》)

7. 治风湿麻木。(《贵州民间方药集》)

8. 现代研究:桑白皮具有降血压,利尿,镇静,镇痛,抗惊厥,解热,抗炎,抗菌,导泻,提高心肌收缩力,抗肿瘤,扩张血管等作用。

【心法心得】桑白皮疗肺热喘咳，利水消肿确有疗效。另腰腿疼痛，筋脉挛急，不得屈伸，坐卧皆难，用桑白皮、薏苡仁、炒酸枣仁服用，此《太平圣惠方》桑根白皮散，用之有效。

【注意事项】忌铁。肺虚，小便利者，禁用。根出土生者有毒，杀人。

【用法用量】6～12克。

葶苈子

本品为十字花科植物独行菜或北美独行菜、播娘蒿的干燥成熟种子。前者习称"南葶苈子"，后者习称"北葶苈子"。主产于江苏、山东、安徽、浙江等地。夏季果实成熟时采割植株，晒干，搓出种子，除去杂质。

【别名】大適、大室、丁历等。

【性味归经】味辛、苦，性大寒。归肺、膀胱经。

【功能主治】泻肺平喘，行水消肿。用于痰涎壅肺，喘咳痰多，胸胁胀满，不得平卧，胸腹水肿，小便不利。(《药典》2015年版)

【特殊用法】

1. 能泄气闭。(《景岳全书》)

2. 破积聚癥结，伏留热气。(《本草备要》)

3. 通月经。(《本草纲目》)

4. 除唇干。(《伤寒类要》)

5. 配伍：得大枣，治肺壅，不伤胃。配防己，治阳水暴肿。(《得配本草》)

6. 现代研究：葶苈子具有利尿，平喘，强心，增强心脏收缩，减慢心率，阻滞传导，抗菌，抗肿瘤等作用。

【心法心得】葶苈子消肿除痰，止嗽定喘。景岳谓其"善逐水气，不减大黄，大黄能泄血闭，葶苈能泄气闭"，气血均闭，二药同施，观己椒苈黄丸即知。强心可与黄芪、桂枝、杏仁等配伍用以增强疗效，此心衰治肺之法。

【注意事项】能泄真气，虚人慎用，不可久服。

【用法用量】3～10克，包煎。

白 果

本品为银杏科植物银杏的干燥成熟种子。全国大部分地区均有栽培，主产于广西、四川、河南、山东、湖北等地。秋季种子成熟时采收，除去肉质外种皮，洗净，稍蒸或略煮后，烘干。用时打碎取种仁，生用或炒用。

【别名】 银杏子、公孙树子、佛指甲。

【性味归经】 味甘、苦、涩，性平。有毒。归肺、肾经。

【功能主治】 敛肺定喘，止带缩尿。用于痰多喘咳，带下白浊，遗尿尿频。（《药典》2015 年版）

【特殊用法】

1. 入心经，通任、督之脉，至于唇口。（《本草新编》）

2. 清肺胃浊气。（《医学入门》）

3. 嚼浆涂鼻面手足，去皶疱黚黯，皴皱。（《本草纲目》）

4. 除邪湿。（《医林纂要》）

5. 消疮疥疽瘤。（《本草再新》）

6. 现代研究：白果有祛痰止咳，抗菌，降压，解痉，消除自由基，抗过敏，抗肿瘤，扩张输尿管，抗血栓形成，改善微循环，抗脂质过氧化，延缓衰老，调节免疫功能等作用。

【心法心得】 《本草从新》论白果"少食则益于任督，多食则损于心包。……倘心包火旺者，食数百枚，正复相宜"，从此悟及：白果能清心包火旺，用以宁静心包，心包火旺可见胸痹心痛，笔者常用之。另白果配伍海螵蛸，加入辨证方中，疗带下甚效。

【注意事项】 过量可致中毒，有实邪者慎服。

【用法用量】 5～10 克。

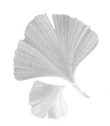

第十四章　安神药

凡以安定神志、治疗心神不宁病证为主的药物，称安神药。

本类药主入心、肝经，具有镇惊安神或养心安神之效，即体现了《素问·至真要大论》所谓"惊者平之"，及《素问·阴阳应象大论》所谓"虚者补之，损者益之"的治疗法则。安神药除具有重镇安神、养心安神作用外，某些药物还兼有清热解毒、平肝潜阳、纳气平喘、敛汗、润肠、祛痰等作用。

安神药主要用于治疗心神不宁的心悸怔忡，失眠多梦；亦可作为惊风、癫狂等病证的辅助药物。部分安神药又可用于治疗热毒疮肿、肝阳眩晕、自汗盗汗、肠燥便秘、痰多咳喘等证。

本类药物多属对症治标之品，特别是矿石类重镇安神药及有毒药物，只宜暂用，不可久服，应中病即止。矿石类安神药，如作丸散剂服时，须配伍养胃健脾之品，以免伤胃耗气。

现代药理研究证明，安神药对中枢神经系统有抑制作用，具有镇静、催眠、抗惊厥等作用。部分药物还有祛痰止咳、抑菌防腐、强心、改善冠状动脉血循环及提高机体免疫功能等作用。

根据安神药临床应用不同，可分为重镇安神药及养心安神药两类。

第一节　重镇安神药

本类药物多为矿石、化石、介类药物，具有质重沉降之性。重则能镇，重可祛怯，故有镇安心神、平惊定志、平肝潜阳等作用。主要用于心火炽盛、痰火扰心、肝郁化火及惊吓等引起的心神不宁，心悸失眠及惊痫、肝阳眩晕等证。

其中朱砂安神定悸，须防中毒；磁石聪耳明目，碍胃消化；龙骨平肝潜阳，煅用收涩；琥珀活血通淋，不可入煎。

朱 砂

本品为硫化物类矿物辰砂族辰砂，主含硫化汞（HgS）。主产于湖南、贵州、四川、广西、云南等地。采挖后，选取纯净者，用磁铁吸净含铁的杂质，再用水淘去杂石和泥沙。

【别名】丹砂、辰砂。

【性味归经】味甘，性微寒。有毒。归心经。

【功能主治】清心镇惊，安神，明目，解毒。用于心悸易惊，失眠多梦，癫痫发狂，小儿惊风，视物昏花，口疮，喉痹，疮疡肿毒。（《药典》2015年版）

【特殊用法】

1. 解胎毒痰毒。（《本草纲目》）

2. 治癫狂，下死胎。（《本草分经》）

3. 去目翳，疗疮毒。（《得配本草》）

4. 除烦满，止消渴。（《药性解》）

5. 祛疥癣虫疮。（《药性解》）

6. 配伍：同远志、龙骨之类，则养心气；同当归、丹参之类，则养心血；同枸杞、地黄之类，则养肾；同厚朴、川椒之类，则养脾；同南星、川乌之类，则祛风。（《本草纲目》）

7. 现代研究：朱砂具有镇静催眠、抗惊厥、抑杀皮肤细菌和寄生虫等作用。

【心法心得】朱砂，《神农本草经》称为丹砂，列为上品120种药之首，谓其"主身体五脏百病，养精神，安魂魄，益气，明目，杀精魅邪恶鬼。久服，通神明，不老。能化为汞"。可见古代对其十分重视，这与当时炼丹有关。朱砂清心镇惊安神，治疗精神性疾病、失眠惊悸十分有效，可是现在畏其有毒，医者轻易不敢用之。其实，若遇是类顽症，他药不效者，可每天用0.1～0.5克，加入辨证药方中，分次兑服，但须中病即止，不得超量或久服。

【注意事项】本品有毒，不宜大量服用，也不宜少量久服；孕妇及肝肾功能不全者禁用。

【用法用量】0.1～0.5克，多入丸散服，不宜入煎剂。外用适量。

磁　石

本品为氧化物类矿物尖晶石族磁铁矿，主含四氧化三铁（Fe_3O_4）。主产于河北、山东、辽宁、江苏等地。采挖后，除去杂石。

【别名】吸铁石、灵磁石、磁铁石。

【性味归经】味咸，性寒。归肝、心、肾经。

【功能主治】镇惊安神，平肝潜阳，聪耳明目，纳气平喘。用于惊悸失眠，头晕目眩，视物昏花，耳鸣耳聋，肾虚气喘。（《药典》2015年版）

【特殊用法】

1. 止金疮血。（《本草纲目》）

2. 治羸弱周痹，骨节酸痛，不可持物。（《本草备要》）

3. （消）颈核。（《名医别录》）

4. 治阳痿。（《玉楸药解》）

5. 镇心。（《增订治疗汇要》）

6. 现代研究：磁石有镇静、抗惊厥、强壮补血等作用。

【心法心得】《本草纲目》云："治肾家诸病而通耳明目。"此语概括甚好。但磁石药性煎熬难出，吸收亦有限，故笔者用此，多配伍神曲或砂仁，用治精神性疾病、神经衰弱、支气管哮喘和缺铁性贫血。

【注意事项】脾胃虚者，不可多服久服。

【用法用量】9～30克，先煎。

龙骨（龙齿）

本品为古代哺乳动物如三趾马、犀类、鹿类、牛类、象类等的化石。主产于山东、内蒙古、河南、河北、陕西、甘肃等地。全年可采，挖出后，除去泥土及杂质后，储于干燥处，生用或煅用。

【别名】陆虎遗生、那伽骨、生龙骨、煅龙骨、五花龙骨、青化龙骨、花龙骨、白龙骨。

【性味归经】味甘、涩，性微寒。归心、肝经。

【功能主治】镇惊安神，平肝潜阳，收敛固涩。用于心神不宁，心悸失眠，惊痫癫狂，肝阳眩晕，滑脱诸证；外用治疗湿疮痒疹，疮疡久溃不敛。（《中药学》2013 年版，《药典》2015 年版未收录）

【特殊用法】

1. 主带脉为病。（《本草纲目》）

2. 涩泻，固肠。（《本草备要》）

3. 治惊痫疟痢，吐衄崩带，遗精脱肛。（《本草备要》）

4. 愈溺血。（《得配本草》）

5. 配伍：得白石脂，治泄泻不止；得韭菜子，治睡即泄精；配桑螵蛸，治遗尿；合牡蛎粉，扑阴汗洒痒。（《得配本草》）

6. 现代研究：龙骨具有镇静催眠、抗惊厥，促凝血，降低血管通透性，抑制骨骼肌兴奋等作用。

【心法心得】龙骨煅用，收敛无形之气散，有形之精脱，甚为有效。《神龙本草经百种录》谓其"敛正气而不敛邪气"，观仲景于伤寒之邪气未尽者亦用之即知。龙齿、龙骨同功，但龙齿镇惊安神之力更强，故于惊痫、烦躁失眠者用之为胜；收敛固涩，则多用煅龙骨。

【注意事项】有湿热、实邪者忌服。

【用法用量】15～30 克，先煎。外用适量，研末撒或调敷。镇惊安神，平肝潜阳多生用；收敛固涩则煅用。

琥 珀

本品为古代松科植物的树脂埋藏地下经年久转化而成的化石状物质琥珀。主产于广西、云南、河南、辽宁等地。随时可采，从地下煤层中挖出后，除去砂石、泥土等杂质，用时捣碎，研成细粉用。

【别名】琥珀、琥珀粉。

【性味归经】味甘，性平。归心、肝、膀胱经。

【功能主治】镇惊安神，活血散瘀，利尿通淋。用于心神不宁，心悸失眠，惊风，癫痫，痛经经闭，心腹刺痛，癥瘕积聚，淋证，癃闭。（《中药学》2013年版，《药典》2015年版未收录）

【特殊用法】

1. 安五脏，清心肺。（《景岳全书》）

2. 治目中翳，研为细末，点目中。（《普济本事方》）

3. 消瘀血，破癥瘕，生肌肉，合金疮。（《本草备要》）

4. 达命门，利水道。（《得配本草》）

5. 配伍：得朱砂，治惊。配朱砂、全蝎，治胎痫。佐大黄、鳖甲，下恶血；和鹿葱，治淋沥。（《得配本草》）

6. 现代研究：琥珀具有镇静，延长睡眠时间，对抗惊厥，降温，利尿，活血，抗肿瘤等作用。

【心法心得】琥珀宁神定魄，破血通淋，对惊悸失眠、痛经经闭、淋证癃闭有效。笔者常用于心律失常、前列腺增生，对失眠心悸尤宜。

【注意事项】肾虚溲不利者禁用。

【用法用量】研末冲服，或入丸、散，每次1.5～3克。外用适量。不入煎剂。忌火煅。

第二节　养心安神药

本类药物多为植物类种子、种仁，具有甘润滋养之性，故有滋养心肝、益阴补血、交通心肾等作用。主要适用于阴血不足、心脾两虚、心肾不交等导致的心悸怔忡、虚烦不眠、健忘多梦、遗精、盗汗等证。

本类药物中除养心安神外，酸枣仁可敛汗，柏子仁可通便，灵芝可平喘，首乌藤可通络，合欢皮可活血，远志可开窍，这些安神之外的特殊功效，均宜熟知。

酸枣仁

本品为鼠李科植物酸枣的干燥成熟种子。主产于河北、陕西、辽宁、河南、山西、山东、甘肃等地。秋末冬初采收成熟果实，除去果肉和核壳，收集种子，晒干。生用或炒用，用之捣碎。

【别名】枣仁、酸枣核、山枣仁、酸枣、酸枣核、酸枣子、北酸、棘仁等。

【性味归经】味甘、酸，性平。归肝、胆、心经。

【功能主治】养心补肝，宁心安神，敛汗，生津。用于虚烦不眠，惊悸多梦，体虚多汗，津伤口渴。(《药典》2015年版)

【特殊用法】

1. 主治心腹寒热。(《神农本草经》)

2. 主脐下满痛之症。(《本草纲目》)

3. 收敛魂魄。(《景岳全书》)

4. 收肝脾之液，以滋养营气。敛心胆之气，以止消渴。(《得配本草》)

5. 强筋骨以除酸痛。(《得配本草》)

6. 现代研究：酸枣仁具有镇静催眠、安定、抗惊厥、镇痛降温、降血压、强心、抗缺氧、增强免疫、降血脂、抗血小板聚集等作用。

【心法心得】酸枣仁主要功效为养肝、宁心、安神、敛汗，临床上常用于肝胆不足、虚烦不眠之证。前人有生、熟枣仁用法之别，《本草求真》谓"有生熟之分，生则能导虚热，故疗肝热好眠，神昏躁倦之症；熟则收敛津液，故疗胆虚不眠，烦渴虚汗之症"。

【注意事项】实热、大便溏泻者慎用。个别可引起恶寒、发热、关节疼痛等过敏反应。

【用法用量】10～15克。

柏子仁

本品为柏科植物侧柏的干燥成熟种仁。主产于山东、河南、河北，此外陕西、湖北、甘肃、云南等地亦产。秋、冬两季采收成熟种子，晒干，除去种皮，收集种仁。生用。

【别名】柏实、柏子、柏仁、侧柏子。

【性味归经】味甘，性平。归心、肾、大肠经。

【功能主治】养心安神，润肠通便，止汗。用于阴血不足，虚烦失眠，心悸怔忡，肠燥便秘，阴虚盗汗。（《药典》2015年版）

【特殊用法】

1. 透心肾，益脾胃，宜乎滋养之剂用之。（《本草纲目》）

2. 美颜色，疗虚损。（《景岳全书》）

3. 风湿可除，惊痫可疗，邪魅可辟，皮肤可泽。（《本草求真》）

4. 助脾药中惟此不燥。（《本草分经》）

5. 现代研究：柏子仁具有镇静安神，润肠通便，改善记忆，减慢心率等作用。

【心法心得】柏子仁性平而不寒不燥，味甘而补，辛而能润，其气清香，其汁多脂，故养心安神，润肠通便多效。可用于甲状腺功能亢进、神经衰弱、更年期综合征、口腔溃疡、荨麻疹、习惯性便秘等。

【注意事项】阴寒泄泻者忌用。

【用法用量】3～10克。

灵 芝

本品为多孔菌科真菌赤芝的干燥子实体。主产于四川、浙江、江西、湖南等地。全年采收，除去杂质，剪除附有朽木、泥沙或培养基质的下端菌柄，阴干或在40～50℃烘干。

【别名】赤芝、红芝、丹芝、瑞草、木灵芝、菌灵芝、万年蕈、灵芝草。

【性味归经】味甘，性平。归心、肺、肝、肾经。

【功能主治】补气安神，止咳平喘。用于心神不宁，失眠心悸，肺虚咳喘，虚劳短气，不思饮食。（《药典》2015年版）

【特殊用法】

1. 赤芝主……增智慧不忘。（《神农本草经》）

2. 紫芝主耳聋。（《神农本草经》）

3. 滋补强壮。（《全国中草药汇编》）

4. 现代研究：灵芝具有镇静，镇痛，松弛骨骼肌，降血压，抗心律失常，降血糖，保肝，抗血小板聚集，抗消化性溃疡，抗氧化，抗放射，抗肿瘤等作用。

【心法心得】灵芝为滋补强壮之品，对多种虚损性疾病有效。笔者常用于安神，治鼻炎、喘咳、白细胞减少、口腔溃疡、肝损伤、癌症等；另据湘雅医院肖桂林教授经验，对急性毒蘑菇中毒有效，但宜大量急煎灌服，用量每次 100 克以上。

【注意事项】恶恒山，畏扁青、茵陈蒿。（《本草经集注》）

【用法用量】6～12 克。

首乌藤

本品为蓼科植物何首乌的干燥藤茎。主产于河南、湖南、湖北、江苏、浙江等地。秋、冬两季采割，除去残叶，捆成把或趁鲜切段，干燥。生用。

【别名】夜交藤、赤葛、九真藤、棋藤。

【性味归经】味甘，性平。归心、肝经。

【功能主治】养血安神，祛风通络。用于失眠多梦，血虚身痛，风湿痹痛，皮肤瘙痒。（《药典》2015 年版）

【特殊用法】

1. 养肝肾，止虚汗。（《饮片新参》）

2. 风疮疥癣作痒，煎汤洗浴。（《本草纲目》）

3. 现代研究：养血安神，祛风通络。具有镇静，抗过敏，抑制球菌、杆菌、弧菌、皮肤真菌，止血等作用。

【心法心得】首乌藤除养血安神外，祛风通络值得重视，若血虚身痛、妇人经期身痛、全身窜痛及风湿痹痛，他药罔效者，首乌藤皆有妙用。

【注意事项】实火内盛狂躁者慎用。

【用法用量】9～15 克；外用适量，煎水洗患处。

合欢皮

本品为豆科植物合欢的干燥树皮。全国大部分地区都有分布，主产于长江流域各省。栽培或野生。全国大部分地区均有分布，主产于长江流域各省。

夏、秋两季剥取，晒干，切段生用。

【别名】合昏皮、夜台皮、合欢木皮。

【性味归经】味甘，性平。归心、肝、肺经。

【功能主治】安神解郁、活血消肿。用于心神不安，忧郁失眠，肺痈，疮肿，跌仆伤痛。（《药典》2015 年版）

【特殊用法】

1. 安五脏，治肺痈。（《得配本草》）

2. 和血补阴。（《本草分经》）

3. 补心脾之阴。（《得配本草》）

4. 现代研究：合欢皮有镇静，镇痛，利尿，抗菌，驱绦虫，灭螺，抗生育等作用。

【心法心得】合欢皮为活血安神之剂，《神农本草经》谓其："安五脏，和心志，令人欢乐无忧。"临床常用。合欢皮、花，功效相类，但合欢花主要为解郁安神，活血作用不明显，用量 5～10 克。

【注意事项】孕妇忌用。

【用法用量】6～12 克。

远 志

本品为远志科植物远志或卵叶远志的干燥根。主产于山西、陕西、吉林、河南、河北等地。春、秋两季采挖，除去须根和泥沙，晒干。生用或炙用。

【别名】葽绕、蕀蒬、棘菀、小草、细草、线儿茶、小草根、神砂草。

【性味归经】味苦、辛，性温。归心、肾、肺经。

【功能主治】安神益智，交通心肾，祛痰，消肿。用于心肾不交引起的失眠多梦、健忘惊悸、神志恍惚，咳痰不爽，疮疡肿毒，乳房肿痛。（《药典》2015 年版）

【特殊用法】

1.（治）喉痹失音。（《本草求真》）

2. 利九窍。（《得配本草》）

3. 壮阳益精……举陷摄精。（《景岳全书》）

4. 散郁，利窍豁痰。（《本草分经》）

5. 王好古："治肾积奔豚。"（引自《本草纲目》）

6. 现代研究：远志具有镇静，催眠，抗惊厥，降血压，祛痰，降脂，抑菌，改善记忆力等作用。

【心法心得】 远志能通肾气，上达于心而交心肾，安神益智常用；中风舌强不语，用远志配伍菖蒲开窍启音；另远志加入疏肝散结之品，治乳腺增生、结节等有效。

【注意事项】 孕妇慎服。用量不宜过大，以免引起呕恶。

【用法用量】 3～10 克。

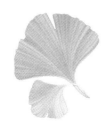

第十五章　平肝息风药

凡以平肝潜阳或息风止痉为主，治疗肝阳上亢或肝风内动病证的药物，称平肝息风药。

《素问·至真要大论》言："诸风掉眩，皆属于肝。"故本类药物皆入肝经，多为介类、昆虫等动物药物及矿石类药物，具有平肝潜阳、息风止痉的功效。部分平肝息风药物以其质重、性寒沉降之性，兼有镇惊安神、清肝明目、降逆、凉血等作用，某些息风止痉药物兼有祛风通络之功。

平肝息风药主要用治肝阳上亢、肝风内动的病证。部分药物又可用于心神不宁、目赤肿痛、呕吐、呃逆、喘息、血热出血以及风中经络之口眼㖞斜、痹痛等证。

本类药物有性偏寒凉或性偏温燥之不同，故当注意使用。若脾虚慢惊者，不宜用寒凉之品；阴虚血亏者，当忌温燥之品。

现代药理研究证明，平肝息风药多具有降血压、镇静、抗惊厥作用。能抑制实验性癫痫的发生，可使实验动物自主活动减少，部分药物还有解热、镇痛作用。

平肝息风药可分为平肝潜阳药和息风止痉药两类。

第一节　平肝潜阳药

凡能平抑或潜镇肝阳，主要用于治疗肝阳上亢病证的药物，称平肝潜阳药，又称平抑肝阳药。

本类药物多为质重之介类或矿石类药物，具有平抑肝阳或平肝潜阳的功效。主要用于治疗肝阳上亢之头晕目眩、头痛、耳鸣和肝火上攻之面红、口

程丑夫临证用药传忠录

苦、目赤肿痛、烦躁易怒、头痛头昏等症。亦用于肝阳化风痉挛抽搐及肝阳上扰烦躁不眠者，当分别配伍息风止痉药与安神药。

本类药物均平抑肝阳，然各有妙用。石决明、珍珠母、紫贝齿皆清肝明目；生牡蛎软坚散结，代赭石重镇降逆，刺蒺藜明目祛风，生铁落平肝镇狂。

石决明

本品为鲍科动物杂色鲍、皱纹盘鲍、羊鲍、澳洲鲍、耳鲍、白鲍的贝壳。主产于广东、福建、山东、辽宁等地。夏、秋两季捕捉，去肉，洗净，干燥。生用或煅用，用时打碎。

【别名】煅石决明、盐石决明。

【性味归经】味咸，性寒。归肝经。

【功能主治】平肝潜阳，清肝明目。用于头痛眩晕，目赤翳障，视物昏花，青盲雀目。(《药典》2015 年版)

《医学衷中参西录》："味微咸，性微凉。为凉肝镇肝之要药。肝开窍于目，是以其性善明目，研细水飞作敷药，能除目外障，作丸散内服，能消目内障。为其能凉肝，兼能镇肝，故善治脑中充血作疼作眩晕，因此证多系肝气肝火挟血上冲也。"

【特殊用法】

1. 治骨蒸劳热。(《本草求原》)

2. 古方多用治疡疽。(《本草备要》)

3. 通五淋。(《本草备要》)

4. 解酒酸。为末，投热酒中即解。(《本草备要》)

5. 贴脑心而止鼻红。(《药论》)

6. 配伍：得龙骨，止泄精；得谷精草，治痘后目翳；得杞子、甘菊，治头痛目暗。(《得配本草》)

7. 现代研究：石决明具有镇静，解热，利尿，中和胃酸，抑制免疫，降血压，抗感染，抗凝血，保肝，扩张气管、支气管平滑肌等作用。

【心法心得】石决明味咸，性凉，质重之物，专入足厥阴肝经，凉肝镇肝功专力宏。主要用于头痛眩晕，视力障碍，对高血压降血压和改善症状均有

255

效，尚可用于更年期综合征、带状疱疹、肝风扰神之失眠等。

【注意事项】本品咸寒，易伤脾胃，食少便溏者慎用。恶旋覆花。

【用法用量】6～20克，先煎。平肝、清肝宜生用，外用点眼宜煅用，水飞。

珍珠母

本品为蚌科动物三角帆蚌、褶纹冠蚌或珍珠贝科动物马氏珍珠贝的贝壳。主产于广东、台湾、黑龙江、安徽等地。全年可采，去肉，洗净，干燥。生用或煅用，用时打碎。

【别名】珠牡丹、珠母、真珠母、明珠母。

【性味归经】味咸，性寒。归肝、心经。

【功能主治】平肝潜阳，安神定惊，明目退翳。用于头痛眩晕，惊悸失眠，目赤翳障，视物昏花。（《药典》2015年版）

【特殊用法】

1. 止遗精白浊。（《本草纲目》）

2. 解痘疔毒。（《本草纲目》）

3. 安神魄，定癫痫。（《饮片新参》）

4. 止血：治吐血，衄血，崩漏。（《吉林中草药》）

5. 现代研究：珍珠母有保肝、降低氨基转移酶，镇静，护胃，抗癌，抑制肉瘤 S-180 等作用。

【心法心得】珍珠母、石决明、牡蛎均能潜阳。珍珠母潜阳，偏于养心安神；石决明潜阳，偏于凉肝潜降；牡蛎潜阳，主治浮阳外越。珍珠母常用于高血压、甲状腺功能亢进症、儿童多动症、精神异常、肝功能异常、黄褐斑（配伍土茯苓）等。

【注意事项】本品属镇降之品，故脾胃虚寒者、孕妇慎用。

【用法用量】10～25克；先煎。外用适量。

牡 蛎

本品为牡蛎科动物长牡蛎、大连湾牡蛎或近江牡蛎的贝壳。我国沿海各地都有生产。全年均可采收，去肉，洗净，干燥。生用或煅用，用时打碎。

【别名】蛎蛤、左顾牡蛎、牡蛤、海蛎子壳、海蛎子皮、左壳、海蛎子、蛎黄、生蚝、鲜蚵、蚝仔、古贲。

【性味归经】味咸，性微寒。归肝、胆、肾经。

【功能主治】重镇安神，潜阳补阴，软坚散结。用于惊悸失眠，眩晕耳鸣，瘰疬痰核，癥瘕痞块。煅牡蛎收敛固涩，制酸止痛。用于自汗盗汗，遗精滑精，崩漏带下，胃痛吞酸。（《药典》2015 年版）

【特殊用法】

1. 治喉痹、咳嗽。（《名医别录》）

2. 除拘缓。（《神农本草经》）

3. 止心脾气痛，痢下赤白浊，消疝瘕积块，瘿疾结核。（《本草纲目》）

4. 女子带下赤白。（《神农本草经》）

5. 配伍：以柴胡引之，去胁下痛；以茶引之，消项上结核；以大黄引之，消股间肿；以地黄引之，益精收涩止小便，肾经血分药也。（《本草纲目》）

6. 现代研究：牡蛎具有抗溃疡，消炎，镇静，抑制肿瘤细胞和抑制脊髓灰质炎病毒等作用。尚有抑制神经肌肉的兴奋性，还能降低毛细血管通透性作用。

【心法心得】《名医别录》谓牡蛎"主除留热在关节荣卫，虚热去来不定，烦满，止汗，心痛气结，止渴，除老血，涩大小肠，止大小便，治泄精、喉痹、咳嗽、心胁下痞热"。其治疗关节、荣卫邪热，虚热去来不定、心胁下痞热及更年期烦热，诸药难效者，加用牡蛎常获意外之功。

【注意事项】凡病虚而多热者宜用。虚而有寒者忌之。

【用法用量】9～30 克；宜打碎先煎。外用适量。收敛固涩宜煅用，其他宜生用。

紫贝齿

本品为宝贝科绶贝属阿文绶贝，宝贝属山猫眼宝贝、虎斑宝贝等的贝壳。主产于海南、广东、福建、台湾等地。5～7 月间捕捉，除去贝肉，洗净，干燥。生用或煅用，用时打碎或研成细粉。

【别名】紫贝、文贝、砑螺、紫贝子、南蛇牙齿、狗支螺、紫贝止、贝齿、海巴。

【性味归经】味咸，性平。归肝经。

【功能主治】平肝潜阳，镇静安神，清肝明目。用于肝阳上亢，头晕目眩，惊悸失眠，目赤翳障，目昏眼花。（《中药学》2013 年版。《药典》2015 年版未收录）

【特殊用法】

1. 去热毒。（《新修本草》）

2. 平肝安神，治惊惕不眠。（《饮片新参》）

3. 利水通道，逐蛊下血。（《本草求真》）

4. 治痈疽，以紫贝壳烧煅为灰，敷之。（《普济本事方》）

5. 现代研究：紫贝齿有解热、降低血管通透性和抗肝损伤等作用。

【心法心得】主用于镇惊安神，配伍青龙齿可相得益彰。

【注意事项】脾胃虚弱者慎用。

【用法用量】煎服，10～15 克；宜打碎先煎，或研末入丸散剂。

赭　石

本品为氧化物类矿物刚玉族赤铁矿，主含三氧化二铁（Fe_2O_3）。主产于山西、河北、广东等地。开采后，除去泥土杂石，打碎生用或醋淬研粉用。

【别名】代赭石、代赭、须丸、赤土、丁头代赭、血石、紫朱、土朱、铁朱、钉头赭石、钉赭石、赤赭石、红石头。

【性味归经】味苦，性寒。归肝、心、肺、胃经。

【功能主治】平肝潜阳，降逆平喘，凉血止血。用于眩晕耳鸣，呕吐，噫气，呃逆，喘息，吐血，衄血，崩漏下血。（《药典》2015 年版）

【特殊用法】

1. 疗惊悸，哮喘。（《长沙药解》）

2. 治妇科病：主带下百病，产难，胞衣不出，堕胎，养血气。（《名医别录》）

3. 除五脏血脉中热，血痹血瘀。（《名医别录》）

4. 阴痿不起。（《开宝本草》）

5. 大人小儿惊痫。（《景岳全书》）

6. 尿血遗溺，夜多小便。（《日华子本草》）

7. 治五淋。（《本草再新》）

8. 现代研究：赭石具有抗消化性溃疡（内服能收敛胃肠壁，保护黏膜面），促进红细胞和血红蛋白新生，镇静等作用。

【心法心得】《本草纲目》云："代赭乃肝与包络二经血分药也，故所主治皆二经血分之病。"能下气降痰清火，对高血压、呃逆、心绞痛（尤其是冠状动脉痉挛所致心绞痛）、心悸、哮喘均有效。但不要长期大量服用。

【注意事项】孕妇慎用。下部虚寒者不宜用，阳虚阴痿者忌之。因含微量砷，故不宜长期服用。

【用法用量】9～30 克；先煎。入丸、散，每次 1～3 克。外用适量。降逆、平肝宜生用，止血宜煅用。

刺蒺藜

本品为蒺藜科植物蒺藜的干燥成熟果实。主产于河南、河北、山东、安徽等地。秋季果实成熟时割株，晒干，打下果实，除去杂质。炒黄或盐炙用。

【别名】蒺藜子、旁通、屈人、止行、豺羽、升推、白蒺藜、蒺藜、休羽、三角蒺藜。

【性味归经】味辛、苦，性微温。有小毒。归肝经。

【功能主治】平肝解郁，活血祛风，明目，止痒。用于头痛眩晕，胸胁胀痛，乳闭乳痈，目赤翳障，风疹瘙痒。（《药典》2015 年版）

《本草备要》："泻肺气而散肝风。"

【特殊用法】

1. 喉痹。（《神农本草经》）

2. 痔漏阴汗。（《本草图经》）

3. 治白癜风：阴干为末，每服三二钱，饭后以温酒调服，治白癜风。（《本草衍义》）

4. 治风秘，及蛔虫心腹痛。（《本草纲目》）

第十五章　平肝息风药

259

5. 去风湿，泻肺气。乳闭可通，癥瘕可疗，阴癀可消，带下可止。（《得配本草》）

6. 现代研究：刺蒺藜具有抗炎，降血压，利尿，抗心肌缺血，降血脂，缓解痉挛，抗菌，抗过敏，抗衰老，增加性欲，提高生殖力和治疗白癜风等作用。

【心法心得】蒺藜有刺蒺藜、沙苑蒺藜之分，刺蒺藜祛风，沙苑蒺藜强肾，不可混淆。刺蒺藜临床用于高血脂、高血压、冠心病心绞痛、甲状腺功能亢进症、更年期综合征、过敏性疾病均有效。诚为良药。

【注意事项】孕妇慎用。

【用法用量】煎服，6～10克。

生铁落

本品为生铁煅至红赤，外层氧化时被锤落的铁屑。取锻铁时打下之铁落，去其煤土杂质，洗净，晾干。或煅后醋淬用。

【别名】铁落、铁屑、铁屎、铁花、铁蛾。

【性味归经】味辛，性凉。归肝、心经。

【功能主治】平肝镇惊，解毒敛疮，补血。用于癫狂，热病谵妄，心悸易惊，风湿痹痛，疮疡肿毒，贫血。（《中药学》2013年版。《药典》2015年版未收录）

《医林纂要》："宁心神，泻妄火，坠涌痰。"

【特殊用法】

1. 治惊邪癫痫。（《日华子本草》）

2. 疗胡（狐）臭：炒使极热……又裹以熨腋，疗胡（狐）臭。（《新修本草》）

3. 治水肿。（《本草述》）

4. 治阳厥怒狂。（《素问》）

5. 黑发：染髭发令永黑，以铁落及热末凝涂之。（《普济本事方》）

6. 现代研究：铁落经火煅醋淬后，变成醋酸铁，易于吸收，且能促进红细胞的新生和增加血红素的数值，有补血作用，并有一定的镇静作用。

程丑夫临证用药传忠录

260

【心法心得】《本草详节》: "铁落,性本制木,故痫疾宜之。"铁落,质重而降,金本克木,故凡肝气升腾之疾,用之皆效。另笔者亲验,凡金石所伤溃烂日久,诸药无效,用生铁落加鲫鱼,捶烂敷之即效,此即千捶鲫鱼膏也。敷后不必换药,俟其自然脱落,一次即愈。

【注意事项】肝虚及中气虚寒者忌服。

【用法用量】30～60克,先煎。或入丸、散用。外用适量,研末调敷。

第二节 息风止痉药

凡以平息肝风为主要作用,主治肝风内动惊厥抽搐病证的药物,称息风止痉药。

本类药物主入肝经,以息肝风、止痉抽为主要功效。适用于温热病热极动风、肝阳化风、血虚生风等所致之眩晕欲仆、项强肢颤痉挛抽搐等症,以及风阳夹痰、痰热上扰之癫痫、惊风抽搐,或风毒侵袭引动内风之破伤风痉挛抽搐、角弓反张等症。部分兼有平肝潜阳、清泻肝火作用的息风止痉药,亦可用治肝阳眩晕和肝火上攻之目赤、头痛等。

此外,某些息风止痉药,尚兼祛外风之功,还可用治风邪中经络之口眼㖞斜、肢麻痉挛、头痛、痹病等。

本类药物中,动物药中羚羊角、牛黄凉肝息风力强,地龙通络平喘,全蝎通络止痛,蜈蚣攻毒散结,僵蚕祛风化痰;植物药中钩藤归经心包,冠心病变可疗;天麻又名赤箭,诸般风证皆效。

羚羊角

本品为牛科动物赛加羚羊的角。主产于新疆、青海、甘肃等地。猎取后锯取其角,晒干。镑片或粉碎成细粉。

【别名】赛加羚羊角、羚羊角粉。

【性味归经】味咸,性寒。归肝、心经。

【功能主治】平肝息风,清肝明目,散血解毒。用于肝风内动,惊痫抽搐,妊娠子痫,高热痉厥,癫痫发狂,头痛眩晕,目赤翳障,温毒发斑,痈

肿疮毒。(《药典》2015年版)

《本草纲目》："平肝舒筋，定风安魄，散血下气，辟恶解毒，治子痫痉疾。"

【特殊用法】

1. 辟蛊毒，安心气。(《神农本草经》)

2. (治)食噎不通。(《名医别录》)

3. (治)瘰疬。(《本草拾遗》)

4. 主治伤寒，时气寒热，热在肌肤。(《名医别录》)

5. 配伍：得钩藤钩，息肝风；调鸡子白，涂赤丹；磨东流水，治产后烦闷，汗出不识人。烧存性，研末，童便调下，治败血冲心。(《得配本草》)

6. 现代研究：羚羊角有解热，镇静，镇痛，抗惊厥，降血压，抑菌，抗病毒，加强心脏收缩，减慢心率等作用，大剂量可引起心搏停止。

【心法心得】羚羊角主治肝心二经之热，以清热解毒，平肝息风，凉肝明目为主要功效。但本品资源难得，价格昂贵，故非温热、瘟毒重症及肝经无热者均不用。

【注意事项】本品性寒，脾虚慢惊者忌用。

【用法用量】1～3克，宜另煎2小时以上；磨汁或研粉服，每次0.3～0.6克。

牛 黄

本品为牛科动物牛的干燥胆结石。主产于西北、东北、河南、河北、江苏等地。宰牛时如发现有牛黄，即滤出胆汁，将牛黄取出，除去外部薄膜，阴干。研极细粉末。现有人工牛黄。

【别名】丑宝。

【性味归经】味甘，性凉。归心、肝经。

【功能主治】清心，豁痰，开窍，凉肝，息风，解毒。用于热病神昏，中风痰迷，惊痫抽搐，癫痫发狂，咽喉肿痛，口舌生疮，痈肿疔疮。(《药典》2015年版)

《本草求真》：清心肝热痰。

【特殊用法】

1. 小儿夜啼。(《药性论》)

2. 疗中风失音。(《日华子本草》)

3. 痰热百疾。(《本草从新》)

4. 主治小儿百病。(《名医别录》)

5. 配伍：朱砂一分，牛黄二厘，蜜浸胭脂取汁，调二味末，涂痘疮黑陷。得牡丹、菖蒲，利耳目；得天竺黄，发声音；得犀角末，治诸惊；得竹沥，治口噤热。(《得配本草》)

6. 现代研究：牛黄具有镇静，抗惊厥，解热，抗炎，强心，降血压，解痉，利胆，镇咳，祛痰，平喘，镇痛等作用。尚有抑制血小板聚集及活化纤溶作用。

【心法心得】 牛黄味苦气凉，入心、肝二经而能除热消痰，息风火，清神魂，治中风入脏，惊痫口噤，小儿胎毒，痰热诸疾。对多种癌症火毒，高血压，精神分裂症，脑炎，痤疮，带状疱疹等均有效。目前临床一般用以其为主要成分的成药。

【注意事项】 非实热证不宜用，孕妇慎用。

【用法用量】 0.15~0.35克，多入丸散用。外用适量，研末敷患处。

钩 藤

本品为茜草科植物钩藤、大叶钩藤、毛钩藤、华钩藤或无柄果钩藤的干燥带钩茎枝。主产于广西、广东、湖南、四川、江西、浙江等地。秋、冬两季采收，去叶，切段，晒干。

【别名】 钩丁、双钩、吊藤、鹰爪风、倒挂刺。

【性味归经】 味甘，性微寒。归肝、心包经。

【功能主治】 息风定惊，清热平肝。用于肝风内动，惊痫抽搐，高热惊厥，感冒夹惊，小儿惊啼，妊娠子痫，头痛眩晕。(《药典》2015年版)

《本草求真》："治心热，祛肝风。"

【特殊用法】

1. 除心腹灼热：除心热，小儿内钩腹痛。(《本草纲目》)

2. 舒筋活血。（《本草纲目》）

3. 妇人带下赤白。（《本经逢原》）

4. 治客忤胎风。（《日华子本草》）

5. 配伍：相火为病者，可用以为使。得硝石、炙甘草，治惊热；得甘草，治惊痫；配紫草，发斑疹。纯用钩力大，久煎力薄。（《得配本草》）

6. 现代研究：钩藤具有镇静，抗惊厥，解痉平喘，能舒张肠、支气管及子宫平滑肌，对抗组胺引起的收缩，抗心律失常（抑制异位起搏及窦房结，减慢房室和房内传导）等作用。

【心法心得】钩藤，手足厥阴药也。足厥阴主风，手厥阴主火，故凡风火之疾，皆可用之。临床常用于高血压、心动过速、皮肤瘙痒，面神经麻痹，头痛、眩晕等，钩藤缓解心绞痛有效，其对冠状动脉痉挛所致心绞痛特别适宜。

【注意事项】虚者勿用。

【用法用量】3～12克，后下。

天　麻

本品为兰科植物天麻的干燥块茎。主产于四川、云南、贵州等地。立冬后至次年清明前采挖。采挖后，立即洗净，蒸透，敞开低温干燥。用时润透或蒸软，切片。

【别名】明天麻、赤箭根、定风草。

【性味归经】味辛，性平。归肝经。

【功能主治】息风止痉，平抑肝阳，祛风通络。用于小儿惊风，癫痫抽搐，破伤风，头痛眩晕，手足不遂，肢体麻木，风湿痹痛。（《药典》2015年版）

《药性赋》："味辛，平，无毒。降也，阳也。其用有四：疗大人风热头眩，治小儿风痫惊悸；祛诸风麻痹不仁，主瘫痪语言不遂。"

【特殊用法】

1. 主诸风湿痹。（《开宝本草》）

2. 通血脉，开窍。（《日华子本草》）

3. 主杀鬼精物，蛊毒，恶气。（《神农本草经》）

4. 治肺脏风毒。（《普济本事方》）

5. 治白癜风。（《太平圣惠方》）

6. 配伍：配川芎，治肝虚头痛；肝气喜畅。配白术，去湿。肝虚则劲，胆不滋养，则风动于中，此肝胆性气之风，非外感天气也。天麻定肝胆之内风，但血虚者，畏其助火，火炽则风益劲。宜于补血之剂加此为使，然亦不可久用。（《得配本草》）

7. 现代研究：天麻具有镇痛，镇静，抗惊厥，抗炎，增强免疫力，改善心肌缺血，调整脑血管功能，抑制病毒，促进胆汁分泌等作用。

【心法心得】天麻止风虚眩晕，通血脉九窍，治痫定惊，祛风疏痰。有自内达外之功。临床以祛风解痉为主，对血管神经性头痛、三叉神经痛、面肌痉挛、类风湿关节炎、冠心病、高血压、中风后遗症、癫痫、老年性痴呆等有效。凡筋病均可用之。天麻可祛风定悸，对多种心律失常有效。

【注意事项】气血虚甚者慎服。凡病人觉津液衰少，口干舌燥，咽干作痛，皆慎用之。

【用法用量】3～10克。

地 龙

本品为钜蚓科动物参环毛蚓、通俗环毛蚓、威廉环毛蚓或栉盲环毛蚓的干燥体。前一种习称"广地龙"，后三种习称"沪地龙"。多系野生，亦有养殖，全国大部分地区有产。广地龙主产于广东、海南、广西等地；沪地龙主产于上海、江苏、山东等地。广地龙春季至秋季捕捉，沪地龙夏季捕捉，及时剖开腹部，除去内脏及泥沙，洗净，晒干或低温干燥。生用或鲜用。

【别名】鲜地龙、酒地龙、炒地龙。

【性味归经】味咸，性寒。归肝、脾、膀胱经。

【功能主治】清热定惊，通络，平喘，利尿。用于高热神昏，惊痫抽搐，关节痹痛，肢体麻木，半身不遂，肺热喘咳，水肿尿少。（《药典》2015年版）

【特殊用法】

1. 治大腹黄疸。（《本草经疏》）

2. 解湿热，疗黄疸。（《本经逢原》）

3. 主伤寒疟疾，大热狂烦。（《本草纲目》）

4. 入葱化为水，疗暴聋。（《本经逢原》）

5. 治耳聋气闭，蚯蚓、川芎各半两，为末，每服二钱，麦冬汤下。（《圣济总录》）

6. 历节风痛。（《本草纲目》）

7. （治）秃疮瘰疬。（《本草纲目》）

8. 治头风痛。（《张氏医通》）

9. 配伍：得面粉，炒研吞，治痴癫。配枯矾末，搽齿血。加麝香更妙。调荆芥汁，治热狂；再加白蜜更好。加乳香末，治惊风。（《得配本草》）

10. 现代研究：地龙具有解热，镇静，抗惊厥，抗组胺、平喘，降血压，抗凝、抗血栓，抗肿瘤，抗心律失常，兴奋子宫平滑肌，杀灭精子及阻止受精等作用。

【心法心得】地龙有钻土之能，此诸物不及也。其清热，定惊，通络，平喘，化血之力，功非一般，不可忽视。笔者每用于降血压、平喘、清热利水及痹病，多效。但地龙气味不佳，可致恶心不适，可配肉桂少许，或加砂仁同煎，以为去腥调味。

【注意事项】脾胃虚寒者，不宜用；孕妇禁服。

【用法用量】5～10克。研末吞服，每次1～2克。外用适量。

全 蝎

本品为钳蝎科动物东亚钳蝎的干燥全体。主产于河南、山东、湖北、安徽等地。清明至谷雨前后捕捉者，称为"春蝎"，此时未食泥土，品质较佳；夏季产量较多，称为"伏蝎"。饲养蝎一般在秋季，隔年收捕一次。野生蝎在春末至秋初捕捉，捕得后，先浸入清水中，待其吐出泥土，置沸水或沸盐水中，煮至全身僵硬，捞出，置通风处，阴干。

【别名】钳蝎、全虫、蝎子、茯背虫。

【性味归经】味辛，性平。有毒。归肝经。

【功能主治】息风镇痉，通络止痛，攻毒散结。用于肝风内动，痉挛抽

搐，小儿惊风，中风口㖞，半身不遂，破伤风，风湿顽痹，偏正头痛，疮疡，瘰疬。（《药典》2015 年版）

【特殊用法】

1. 却风痰耳聋。（《本草蒙筌》）

2. （治）带下，阴脱。（《本草纲目》）

3. 治疗痹证：穿筋透节，逐湿除风。（《玉楸药解》）

4. 攻毒祛风。（《药性切用》）

5. 治疝气。（《医学发明》）

6. （治）大人痃疟。（《本草纲目》）

7. 治脾劳羸疲，脐腹疗痛。（《普济本事方》二圣丸，用全蝎、桃仁配方）

8. 配伍：配白附、僵蚕，治搐搦症；配天麻、蜂实，治破伤风。蜂实，即蜂窠蒂。如无蜂实，蜂窠亦可。（《得配本草》）

又有同羌活、柴胡、当归、生地，名丁香柴胡汤，以治月事不调，寒热带下，亦许蝎以散血分之风热耳。（《本草求真》）

9. 现代研究：全蝎具有抗惊厥，镇痛，降血压，抗肿瘤，增强心脏收缩力，减慢心率等作用。

【心法心得】 全蝎为专入足厥阴经之药，故善治厥阴诸病，时珍曰："诸风掉眩搐搦，疟疾寒热，耳聋无闻，皆属厥阴风木。"东垣李杲云："凡疝气，带下，皆属于风。蝎乃治风要药，俱宜加而用之。小儿惊痫风搐，大人痃疟，耳聋疝气，诸风疮，女人带下阴脱，均可用全蝎获效。"笔者临证多用该药，凡风证诸疾，痉挛诸疾，无论面肌、眼肌、腓肠肌，或消化道，或支气管，或冠状动脉，或脑血管痉挛等，均常用之。或伍以化痰，或伍以活血，或伍以除湿，或伍以益气，或伍以温阳，或伍以滋阴，或伍以解表，辄以加入，取效甚捷。

【注意事项】 本品有毒，用量不宜过大。孕妇禁用。

【用法用量】 3～6 克。研末吞服，每次 0.6～1 克。外用适量。

蜈 蚣

本品为蜈蚣科动物少棘巨蜈蚣的干燥体。主产于江苏、浙江、湖北、湖南、安徽等地。春、夏两季捕捉，用竹片插入头尾，绷直，干燥。

【别名】百足虫、千足虫、金头蜈蚣、百脚。

【性味归经】味辛，性温。有毒。归肝经。

【功能主治】息风镇痉，通络止痛，攻毒散结。用于肝风内动，痉挛抽搐，小儿惊风，中风口㖞，半身不遂，破伤风，风湿顽痹，偏正头痛，疮疡，瘰疬，蛇虫咬伤。（《药典》2015 年版）

《医林纂要》："入肝祛风，入心散瘀，旁达经络，去毒杀虫。"

【特殊用法】

1.（治）蛇瘕、蛇瘴、蛇伤。（《本草纲目》）

2. 治心腹寒热结聚。（《本草经疏》）

3. 治瘰疬溃疮：茶、蜈蚣。二味炙至香熟，捣筛为末。先以甘草汤洗净，敷之。（《神枕方》）

4. 治胼胝：干蜈蚣研粉，调水外敷局部，每日 1 次，一般 6 日见效。

5. 治阳痿：用蜈蚣、丝瓜子、甘草配方，或四逆散加蜈蚣。

6. 入鸡子白煮，治腹大如箕。（《得配本草》）

7. 解蜈蚣毒：中其毒者，桑树汁、蒜树汁、蒜涂之。乌鸡粪、蜒蚰可敷。蚯蚓、桑皮，亦能解其毒。（《得配本草》）

8. 现代研究：蜈蚣有抗惊厥，扩张血管，直接降血压，抑制皮肤真菌和抗凝血等作用。

【心法心得】蜈蚣入肝祛风、通瘀、散热、解毒。临床主要用于搜风解痉，神经性疼痛，剧烈疼痛，以毒攻毒。还可用于治疗阳痿。

【注意事项】孕妇忌用。

【用法用量】煎服，3～5 克。研末冲服，每次 0.6～1 克。外用适量。

僵　蚕

本品为蚕蛾科昆虫家蚕 4～5 龄的幼虫感染（或人工接种）白僵菌而致死的干燥体。主产于浙江、江苏、四川等养蚕区。多于春、秋季生产，将感染白僵菌病死的蚕干燥。生用或炒用。

【别名】白僵蚕、天虫、姜蚕。

【性味归经】味咸、辛，性平。归肝、肺、胃经。

【功能主治】息风止痉，祛风止痛，化痰散结。用于肝风夹痰，惊痫抽搐，小儿急惊，破伤风，中风口㖞，风热头痛，目赤咽痛，风疹瘙痒，发颐痄腮。（《药典》2015年版）

【特殊用法】

1. 主治女子崩中赤白，产后余痛。（《名医别录》）

2. （治）瘰疬结核。（《本草备要》）

3. （止）崩中下血。（《本草纲目》）

4. 治中风失音。（《本草备要》）

5. 凡咽喉肿痛，及喉痹用此，下咽立愈。（《本经逢原》）

6. 人指甲软薄者，用此烧烟熏之则厚。（《本草求真》）

7. （治）痰疟癥结。（《本草纲目》）

8. 配伍：得生矾、枯矾、姜汁，治喉风；得姜汁，治一切风痰；得葱、茶，治头风；得水、硼，治喉痹。加牙硝更好。配乌梅，治肠风下血。合蛇蜕，浴小儿肤和鳞甲；浸白马尿，治腹内生龟；调皂角水，擦牙虫。（《得配本草》）

9. 灭瘢痕。（《本草备要》）

10. 现代研究：僵蚕具有镇静催眠，抗惊厥作用，抗肿瘤，抑制金黄色葡萄球菌、大肠埃希菌、铜绿假单胞菌等作用。

【心法心得】僵蚕，蚕之病风者也，功专祛风化痰，故凡风痰所致诸疾皆效，且内风外风均可用之，外风之咽喉肿痛，喉痹，皮肤风疹，丹毒作痒；内风之中风失语，小儿惊痫等均可赖以取效。另僵蚕配伍茺蔚子能祛风活血止痛，对顽固性头痛有效。

【注意事项】僵蚕内服可致过敏反应，出现痤疮样皮疹及过敏性皮疹，停药后均能消失。另患血小板减少，凝血功能障碍和肝性脑病者等慎用。

【用法用量】5～10克。散风热宜生用，其他多制用。

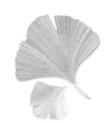

第十六章　开窍药

凡具辛香走窜之性，以开窍醒神为主要作用，治疗闭证神昏的药物，称为开窍药，又名芳香开窍药。

心藏神，主神明，心窍开通则神明有主，神志清醒，思维敏捷。若心窍被阻、清窍被蒙，则神明内闭，神识昏迷，人事不省，治疗则须用辛香开通心窍之品。本类药味辛、其气芳香，善于走窜，皆入心经，具有通关开窍、启闭回苏、醒脑复神的作用。部分开窍药以其辛香行散之性，尚兼活血、行气、止痛、辟秽、解毒等功效。

开窍药主要用治温病热陷心包、痰浊蒙蔽清窍之神昏谵语，以及惊风、癫痫、中风等卒然昏厥、痉挛抽搐等症。又可用治湿浊中阻，胸脘冷痛满闷；血瘀、气滞疼痛，经闭癥瘕；湿阻中焦，食少腹胀及目赤咽肿、痈疽疔疮等证。

开窍药辛香走窜，为救急、治标之品，且能耗伤正气，故只宜暂服，不可久用；因本类药物性质辛香，其有效成分易于挥发，内服多不宜入煎剂，只入丸剂、散剂服用。

近年来研究证实，本类药物对中枢神经系统有兴奋作用，有镇痛、兴奋心脏与呼吸、升高血压的作用，某些药物尚有抗菌、抗炎的作用。

麝香开脑窍，通诸窍，温开窍闭；冰片散郁火，通气闭，凉开神昏；苏合香辟恶浊，通窍藏，常除岚瘴；石菖蒲化湿浊，宁神志，主治痰蒙。

麝　香

本品为鹿科动物林麝、马麝或原麝成熟雄体香囊中的干燥分泌物。主产于四川、西藏、云南、陕西、甘肃、内蒙古等地。野生麝多在冬季至次春猎取，割取香囊，阴干，习称"毛壳麝香"；剖开香囊，除去囊壳，称为"麝香仁"，其中呈颗粒状者，称"当门子"。人工驯养麝，常直接从香囊中取出麝香仁，阴干或用干燥容器密闭干燥。本品应密闭，避光贮存。

【别名】寸香、原寸、香脐子、当门子。

【性味归经】味辛，性温。归心、脾经。

【功能主治】开窍醒神，活血通经，消肿止痛。用于热病神昏，中风痰厥，气郁暴厥，中恶昏迷，经闭，癥瘕，难产死胎，胸痹心痛，心腹暴痛，跌仆伤痛，痹痛麻木，痈肿瘰疬，咽喉肿痛。（《药典》2015 年版）

《本草求真》："麝香专入经络肌肉。辛温芳烈，开关利窍，无处不到。"

【特殊用法】

1. 饮酒成消渴者皆用之，盖酒得麝则败，此得用麝之理也。（《济生方》）

2. 治妇人产难，堕胎。（《名医别录》）

3. 疗蛇虺百虫毒。（《本草经集注》）

4. 治耳聋，目翳，阴冷。（《本草备要》）

5. 现代研究：麝香显著减轻脑水肿，对脑缺氧损伤有明显保护作用，具有抗炎，镇痛，强心，抗早孕，雄激素样活性，增强免疫，解热，抗消化性溃疡，抗肿瘤等作用。

【心法心得】麝香，为诸香之最，其气透入骨髓，用通诸窍，凡气机壅滞、闭塞、凝结，要开、要散、要通者，均用其开关通路，其功最捷。通则不痛，故诸痛用之；通则窍开，故诸窍闭者用之；通则结散，故诸凝结之疾用之。故其功贵在一"通"字。临床用治心绞痛、窍闭神昏冒诸疾均有桴鼓相应之功。

【注意事项】孕妇禁用。用麝香，忌食大蒜。

【用法用量】0.03～0.1 克，多入丸、散用。外用适量。不宜入煎剂。

冰　片

本品为龙脑香科植物龙脑香树脂加工品，或龙脑香树的树干、树枝切碎，经蒸馏冷却而得的结晶，称"龙脑冰片"，亦称"梅片"。由菊科植物艾纳香

（大艾）叶的升华物经加工劈削而成，称"艾片"。现多用松节油、樟脑等，经化学方法合成，称"机制冰片"。龙脑香主产于东南亚地区，我国台湾有引种；艾纳香主产于广东、广西、云南、贵州等地。冰片成品须储存于阴凉处，密封。研粉用。

【别名】片脑、桔片、龙脑香、梅花冰片、羯布罗香、梅花脑、冰片脑、梅冰。

【性味归经】味辛、苦，性微寒。归心、脾、肺经。

【功能主治】开窍醒神，清热止痛。用于热病神昏、惊厥，中风痰厥，气郁暴厥，中恶昏迷，胸痹心痛，目赤，口疮，咽喉肿痛，耳道流脓。（《药典》2015年版）

【特殊用法】

1. 治疗带状疱疹：将雄黄10克，冰片1.5克，研碎后溶于75％乙醇100毫升内即成雄黄冰片酊。外涂局部，每日4～6次。

2. 肠胀气：用藿香10～15克，煎水，用冰片0.5～0.8克溶于藿香水中服用，每日1次。

3. 现代研究：冰片有抗心肌缺血，镇静，止痛，防腐，抗炎，抗生育作用（试验显示其抗中期妊娠有效率为100％，抗晚期妊娠有效率为91％）。

【心法心得】冰片透骨通窍，散郁火为主要功效。加入萝卜汁滴鼻，可治鼻渊及头痛。冰片、芒硝坐盆治痔疮肿痛。

【注意事项】孕妇慎用。

【用法用量】每次0.15～0.3克，入丸散用。外用研粉点敷患处。不入煎剂。

苏合香

本品为金缕梅科植物苏合香树的树干渗出的香树脂经加工精制而成。主产于非洲、印度及土耳其等地，我国广西、云南有栽培。至秋季剥下树皮，榨取香树脂，即为普通苏合香。将普通苏合香溶解于乙醇中，过滤，蒸去乙醇，则为精制苏合香。成品须储存于阴凉处，密封。

【别名】帝膏、苏合油、苏合香油、帝油流。

【性味归经】味辛，性温。归心、脾经。

【功能主治】开窍，辟秽，止痛。用于中风痰厥，猝然昏倒，胸痹心痛，胸腹冷痛，惊痫。（《药典》2015年版）

《本草备要》："走窜，通窍，开郁，辟一切不正之气。"

【特殊用法】

1. 治筋脉抽搐：能透诸窍脏，辟一切不正之气。凡山岚瘴湿之气袭于经络，拘急弛缓不均者，非此不能除。（《本经逢原》）

2. 疗癫痫。（《本草正义》）

3. 利水消肿。（《玉楸药解》）

4. 现代研究：苏合香具有抗菌，缓解局部炎症，能促进溃疡与创伤的愈合，增强耐缺氧能力，减慢心率，改善冠状动脉血流和降低心肌耗氧，抑制血小板聚集等作用。

【心法心得】苏合香辛香开窍，解郁豁痰，主疗窍闭之证。一般多入丸散使用。亦可用0.3～1克，用石菖蒲、郁金水煎送服，开窍止痛甚效。

【注意事项】阴虚多火者禁用。

【用法用量】0.3～1克，宜入丸、散用。外用适量。

石菖蒲

本品为天南星科植物石菖蒲的干燥根茎。主产于四川、浙江、江苏等地，长江流域以南各省亦均有分布。春、秋两季采挖，除去须根和泥沙，晒干。生用。

【别名】菖蒲、昌阳、苦菖蒲、粉菖、剑草、剑叶、菖蒲、山菖蒲、溪菖、石蜈蚣、香草。

【性味归经】味辛、苦，性温。归心、胃经。

【功能主治】开窍豁痰，醒神益智，化湿开胃。用于神昏癫痫，健忘失眠，耳鸣耳聋，脘痞不饥，噤口下痢。（《药典》2015年版）

《神农本草经》："味辛，性温。主治风寒湿痹，咳逆上气，开心孔，补五脏，通九窍，明耳目，出音声。"

【特殊用法】

1. 治遗尿：遗尿欲止，非多加参、芪不能取效。（《本草新编》）

2. 小儿温疟，身积热不解，可作浴汤。（《名医别录》）

3. 捣汁服，解巴豆、大戟毒。（《本草纲目》）

4. 治头风泪下。（《药性论》）

5. 出音声。（《神农本草经》）

6. 配白术安胎：胎动欲安，非多加白术不能成功。（《本草新编》）

7. 配伍：配白面，治肺虚吐血；配破故纸，治赤白带下；配蛇床，搽阴汗湿痒。佐四君，治下痢噤口；佐犀角、地黄，治神昏。热邪去，则胞络清。掺黑猪心蒸食，治癫痫。治痢，米泔浸蒸熟用。治风，桑枝同蒸。通心气，蜜炒捣汁服。（《得配本草》）

8. 现代研究：石菖蒲具有镇静，抗惊厥，促进消化液的分泌，制止胃肠异常发酵，缓解平滑肌痉挛，增加冠状动脉血流量，平喘、镇咳抗菌等作用。并可使蛔虫麻痹和死亡。

【心法心得】石菖蒲入心宣气通窍，醒脾逐痰。下痢噤口，用参苓白术散加石菖蒲，粳米饮调下有效；一般纳差厌食者，用参苓白术散加石菖蒲、黄连常效。其通耳窍，常配伍磁石、连翘、香附用。肢节疼痛、晨僵者，辨证方中加入石菖蒲、香附。

【注意事项】阳亢阴虚，汗多，精滑者慎服。

【用法用量】3～10克。鲜品加倍。

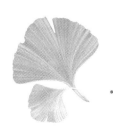

第十七章　补虚药

凡能补虚扶弱，纠正人体虚衰，以治疗虚证为主的药物，称为补虚药。

补虚药有补气、补阳、补血与补阴的不同，分别主治气虚证、阳虚证、血虚证和阴虚证。此外，有的补虚药还分别兼有祛寒、润燥、生津、清热及收涩功效，还有其相应的主治病证。

现代药理研究表明，补虚药可增强机体的免疫功能，产生扶正祛邪的作用。在物质代谢方面，补虚药对肝脏、脾脏和骨髓等器官组织的蛋白质合成有促进作用，或改善脂质代谢、降低血脂。对神经系统的作用，主要是提高学习记忆功能。并可调节内分泌功能，改善虚证病人的内分泌功能。本类药还有延缓衰老、抗氧化、增强心肌收缩力、抗心肌缺血、抗心律失常、促进造血功能、改善消化功能、抗应激及抗肿瘤等多方面的作用。

根据补虚药的性能、功效及适应证的不同，本章又分为补气药、补阳药、补血药、补阴药四节。

第一节　补气药

本类药物均具有补气的功效，能补益脏气以纠正人体脏气虚衰的病理偏向。补气常包括补脾气、补肺气、补心气、补元气等，因此，补气药的主治有：脾气虚，症见食欲不振，脘腹虚胀，大便溏薄，体倦神疲，面色萎黄，消瘦或一身虚浮，甚或脏器下垂，血失统摄等。肺气虚，症见气少不足以息，动则益甚，咳嗽无力，声音低怯，甚或喘促，体倦神疲，易出虚汗等。心气虚，症见心悸怔忡，胸闷气短，活动后加剧等。元气虽藏于肾，但元气依赖三焦可通达全身。周身脏腑器官组织得到元气的激发和推动，才能发挥各自的功能。脏腑之气的产生有赖元气的资助，故元气虚之轻者，常表现为某些脏气虚；元气虚极欲脱，可见气息短促，脉微欲绝。

本类药的性味以甘温或甘平为主。其中，少数兼能清火，或燥湿者，可有苦味。能清火者，药性偏寒。大多数药能补益脾肺之气，主要归脾肺经。少数药兼能补心气者，可归心经。

本类药物中，人参大补元气；洋参益气养阴；党参类人参而补气不足；太子参类洋参而益气力薄；山药甘平，益气养阴而补肺肾；白术苦温，健脾燥湿且能安胎；扁豆健脾且能化湿；甘草功在调和；大枣安中可润脏躁；绞股蓝降血脂，刺五加安神；红景天益气活血，蜂蜜补中润燥。

人　参

本品为五加科植物人参的干燥根和根茎。主产于我国吉林、辽宁、黑龙江，以及朝鲜半岛、俄罗斯东西伯利亚等地。产于吉林的称吉林参。野生者为"山参"，栽培者称"园参"。园参应栽培 6～7 年后收获。鲜参洗净后干燥者称"生晒参"；蒸熟后干燥者称"红参"；加工断下的须称"参须"。山参经晒干称"生晒山参"。切片或粉碎用。

【别名】黄参、血参、人衔、鬼盖、神草、土精、地精、海腴。

【性味归经】味甘、微苦，性微温。归脾、肺、心、肾经。

【功能主治】大补元气，复脉固脱，补脾益肺，生津养血，安神益智。用于体虚欲脱，肢冷脉微，脾虚食少，肺虚喘咳，津伤口渴，内热消渴，气血亏虚，久病虚羸，惊悸失眠，阳痿宫冷。（《药典》2015 年版）

【特殊用法】

1. 明目。（《神农本草经》）

2. 通血脉。（《名医别录》）

3. 破坚积。（《名医别录》）

4. 止烦躁。（《海药本草》）

5. 治恶疮疥癣及身痒，排脓，消肿毒。（《日华子本草》）

6. 人虚而多梦纷纭。（《药性论》）

7. 配伍：茯苓、为之使。畏五灵脂。恶皂荚、反藜芦。忌铁器。得茯苓，泻肾热；肾脏虚则热。得当归，活血。配广皮，理气；配磁石，治喘咳；气虚上浮。配苏木，治血瘀发喘；配藜芦，涌吐痰在胸膈。佐石菖蒲、莲肉，治产后不语；佐羊肉，补形；使龙骨，摄精。入峻补药，崇土以制相火；入消导药，运行益健；入大寒药，扶胃使不减食；入发散药，驱邪有力。宜少用以佐之。土虚火旺，宜生用；脾虚肺怯，宜熟用。补元恐其助火，加天冬制之；恐气滞，加川贝理之；加枇杷叶，并治反胃。怪症：遍身皮肉混混如波浪声，痒不可忍，搔之血出不止，谓之气奔。用人参，合茯苓、青盐各三钱，细辛四五分。煎服自愈。（《得配本草》）

8. 现代研究：人参具有降血糖，调节能量代谢，抗疲劳，抗应激，提高学习记忆能力，抑制血小板聚集，增强机体造血，促进机体免疫功能，抗肿瘤，加强心肌收缩力，抗衰老，抗利尿作用，并有一定的保护肾损害，保肝，抗炎，抗病毒，抗辐射，耐缺氧，抗菌，脱敏等作用。人参皂苷有缓解吗啡成瘾性作用。

【心法心得】人体之虚，总以气血为主。人参大补元气，主五藏气虚不足。故凡气虚诸证，如精神不振，疲乏，气不化津之消渴，气不固精之遗泄，气不摄血之出血，气不养神之失眠，气不行血之血瘀，中气不足之溲便失常等均可用之。然人参之用，配伍十分重要，可参见上述《得配本草》所列。笔者临证常以人参配伍五灵脂治疗胸痹心痛有效，此即相畏而用。

【注意事项】反藜芦，禁止同用。畏五灵脂，配伍使用宜慎重。

【用法用量】3～9克，另煎兑服；也可研粉吞服，每次 2 克，日服 2 次。

西洋参

本品为五加科植物西洋参的干燥根。主产于美国、加拿大及法国，我国已有栽培。秋季采挖生长 3～6 年的根，切片生用。

【别名】花旗参、野山泡参。

【性味归经】味甘、微苦，性凉。归心、肺、肾经。

【功能主治】补气养阴，清热生津。用于气虚阴亏，虚热烦倦，咳喘痰血，内热消渴，口燥咽干。（《药典》2015 年版）

【特殊用法】

1. 补肺降火。（《本草从新》）

2. 能补助气分，兼能补益血分。（《医学衷中参西录》）

3. 固精安神。（《本草再新》）

4. 解酒。（《本草求原》）

5. 现代研究：西洋参具有降血糖，扩张冠状动脉，抗心肌缺血，抗心律失常，抗休克，抗利尿，抗疲劳，抗应激，抗溶血，抗艾滋病病毒等作用。还能拮抗动脉粥样硬化的发生和发展。

【心法心得】其性凉而补，凡欲用人参而不受人参之温补者，皆可以此代之。

【注意事项】反藜芦，禁止同用。

【用法用量】3～6克，另煎兑服。

党　参

本品为桔梗科植物党参、素花党参或川党参的干燥根。主产于山西、陕西、甘肃及东北等地。秋季采挖洗净，晒干，切厚片，生用。

【别名】防风党参、黄参、防党参、上党参、狮头参、中灵草、黄党。

【性味归经】味甘，性平。归脾、肺经。

【功能主治】健脾益肺，养血生津。用于脾肺气虚，食少倦怠，咳嗽虚喘，气血不足，面色萎黄，心悸气短，津伤口渴，内热消渴。（《药典》2015年版）

【特殊用法】

1. 开声音，助筋力。（《得配本草》）

2. 清肺。（《本经逢原》）

3. 鼓舞清阳，振动中气。（《本草正义》）

4. 配伍：得黄芪，实卫。配石莲，止痢。君当归，活血。佐枣仁，补心。（《得配本草》）

5. 现代研究：党参抗溃疡、抗胃黏膜损伤、增强机体免疫功能、抗疲劳、耐寒、耐高温、耐缺氧、抗辐射、改善心肌能量代谢、抗血栓、升高血糖、安胎、抗炎、抗衰老、维持肺有效的摄氧功能、增强记忆力等作用。

【心法心得】《本草正义》谓"党参与人参不甚相远。其尤可贵者，则健脾胃而不燥，滋胃阴而不湿，润肺而不犯寒凉，养血而不偏滋腻，鼓舞清阳，振动中气，而无刚燥之弊"，故补气用之最广。党参配伍黄芪，实卫气；配伍石莲，止痢泄；佐枣仁，补心；配伍丹参，谓二参丹，益气活血疗胸痹；加桑皮或陈皮，补脾而不滞脾气。

【注意事项】反藜芦，禁止同用。

【用法用量】9～30克。

太子参

本品为石竹科植物孩儿参的干燥块根。主产于江苏、安徽、山东等地。夏季茎叶大部分枯萎时采挖，除去须根，置腹水中略烫后晒干或直接晒干，生用。

【别名】异叶假繁缕、孩儿参。

【性味归经】味甘、微苦，性平。归脾、肺经。

【功能主治】益气健脾，生津润肺。用于脾虚体倦，食欲不振，病后虚弱，气阴不足，自汗口渴，肺燥干咳。（《药典》2015年版）

【特殊用法】

1. 治小儿出虚汗为佳。（《中国药用植物志》）

2. 治心悸。（《江苏药材志》）

3. 先兆流产。（《中西汇通中药手册》）

4. 现代研究：太子参具有强壮、改善腹泻、增强机体免疫力，抗病毒，抗疲劳，抗衰老，抗氧自由基等作用。

【心法心得】人参、党参、太子参均为益气要药，有补气健脾，益肺生津之功。人参大补元气，挽救虚脱，功力最宏，且能益智安神；党参常代人参，但功效较人参为弱；太子参补气最弱，清补为主，生津较党参强，气阴双虚证及小儿多用之。凡服参腹胀者，可加莱菔子或山楂解之。

【注意事项】反藜芦，禁止同用。

【用法用量】9～30克。

第十七章　补虚药

黄 芪

本品为豆科植物多序岩黄芪的干燥根。蒙古黄芪主产于内蒙古、吉林、山西、河北等地；膜荚黄芪主产于山西、黑龙江、甘肃、内蒙古等地。春、秋两季采挖，除去须根及根头，晒干，切片，生用或蜜炙用。

【别名】棉芪、黄耆、箭芪、独椹、蜀脂、百本、百药棉。

【性味归经】味甘，性微温。归肺、脾经。

【功能主治】补气升阳，固表止汗，利水消肿，生津养血，行滞通痹，托毒排脓，敛疮生肌。用于气虚乏力，食少便溏，中气下陷，久泻脱肛，便血崩漏，表虚自汗，气虚水肿，内热消渴，血虚萎黄，半身不遂，痹痛麻木，痈疽难溃，久溃不敛。（《药典》2015年版）

【特殊用法】

1. 主虚喘，肾衰耳聋，疗寒热。（《药性论》）

2. 五痔，鼠瘘。（《神农本草经》）

3. 腹痛泄利。（《名医别录》）

4. 产前后一切病。（《日华子本草》）

5. 主治肌肉之痹，经脉之疽也。（《本草崇原》）

6. 配伍：得枣仁，止自汗。配干姜，暖三焦；配川连，治肠风下血；配茯苓，治气虚白浊；配川芎、糯米，治胎动、腹痛，下黄汁。佐当归，补血；使升、柴，发汗。生用恐滞气，加桑白皮数分。（《得配本草》）

7. 现代研究：黄芪能增强免疫功能，具有阻滞钙通道，抑制钙超载，强心、利尿，抗氧化，抗衰老，抗疲劳，抗缺氧，调节血糖，调节血压，抗肿瘤，抗应激，抑制血小板聚集，抗血栓，提高造血功能，护肾，镇痛镇静，护肝，抗菌，抗病毒，促雌激素样，抗辐射等诸多作用。

【心法心得】黄芪、人参均能补气。肌表之气，补宜黄芪；五内之气，补宜人参；但临床参芪常同用。黄芪性畏防风，然得防风，其功愈大，此相畏而相使者也。黄芪疗效与剂量相关，升阳举陷5～10克；利尿10～15克，如用至50～60克尿量反少；中风软瘫，用量要大，常为30～60克。

【注意事项】黄芪补益，但能升阳助火，凡内热、阳亢、气火上冲、湿热气滞者慎用。

【用法用量】9～30 克。蜜炙可增强其补中益气作用。

白　术

本品为菊科植物白术的干燥根茎。主产于浙江、湖北、湖南、江西、福建、安徽等地。冬季采收，烘干或晒干，除去须根，切厚片，生用或土炒、麸炒用。

【别名】桴蓟、于术、冬白术、浙术、杨桴、吴术、片术。

【性味归经】味苦、甘，性温。归脾、胃经。

【功能主治】健脾益气，燥湿利水，止汗，安胎。用于脾虚食少，腹胀泄泻，痰饮眩悸，水肿，自汗，胎动不安。（《药典》2015 年版）

《主治指掌》："味甘性温无毒，可升可降，阳也。其用有四：利水道，有除湿之功；强脾胃，有进食之效，佐黄芩有安胎之能，君枳实有消痞之妙。"

【特殊用法】

1. 治风寒湿痹。（《神农本草经》）

2. 逐皮间风水结肿。（《名医别录》）

3. 补腰膝。（《日华子本草》）

4. 治一切风疾，五劳七伤。（《日华子本草》）

5. 治疲劳综合征：治四肢困倦，目不欲开，怠惰嗜卧。（《医学启源》）

6.（治）风眩头痛，目泪出。（《名医别录》）

7. 配伍：与凉润药同用，又善补肺；与升散药同用，又善调肝；与镇安药同用，又善养心；与滋阴药同用，又善补肾，为后天资生之要药。故能于肺、肝、肾、心四脏皆能有所补益也。（《医学衷中参西录》）

8. 治面斑：以苦酒渍之，用拭面䵠黵，极效。（《新修本草》）

9. 现代研究：白术具有强壮，保肝利胆，护胃，持久利尿，升高白细胞，抗基因突变、抗肿瘤，降血压，降血糖，抗血栓，扩血管，镇痛，增强免疫力等作用。

【心法心得】白术，健脾燥湿之药，健脾诸药，白术最佳。凡寒湿痹痛、湿热带下、痰湿过盛，宜白术配苍术，二术同用，健脾燥湿作用大增；凡痰饮、水肿、泄泻，白术配伍茯苓，以健脾利湿；脾胃虚寒，脘腹胀痛、白术配伍干姜，温中散寒，健脾化湿；胎动不安，白术配伍黄芩。若水泻如注，《石室秘录》用白术配车前子神效，笔者屡试均验。

【注意事项】阴虚内热，津液亏耗者忌用。燥湿利水宜生用，补气健脾宜炒用，健脾止泻宜炒焦用。

【用法用量】6～12 克。

山 药

本品为薯蓣科植物薯蓣的干燥根茎。主产于河南，此外，湖南、湖北、山西、云南、河北、陕西、江苏、浙江等地亦产。人们习惯认为河南怀庆府产者质量最佳，故有"怀山药"之称。霜降后采挖，刮去根皮，晒干或烘干，为"毛山药"；或再加工为"光山药"。润透，切厚片，生用或麸炒用。

【别名】薯蓣、怀山药、淮山药、土薯、山薯、山芋、玉延。

【性味归经】味甘，性平。归脾、肺、肾经。

【功能主治】补脾养胃，生津益肺，补肾涩精。用于脾虚食少，久泻不止，肺虚喘咳，肾虚遗精，带下，尿频，虚热消渴。麸炒山药补脾健胃。用于脾虚食少，泄泻便溏，白带过多。（《药典》2015 年版）

【特殊用法】

1. 能补五劳七伤。（《药性论》）

2. 主治头面游风。（《名医别录》）

3. 止腰痛，强阴。（《名医别录》）

4. 治皮肤干燥，以此物润之。（《汤液本草》）

5. 镇心神，安魂魄，开通心孔，多记事，补心气不足。（《药性论》）

6. 生捣敷痈疮，消肿硬。（《本草备要》）

7. 治乳吹：治吹乳肿痛不可忍，生山药捣烂，敷上即消，消即去之。（《古今医鉴》）

8. 配伍：得菟丝子，止遗泄。配人参，补肺气。佐羊肉，补脾阴；佐熟地，固肾水；合米仁，治泄泻。（《得配本草》）

9. 现代研究：山药具有提高机体免疫功能，增强耐缺氧能力，抗衰老，止泻，助消化，抗动脉硬化，防止结缔组织萎缩，促进性激素，减少皮下脂肪沉积，抗过敏，抗肿瘤，降血糖，祛痰等作用。

【心法心得】山药，性味甘平，可供食用，最为平和。然其健脾补中，益气固肾，补虚长肌之功，诸药难及。其治虚损，肌营养不良，糖尿病，硬皮病，类风湿关节炎等有效。

【注意事项】无特殊。

【用法用量】15～30 克。

白扁豆

本品为豆科植物扁豆的干燥成熟种子。主产于湖南、安徽、河南、江苏、四川等地。秋季果实成熟时采收，晒干。生用或炒用。

【别名】藊豆、白藊豆、南扁豆。

【性味归经】味甘，性微温。归脾、胃经。

【功能主治】健脾化湿，和中消暑。用于脾胃虚弱，食欲不振，大便溏泻，白带过多，暑湿吐泻，胸闷腹胀。炒白扁豆健脾化湿。用于脾虚泄泻，白带过多。（《药典》2015 年版）

【特殊用法】

1. 止消渴。（《本草纲目》）

2. 治白发：久食头不白。（《本草经疏》）

3. 安胎：或谓白扁豆非固胎之药，前人安胎药中往往用之，何故？盖胎之不安者，由于气之不安，白扁豆尤能和中，故用之以和胎气耳。母和而安，即谓之能安胎也。（《本草新编》）

4. 和中止呕。（《本经逢原》）

5. 解草木毒：主解一切草木毒，生嚼及煎汤服。（《药性论》）

6. 解河豚毒。（《本草图经》）

7. 种子：功用不独安胎，尤善种子，凡妇人之不受孕者，半由于任督之伤也。白扁豆善理任督，又入脾胃两经，同人参、白术用之，引入任督之路，使三经彼此调和，而子宫胞络，自易容物。（《本草新编》）

8. 配伍：配花粉，治消渴饮水；配龙芽，疗肠风下血；配香薷，治寒热吐泻。合绿豆，解热毒痢。炒研用。恐气滞，同陈皮炒；治吐泻，醋制；止

湿火吐血，炒炭。（《得配本草》）

9. 现代研究：白扁豆有解毒，增强机体的免疫功能，诱生干扰素，抗肿瘤，抗病毒等作用。

【心法心得】白扁豆调和脾胃，通利三焦，化清降浊，消暑除湿。其配伍藿香、花粉治疗消渴有效；配伍紫苏、连翘安胎止呕，平和有效。

【注意事项】不宜多食，以免滞气伤脾。

【用法用量】10~15克。炒后可使健脾止泻作用增强，故用于健脾止泻及作散剂服用时宜炒用。

甘 草

本品为豆科植物甘草、胀果甘草或光果甘草的干燥根和根茎。主产于内蒙古、甘肃、新疆等地。春、秋采挖，以秋季者为佳。除去须根，晒干。切厚片，生用或蜜炙用。

【别名】国老、甜草、乌拉尔甘草、甜根子。

【性味归经】味甘，性平。归心、肺、脾、胃经。

【功能主治】补脾益气，清热解毒，祛痰止咳，缓急止痛，调和诸药。用于脾胃虚弱，倦怠乏力，心悸气短，咳嗽痰多，脘腹、四肢挛急疼痛，痈肿疮毒，缓解药物毒性、烈性。（《药典》2015年版）

《药性赋》："解百毒而有效，协诸药而无争，以其甘能缓急，故有国老之称。"

【特殊用法】

1. 甘草梢止茎中涩痛。（《本草求真》）

2. 主妇人血沥腰痛。（《药性论》）

3. 解小儿胎毒惊痫。（《本草纲目》）

4. 解百药毒。（《名医别录》）

5. 古方治肺痈初起，有单用粉甘草四两，煮汤饮之者，恒有效验。（《医学衷中参西录》）

6. 现代研究：甘草具有抗胃损伤及溃疡，缓解胃肠平滑肌痉挛，护肝，抗炎，抗过敏，增强特异免疫，镇静，解热，镇痛，抗惊厥，抗心律失常，降血脂，抑制血小板聚集，抗菌，抗病毒，镇咳平喘，抗肿瘤，抗氧化，抗衰老，解毒增效等作用。尚有糖皮质激素样作用，免疫双向调节作用等。

【心法心得】抗心律失常：炙甘草汤中重用炙甘草20～30克，如为缓慢性心律失常，特别是房室传导阻滞需加低度白酒50～60毫升同煎。生甘草用至15～30克对复发性口腔溃疡有效。但甘草可诱使血压升高，故血压过高时慎用。

【注意事项】不宜与海藻、京大戟、红大戟、甘遂、芫花同用。本品有助湿壅气之弊，湿盛胀满、水肿者不宜用。大剂量久服可导致水钠潴留，引起水肿。

【用法用量】2～10克。生用性微寒，可清热解毒；蜜炙药性微温，并可增强补益心脾之气和润肺止咳作用。

大　枣

本品为鼠李科植物枣的干燥成熟果实。主产于河南、河北、山东、陕西等地。秋季果实成熟时采收，晒干。

【别名】红枣、干枣、枣子。

【性味归经】味甘，性温。归脾、胃、心经。

【功能主治】补中益气，养血安神。用于脾虚食少，乏力便溏，妇人脏躁。（《药典》2015年版）

《药性赋》："其用有二：助脉强神，大和脾胃。"

【特殊用法】

1. 杀附子、乌头、天雄毒。（《得配本草》）

2. 除烦闷。（《名医别录》）

3（洗）四肢重。（《神农本草经》）

4. 配伍：得生姜，和营卫。佐小麦、炙甘草，治脏躁。治卒心痛诀云：一个乌梅二个枣，七枚杏仁一处捣，男酒女醋送下之，不害心痛直到老。（《得配本草》）

5. 现代研究：大枣具增强免疫功能，升高血中白细胞，降低血脂，护肝，抗衰老，抗疲劳，抗肿瘤等作用。

【心法心得】配伍连翘具有升高血中白细胞的作用。

【注意事项】大枣虽能补脾胃，益气，然而味过于甘，中满者忌之。小儿疳病不宜食，齿痛及患痰热者不宜食，生者尤不利人，多食致寒热。（《本草经疏》）

【用法用量】劈破煎服，6～15克。

刺五加

本品为五加科植物刺五加的干燥根和根茎或茎。主产于辽宁、吉林、黑龙江、河北、山西等地。春、秋两季采挖，洗净，干燥。润透，切厚片，晒干。生用。

【别名】刺拐棒、坎拐棒子、一百针、老虎潦、五加参、俄国参、西伯利亚人参。

【性味归经】味辛、微苦，性温。归脾、肾、心经。

【功能主治】益气健脾，补肾安神。用于脾肺气虚，体虚乏力，食欲不振，肺肾两虚，久咳虚喘，肾虚腰膝酸痛，心脾不足，失眠多梦。（《药典》2015年版）

【特殊用法】

1. 治风湿，壮筋骨。（《本草纲目》）

2. 治阴痿。（《东北药用植物志》）

3. （治）遗尿。（《黑龙江常用中药手册》）

4. 治小儿筋骨痿软，行走较迟，气虚浮肿。（《宁夏中药手册》）

5. 强意志。（《名医别录》）

6. 现代研究：刺五加具有扩张血管，改善大脑血量，双向调节血压，抗疲劳，抗辐射，补虚弱，增强骨髓造血功能，益智和安神等作用。刺五加可以提升最大耗氧量，增强运动的持续时间。

【心法心得】除祛风湿，治失眠，强筋骨，扩血管外，治疗疲劳综合征有良好效果。

【注意事项】阴虚火旺者慎服。

【用法用量】9～27克。

绞股蓝

本品为葫芦科植物绞股蓝的根茎或全草。主产于广东、云南、四川、福建等地。野生或家种，秋季采收，洗净，晒干。切段，生用。

【别名】天堂草、福音草、超人参、公罗锅底、遍地生根、七叶胆、五叶参、七叶参。

【性味归经】味甘、苦，性寒。归脾、肺经。

【功能主治】益气健脾，化痰止咳，清热解毒。用于脾虚证，肺虚咳嗽证。（《中药学》2013 年版）

【特殊用法】

1. 治疗高脂血症。（《中药大辞典》）

2. （治）遗精。（《浙江民间常用草药》）

3. 治疗萎缩性胃炎。（《中药大辞典》）

4. 养心安神，生精固精。（《明清中医临证小丛书》）

5. 现代研究：绞股蓝有免疫调节，降血脂，降血糖，镇静，催眠，镇痛，增加冠状动脉血流，抗心肌缺血，增加脑血流，抑制血栓形成，保肝，抗溃疡等作用。

【心法心得】除降血脂外，治疗白细胞减少症和复发性口腔溃疡常有效，可加入辨证方中使用。

【注意事项】无特殊。

【用法用量】10～20 克。

红景天

本品为景天科植物大花红景天的干燥根和根茎。主产于西藏、四川、吉林等地。野生或家种，秋季采收，洗净，晒干。切段，生用。

【别名】蔷薇红景天、扫罗玛布尔。

【性味归经】味甘、苦，性平。归肺、心经。

【功能主治】益气活血，通脉平喘。用于气虚血瘀，胸痹心痛，中风偏瘫，倦怠气喘。（《药典》2015 年版）

【特殊用法】

1. 治咳血、咯血。（《西藏常用中草药》）

2. 妇女白带。（《西藏常用中草药》）

3. （治）神经麻痹症。（《青藏高原药物图鉴》）

4. 现代研究：红景天具有抗疲劳、抗缺氧、抗寒冷、抗微波辐射，提高工作效率、提高脑力活动等作用。还能增强甲状腺、肾上腺、卵巢的分泌，抑制S-180肉瘤细胞等作用。

【心法心得】主要用于强壮、抗疲劳，亦曾试治中风后遗症有效。

【注意事项】无特殊。

【用法用量】6～12克。

蜂　蜜

本品为蜜蜂科昆虫中华蜜蜂或意大利蜂所酿的蜜。全国大部分地区均产。春至秋季采收，过滤后供用。

【别名】石蜜、石饴、白沙蜜。

【性味归经】味甘，性平。归肺、脾、大肠经。

【功能主治】补中，润燥，止痛，解毒；外用生肌敛疮。用于脘腹虚痛，肺燥干咳，肠燥便秘，解乌头类药毒；外治疮疡不敛，水火烫伤。（《药典》2015年版）

《本草纲目》："其入药之功有五：清热也，补中也，解毒也，润燥也，止痛也。"

【特殊用法】

1. （治）肌中疼痛。（《名医别录》）

2. 汤火伤，涂之痛止。（《本草衍义》）

3. 治卒心痛及赤白痢，水作蜜浆，顿服一碗止，又生姜汁，蜜各一合，水和顿服之。（《药性论》）

4. 现代研究：蜂蜜有抗菌、抗真菌、抗原虫、抗病毒、增强机体的特异性和非特异性免疫、抗肿瘤、护肝等作用。蜂王浆冻干粉对反复自然流产者的抗精子抗体具有转阴作用。

【心法心得】蜂蜜的主要作用为润燥，对肺燥干咳，肠燥便秘，皮肤燥裂均有效，且他药难及。

【注意事项】脾胃湿热及泄泻者忌用。多食生湿热。糖尿病、肥胖、高脂血症病人及孕妇不宜服用。不能同时合用生葱、大蒜，合用可出现腹泻等急性胃肠炎症状。

【用法用量】煎服或冲服，15～30克，大剂量30～60克。外用适量，本品作栓剂肛塞给药，通便效果较口服更捷。

第二节　补阳药

凡能补助人体阳气，以治疗各种阳虚病证为主的药物，称为补阳药。

本类药物味多甘辛咸，药性多温热，主入肾经。咸以补肾，辛甘化阳，能补助一身之元阳，肾阳之虚得补，其他脏腑得以温煦，从而消除或改善全身阳虚诸证。主要适用于肾阳不足，畏寒肢冷，腰膝酸软，性欲淡漠，阳痿早泄，精寒不育或宫冷不孕，尿频遗尿；脾肾阳虚，脘腹冷痛或阳虚水泛之水肿；肝肾不足，精血亏虚之眩晕耳鸣，须发早白，筋骨痿软或小儿发育不良，囟门不合，齿迟行迟；肺肾两虚，肾不纳气之虚喘以及肾阳亏虚，下元虚冷，崩漏带下等证。

本类药物中，鹿茸补肾阳而调冲任；冬虫夏草保肺肾而补命门；紫河车益精气可疗虚喘；仙茅、仙灵脾（淫羊藿），二仙合用以壮阳；菟丝子、沙苑子，二子同为养肝而明目；肉苁蓉、锁阳，补肾助阳而通便；补骨脂、益智，温脾肾则固精缩泉；蛤蚧、核桃仁纳气定喘；杜仲、续断益肾安胎；韭菜子、阳起石，皆壮阳事；海马补肾活血；紫石英温肺镇心；胡芦巴善疗精冷。

鹿　茸

本品为鹿科动物梅花鹿或马鹿的雄鹿未骨化密生茸毛的幼角。前者习称"花鹿茸"，后者习称"马鹿茸"。主产于东北、西北、内蒙古、新疆及西南山区，现亦有人工饲养。夏秋两季雄鹿长出的新角尚未骨化时，将角锯下，用时燎去毛，切片后阴干或烘干入药。

【别名】黄毛茸、青毛茸、斑龙珠。

【性味归经】味甘、咸，性温。归肾、肝经。

【功能主治】壮肾阳，益精血，强筋骨，调冲任，托疮毒。用于肾阳不足，精血亏虚，阳痿滑精，宫冷不孕，羸瘦，神疲，畏寒，眩晕，耳鸣，耳聋，腰脊冷痛，筋骨痿软，崩漏带下，阴疽不敛。（《药典》2015年版）

《本草备要》："大补阳虚。"

《得配本草》："通督脉之气舍，达奇经之阳道，生精补髓，养血益阳。"

【特殊用法】

1. 生齿。（《神农本草经》）

2. 治石淋，止遗尿。（《得配本草》）

3. 治室女冲任虚寒，带下纯白。（《济生方》白薇丸）

4. 治小便频多。（《太平圣惠方》鹿茸丸）

5. 治尿血。（《古今录验方》鹿茸散）

6. 现代研究：鹿茸具有强壮，显著抗疲劳，促进生长发育，增强肾脏利尿功能，抗衰老，抗心肌缺血，增快心率，促性腺，升高血糖等作用。

【心法心得】鹿茸生精补髓，养血益阳，强筋健骨，温补真阳而通督脉，可治一切真阳不足的虚损之疾。顽固阴水，用真武汤加鹿茸常有殊效；用杞菊地黄汤加鹿茸治顽固眩晕有效。

【注意事项】阴虚火盛者禁用。凡发热者忌服。

【用法用量】1～2克，研末冲服；或入丸散。

紫河车

本品为人科健康产妇的胎盘。将新鲜胎盘除去羊膜及脐带，反复冲洗至去净血液，蒸或置沸水中略煮后，烘干，研粉用。亦可鲜用。

【别名】人胎盘、人胞衣、胎衣。

【性味归经】味甘、咸，性温。归心、肺、肾经。

【功能主治】温肾补精，益气养血。用于虚劳羸瘦，阳痿遗精，不孕少乳，久咳虚喘，骨蒸劳嗽，面色萎黄，食少气短。（《中药学》2013年版，《药典》2015年版未收录）

程丑夫临证用药传忠录

【特殊用法】

1. 治癫痫失志。（《景岳全书》）

2. 治久崩。（《药性切用》）

3. 治久病喘息。（《养老奉亲书》炖胎盘方）

4. 现代研究：紫河车具有激素样作用，增进人体免疫功能，升高白细胞，促进骨髓造血功能，并可促进伤口愈合。

【心法心得】紫河车禀受精血结孕之余液，得母体气血居多，故峻补营血，大治虚损，对虚劳羸瘦确有殊功，是所谓"补之以味"。对久喘、久痫及血液系统多病，如白细胞减少、血小板减少、再生障碍性贫血等均有效。

【注意事项】阴虚火旺者不宜单独应用。

【用法用量】2～3克，研末吞服，也可入丸、散。如用鲜胎盘，每次半个至1个，水煮服用。

淫羊藿

本品为小檗科植物淫羊藿、箭叶淫羊藿、柔毛淫羊藿或朝鲜淫羊藿的干燥叶。主产于陕西、四川、湖北、山西、广西等地。夏季枝叶茂盛时采收，剪取地上部分，晒干，切碎。生用或以羊脂油炙用。

【别名】仙灵脾、放杖草、弃杖草、千两金、干鸡筋、黄连祖、三枝九叶草。

【性味归经】味辛、甘，性温。归肝、肾经。

【功能主治】补肾阳，强筋骨，祛风湿。用于肾阳虚衰，阳痿遗精，筋骨痿软，风湿痹痛，麻木拘挛。（《药典》2015年版）

【特殊用法】

1. （治）茎中痛。（《神农本草经》）

2. （疗）筋骨挛急，四肢不任。（《日华子本草》）

3. 消瘰疬。（《名医别录》）

4. 为偏风不遂之要药。（《本经逢原》）

5. 治冷风劳气，四肢麻木不仁，腰膝无力。（《本草求真》）

6. 得覆盆、北味，治三焦冷嗽。（《得配本草》）

7. 现代研究：淫羊藿有促性腺激素样作用，双向调节免疫系统功能，增加冠状动脉流量、减慢心率、降低血管的外周阻力，抗心室颤动，降血压，抗血小板聚集，促进骨生长，抗菌，抗病毒，抗炎，镇咳祛痰，抗衰老，抗疲劳，降血糖等作用。

【心法心得】淫羊藿补肾壮阳，祛风除湿。《神农本草经》谓"主治阴痿"，其治阳痿早泄、性高潮障碍有效，对慢支喘咳、贫血、再生障碍性贫血、白细胞减少亦有效。用于治疗高血压、糖尿病时，笔者常加入辨证方中作为对症药。亦可用于治疗中风偏瘫。

【注意事项】阴虚火旺者不宜服。虚阳易举，梦遗不止，便赤口干，强阳不痿，并忌之。

【用法用量】6～10克。

巴戟天

本品为茜草科植物巴戟天的干燥根。主产于广东、广西、福建、江西、四川等地。全年均可采挖。去须根略晒，压扁晒干。用时润透或蒸过，除去木质心，切片或盐水炒用。

【别名】鸡肠风、鸡眼藤、黑藤钻、兔仔肠、三角藤、糠藤。

【性味归经】味甘、辛，性微温。归肾、肝经。

【功能主治】补肾阳，强筋骨，祛风湿。用于阳痿遗精，宫冷不孕，月经不调，少腹冷痛，风湿痹痛，筋骨痿软。（《药典》2015 年版）

【特殊用法】

1. 主治头面游风。（《神农本草经》）

2. 小腹及阴中相引痛。（《神农本草经》）

3. 疗水肿。（《日华子本草》）

4. 补血海。（《本草纲目》）

5. 现代研究：巴戟天具有刺激骨髓造血功能，增加血小板，缩短凝血时间，抗炎，抗休克，降血压，兴奋中枢神经系统，维持人体正常水钠代谢等作用。

【心法心得】巴戟天除温肾阳、强筋骨、祛风湿外，治疗头面风疾有效，笔者常用本药治疗阳虚型高血压、血小板减少和更年期综合征。

【注意事项】阴虚火旺者忌服。

【用法用量】3～10克。

仙 茅

本品为石蒜科植物仙茅的干燥根茎。主产于西南及长江以南各省。春初发芽前及秋末地上部分枯萎时采挖，除去须根，晒干，防蛀。切片生用或经米泔水浸泡切片。

【别名】地棕、独茅、山党参、仙茅参、海南参。

【性味归经】味辛，性热。有毒。归肾、肝、脾经。

【功能主治】补肾阳，强筋骨，祛寒湿。用于阳痿精冷，筋骨痿软，腰膝冷痛，阳虚冷泻。（《药典》2015年版）

【特殊用法】

1. 开胃消食。（《景岳全书》）

2. 腰脚冷痹不能行。（《本草备要》）

3. 培精血，明耳目。（《景岳全书》）

4. 腰脚冷痹不能行。（《本草备要》）

5. 现代研究：仙茅具有兴奋性功能，增强细胞免疫，提高免疫球蛋白活性，抑制血栓形成，抗衰老，镇静，抗惊厥，抗菌，抗缺氧，抗高温及升高红细胞膜 Na^+-K^+-ATP 酶活性等作用。

【心法心得】补火散寒，除痹暖精。除助益房事、治疗风气诸疾外，对遗尿、慢性肾炎、高血压有效。

【注意事项】阴虚火旺者忌服。本品燥烈有毒，不宜久服。

【用法用量】3～10克。或酒浸服，亦入丸、散。

杜 仲

本品为杜仲科植物杜仲的干燥树皮。主产于四川、云南、贵州、湖北等地。4～6月采，去粗皮堆置"发汗"，至内皮呈紫褐色，晒干。生用或盐水炒用。

【别名】丝楝树皮、丝棉皮、棉树皮、胶树。

【性味归经】味甘,性温。归肝、肾经。

【功能主治】补肝肾,强筋骨,安胎。用于肝肾不足,腰膝酸痛,筋骨无力,头晕目眩,妊娠漏血,胎动不安。(《药典》2015 年版)

【特殊用法】

1. 除阴下痒湿,小便余沥。(《神农本草经》)

2. 润肝燥,补肝经风虚。(《本草纲目》)

3. (止)梦遗。(《本草蒙筌》)

4. 治频惯堕胎。(《简便单方》用杜仲、续断、山药组方)

5. 治高血压。(《中西汇通中药手册》)

6. 治霍乱转筋。(《圣济总录》)

7. 治泻痢,酥炙。(《得配本草》)

8. 现代研究:杜仲具有扩张血管,增加冠状动脉血流量,降血压,止血(缩短出血时间),利尿,镇静、镇痛,抗炎,抗肿瘤,抗凝血,延缓衰老,生乳,安胎等作用。

【心法心得】杜仲主治腰脊痛,常配伍续断、徐长卿或桃仁,效果倍增;配伍当归治疗肝阳虚;配伍知母、黄柏治肾虚火炽;尚可用于治疗高血压、慢性肾炎和尿道综合征。

【注意事项】阴虚火旺者慎用。

【用法用量】6～10 克。

续　断

本品为川续断科植物川续断的干燥根。主产于四川、湖北等地。秋季采挖,除去根头及须根,用微火烘至半干,堆置"发汗"后再烘干。切片用。

【别名】属折、接骨、龙豆、南草。

【性味归经】味苦、辛,性微温。归肝、肾经。

【功能主治】补肝肾,强筋骨,续折伤,止崩漏。用于肝肾不足,腰膝酸软,风湿痹痛,跌仆损伤,筋伤骨折,崩漏,胎漏。酒续断多用于风湿痹痛,跌仆损伤,筋伤骨折。盐续断多用于腰膝酸软。(《药典》2015 年版)

【特殊用法】

1.（治）妇人乳难。（《神农本草经》）

2. 主带脉为病。（《本经逢原》）

3. 暖子宫。（《本经逢原》）

4. 散筋骨血气凝滞。（《本草求真》）

5. 配伍：配杜仲，治漏胎；佐人参，扶脾气。（《得配本草》）

6. 现代研究：续断对离体子宫有较强的兴奋、抑制肺炎链球菌、对抗维生素 E 缺乏、杀死阴道滴虫等作用。

【心法心得】续断续筋骨，疗崩漏，利关节，治腰痛，暖子宫，皆为其补肝肾之功。其对遗精、阳痿、骨质疏松、尿道综合征亦有一定效果。疗足跟痛多有效验。另《本经逢原》谓"续断主带脉为病"一语值得细究，带脉病可见腹满、腰溶溶如坐水中、赤白带下、左右绕脐腰脊、痛冲心腹、腰痛引小腹及侧腹部等症状，临证若不知续断此功，常感用药甚难。

【注意事项】风湿热痹者忌服。

【用法用量】9～15 克。外用适量研末敷。崩漏下血宜炒用。

肉苁蓉

本品为列当科植物肉苁蓉或管花肉苁蓉的干燥带鳞叶的肉质茎。主产于宁夏、内蒙古、甘肃、新疆、青海等地。春季苗未出土或刚出土时采挖，除去花序。切片生用，或酒制用。

【别名】肉松蓉、黑司令、纵蓉、大芸。

【性味归经】味甘、咸，性温。归肾、大肠经。

【功能主治】补肾阳，益精血，润肠通便。用于肾阳不足，精血亏虚，阳痿不孕，腰膝酸软，筋骨无力，肠燥便秘。（《药典》2015 年版）

【特殊用法】

1. 除茎中寒热痛。（《神农本草经》）

2.（治）妇人癥瘕。（《神农本草经》）

3. 止痢。（《名医别录》）

4.（疗）阴冷不孕。（《得配本草》）

5. 配伍：得山茱肉、北五味，治善食中消；得沉香，治汗多虚秘。合菟丝子，治尿血泄精；佐精羊肉，治精败面黑。肾中无火精亦败。（《得配本草》）

6. 现代研究：肉苁蓉具有降血压，促进唾液分泌，抑制大肠吸收水分，促进排便，调节内分泌系统，促进代谢，提高免疫，抗疲劳，抗衰老，抗癌等作用。

【心法心得】《本草备要》谓肉苁蓉"补肾命，滑肠"语简义明。除温润补肾及通便外，尚可用治糖尿病和干燥综合征。

【注意事项】阴虚火旺及大肠泄泻者不宜服。阳道易举者禁用。

【用法用量】6～10克。

锁　阳

本品为锁阳科植物锁阳的干燥肉质茎。主产于新疆、甘肃、内蒙古等地。春季采挖，除去花序，置沙土中半埋半露，连晒带烫，使之干燥，防霉。切片生用。

【别名】不老药、地毛球、黄骨狼、锈铁棒、锁严子。

【性味归经】味甘，性温。归脾、肾、大肠经。

【功能主治】补肾阳，益精血，润肠通便。用于肾阳不足，精血亏虚，腰膝痿软，阳痿滑精，肠燥便秘。（《药典》2015年版）

【特殊用法】

1. 润燥养筋，治痿弱。（《本草纲目》）

2. 壮筋。（《得配本草》）

3. 强阴益髓。（《本草原始》）

4. 现代研究：锁阳具有促进性功能，促进肾上腺皮质分泌功能，促进唾液分泌，降血压，通便，补血，抗病毒，抗癌，抗衰老等作用。

【心法心得】《本草纲目》谓"功力百倍于肉苁蓉也"，乃言其益阴兴阳之功。另锁阳用于哮喘、高血压时加入辨证方中有很好效果。

【注意事项】阴虚阳亢、脾虚泄泻、实热便秘者均忌服。

【用法用量】5～10克。

补骨脂

本品为豆科植物补骨脂的干燥成熟果实。主产于河南、四川、陕西等地。秋季果实成熟时采收，晒干。生用，炒或盐水炒用。

【别名】破故纸、婆固脂、胡韭子、胡故子、黑固脂等。

【性味归经】味辛、苦，性温。归肾、脾经。

【功能主治】温肾助阳，纳气平喘，温脾止泻；外用消风祛斑。用于肾阳不足，阳痿遗精，遗尿尿频，腰膝冷痛，肾虚作喘，五更泄泻；外用治白癜风，斑秃。（《药典》2015 年版）

《本草纲目》："补骨脂言其功也。治肾泄，通命门，暖丹田，敛精神。"

【特殊用法】

1. 兴阳事，明耳目。（《日华子本草》）

2. 暖丹田，壮元阳，缩小便。（《本草备要》）

3. （主）骨髓伤败。（《开宝本草》）

4. 治小儿遗尿。（《补要袖珍小儿方论》破故纸散）

5. 现代研究：补骨脂具有强心、扩张冠状动脉、增加冠状动脉血流量、抗肿瘤、促进皮肤色素增生、增强机体免疫功能、舒张气管、抗早孕、兴奋离体子宫、杀虫、抗衰老等作用。

【心法心得】《得配本草》云："补骨脂治肾冷精滑，带浊遗尿，腹冷溏泄，腰膝酸疼，阴冷囊湿。"笔者尝治囊湿者，多谓湿热，辄用龙胆泻肝汤获效，后某君，苦于此症，中西罔效，笔者初用龙胆泻肝不效，复告于笔者，症状依故，细询有阴冷，且脉舌并无湿热之征，此正"阴冷囊湿"，改用五苓散加补骨脂而效。至于其温肾、平喘、止泄之功，多有效验。

【注意事项】本品性质温燥，能伤阴助火，故阴虚火旺及大便秘结者忌服。

【用法用量】6～10 克。外用 20％～30％酊剂涂患处。

益 智

本品为姜科植物益智的干燥成熟果实。主产于广东、广西、云南、福建等地。夏、秋季果实由绿转红时采收，晒干。砂炒后去壳取仁。生用，或盐水炒用。用时捣碎。

【别名】益智子、摘艼子、益智仁。

【性味归经】味辛，性温。归脾、肾经。

【功能主治】暖肾固精缩尿，温脾止泻摄唾。用于肾虚遗尿，小便频数，遗精白浊，脾寒泄泻，腹中冷痛，口多唾涎。（《药典》2015 年版）

【特殊用法】

1. 止呕哕。（《本草拾遗》）

2. 补三焦、命门：益智大辛，行阳退阴之药也，三焦、命门气弱者宜之。（《本草纲目》）

3. 治下焦虚寒。（《得配本草》）

4. 开郁散结，温中进食。（《得配本草》）

5. 配伍：得茯神、远志、甘草，治赤浊；配乌药、山药，治溲数；配厚朴、姜、枣，治白浊腹满；同山药，补脾胃。（《得配本草》）

6. 现代研究：益智有健胃，抗利尿，减少唾液分泌，强心，扩血管，抗癌，抑制前列腺素合成等作用。

【心法心得】益智温胃逐冷，温肾缩泉。见其名，思其义，亦可有益智力之恢复或增进。可用于痴呆，中风流涎及儿童流涎，遗尿，前列腺炎，小儿多动症，性功能障碍等。另《开宝本草》："夜多小便者，取二十四枚，碎，入盐同煎服，有奇验。"

【注意事项】燥热，有火者，当忌之。

【用法用量】3～10 克。

菟丝子

本品为旋花科植物南方菟丝子或菟丝子的干燥成熟种子。我国大部分地区均有分布。秋季果实成熟时采割地上部分，晒干，打下种子。生用，或捣碎作饼用。

【别名】豆寄生、无根草、黄丝。

【性味归经】味辛、甘，性平。归肝、肾、脾经。

【功能主治】补益肝肾，固精缩尿，安胎，明目，止泻；外用消风祛斑。

用于肝肾不足，腰膝酸软，阳痿遗精，遗尿尿频，肾虚胎漏，胎动不安，目昏耳鸣，脾肾虚泻；外治白癜风。（《药典》2015 年版）

【特殊用法】

1. 润肾燥：肾苦燥，急食辛以润之，菟丝子之属是也。（《本草经疏》）

2. （治）精自出：主茎中寒，精自出，溺有余沥。（《本草经疏》）

3. 止消渴。（《景岳全书》）

4. （治）瞳子无神。（《本经逢原》）

5. 配伍：配熟地，补营气而不热；配麦冬，治赤浊；配肉豆蔻，进饮食。胃暖则开。佐益智仁，暖卫气；使车前子，治横生；调鸡子白，治目暗。（《得配本草》）

6. 现代研究：菟丝子具有增强免疫，抗疲劳，抗衰老，改善血液流变性，护肝，降低氨基转移酶，降血脂及雌激素样作用。

【心法心得】菟丝子温肾补肝，止遗固脱。用于肝肾不足诸证，治疗甲状腺功能减退，前列腺炎，免疫功能减退，肌肉痿软，疲劳综合征，更年期综合征有效。

【注意事项】阳强，便结，肾脏有火，阴虚火动者禁用。

【用法用量】6～12 克。外用适量。

沙苑子

本品为豆科植物扁茎黄芪的干燥成熟种子。主产于内蒙古、东北、西北等地。秋末冬初果实成熟尚未开裂时采割或连根拔出，晒干，打下种子，除去杂质。生用，或盐水炒用。

【别名】潼蒺藜、蔓黄芪、夏黄草、沙苑蒺藜。

【性味归经】味甘，性温。归肝、肾经。

【功能主治】补肾助阳，固精缩尿，养肝明目。用于肾虚腰痛，遗精早泄，遗尿尿频，白浊带下，眩晕，目暗昏花。（《药典》2015 年版）

【特殊用法】

1. 去癥瘕痔漏。（《医林纂要》）

2. 治肺痿。（《本草求原》）

3. 治肝肾风毒攻注。(《本草求原》)

4. 现代研究：沙苑子具有提高机体免疫力，阻止组胺过量释放，抗炎，降低血脂，降低谷丙氨基转移酶，降低血压，减慢心率，抗疲劳，增强耐寒能力等作用。

【心法心得】沙苑子，黄芪之种子也，黄芪补气，沙苑子补肾。《本经逢原》谓其"治腰痛，为泄精虚劳要药。最能固精"。笔者从《本草求原》"治肝肾风毒攻注"一语，悟及肾风可用，用治尿蛋白有效。

【注意事项】本品为温补固涩之品，阴虚火旺及小便不利者忌服。媾精难出者禁用。

【用法用量】9～15克。

蛤　蚧

本品为壁虎科动物蛤蚧的干燥体。我国南方和西南地区有分布，主产于广西。全年均可捕捉。除去内脏，拭净，用竹片撑开，使全体扁平顺直，低温干燥。用时去头（有小毒）、足和鳞片，或炒酥研末。

【别名】仙蟾、多格、哈蟹、蛤蚧蛇。

【性味归经】味咸，性平。归肺、肾经。

【功能主治】补肺益肾，纳气定喘，助阳益精。用于肺肾不足，虚喘气促，劳嗽咳血，阳痿，遗精。(《药典》2015年版)

《本草纲目》："昔人言补可去弱，人参羊肉之属。蛤蚧补肺气，定喘止渴，功同人参；益阴血，助精扶羸，功同羊肉，近世治劳损痿弱，治消渴，皆用之。"

【特殊用法】

1. 下石淋。(《日华子本草》)

2. 通月经。(《日华子本草》)

3. （治）淋沥者。(《本草经疏》)

4. 配伍：配参、蜡、糯米，治虚寒喘嗽；配人参、熟地黄，补阳虚痿弱。(《本草求真》)

5. 现代研究：蛤蚧具有增强机体免疫功能，抗衰老，解痉平喘，抗炎等作用。

【心法心得】蛤蚧补肺润肾，定喘止嗽，笔者主要用于改善肺功能及心功能不全之证属肺肾亏损者。

【注意事项】风寒或实热咳喘者忌服。

【用法用量】煎服，3～6克；研末每次1～2克，每日3次；浸酒服用1～2对。

核桃仁

本品为胡桃科植物胡桃的干燥成熟种子。我国广泛栽培，主产于华北、西北、东北地区。9～10月果实成熟时采收，除去肉质果皮，晒干敲破，取出种仁。生用或炒用。

【别名】胡桃仁、胡桃肉。

【性味归经】味甘，性温。归肾、肺、大肠经。

【功能主治】补肾，温肺，润肠。用于肾阳不足，腰膝酸软，阳痿遗精，虚寒喘嗽，肠燥便秘。（《药典》2015年版）

【特殊用法】

1. 治损伤、石淋。（《本草图经》）

2. 润肌黑发固精。（《本草纲目》）

3. 制铜毒。（《本草纲目》）

4. 消瘰疬：丹方用其瓢烧令黑，和松脂敷瘰疬有效。（《本经逢原》）

5. 食酸齿楚，细嚼胡桃肉即解。（《得配本草》）

6. 现代研究：核桃仁用于泌尿系统结石能促进磷酸盐镁铵结石溶解，还有镇咳、解痉作用，对组胺所致支气管平滑肌痉挛有拮抗作用，有一定的抗炎、抗过敏作用。

【心法心得】核桃温补命门，涩精固气，常用于腰膝酸软，阳痿遗精，虚寒喘嗽，须与补骨脂配伍用则效增。酒精浸连壳鲜嫩核桃，对白癜风有效。

【注意事项】阴虚火旺、痰热咳嗽及便溏者不宜用。核桃性热，能入肾肺，唯虚寒者宜之。而痰火积热者，不宜多食耳。

【用法用量】10～30克。

冬虫夏草

本品为麦角菌科真菌冬虫夏草菌寄生在蝙蝠蛾科昆虫幼虫上的子座和幼虫尸体的干燥复合体。产于四川、青海、贵州、云南，以及西藏、甘肃。夏初子座出土，孢子未发散时挖取，晒至六七成干，除去似纤维状的附着物及杂质，晒干或低温干燥。

【别名】中华虫草。

【性味归经】味甘，性平。归肺、肾经。

【功能主治】补肾益肺，止血化痰。用于肾虚精亏，阳痿遗精，腰膝酸痛，久咳虚喘，劳嗽咯血。(《药典》2015 年版)

【特殊用法】

1. 补精髓。(《文房肆考》)

2. 治膈症。(《文房肆考》)

3. 专补命门。(《药性考》)

4. 现代研究：冬虫夏草具有双向调节免疫，减慢心率，增加心排血量和冠状动脉血流量，抗心律失常，抗肿瘤，抗诱变，保护肾功能，抗疲劳，抗衰老，提高耐缺氧、耐高温、耐低温的耐受能力等作用，并具促进生血，抑制血小板聚集，催眠，降血糖，祛痰平喘，抗炎，抗菌，抗真菌，抗病毒，抗放射等作用。

【心法心得】冬虫夏草除补肾益肺外，现代研究发现其主要有双向调节免疫，抗肿瘤，保护肾功能等多种作用，乃珍贵之品，多珍而用之。但因价格昂贵，平人以 1 条或 2 条用之，实则剂量太少，作用多大，不敢断言。《药典》用量，为每日 3~9 克，以 3000 条/500 克计，则 1 克 6 条，3 克则 18 条，9 克则达数十条。

【注意事项】有表邪者不宜用。

【用法用量】煎服，3~9 克。也可入丸散。

胡芦巴

本品为豆科植物胡芦巴的成熟果实。主产于河南、四川等地。生用。夏秋季种子成熟时割取植株，晒干。盐水炙或捣碎用。

程丑夫临证用药传忠录

【别名】味苦豆、香草。

【性味归经】味苦，性温。归肾经。

【功能主治】温肾助阳，祛寒止痛。用于肾阳不足，下元虚冷，小腹冷痛，寒疝腹痛，寒湿脚气。（《药典》2015 年版）

【特殊用法】

1. 精冷囊湿。（《中药学》2013 年版）

2. 治膀胱气：主元脏虚冷气。得茴香、桃仁，治膀胱气甚效。（《嘉祐本草》）

3. 腹胁胀痛。（《中药学》2013 年版）

4. 现代研究：胡芦巴有降低血糖，利尿，抗炎等活性。胡芦巴提取物有刺激毛发生长作用。

【心法心得】胡芦巴虽专归肾经，功与仙茅、附子、硫黄相似，然其力则终逊于附子、硫黄，故补火仍须兼以附子、硫黄、茴香、吴茱萸等药，方能有效。

【注意事项】阴虚火旺者忌用。

【用法用量】5～10 克。

韭菜子

本品为百合科植物韭菜的干燥成熟种子。全国各地均产，以河北、山西、吉林、河南、山东、安徽等地产量较大。野生与栽培均有。秋季采集成熟果序，晒干，搓出种子。生用或盐水炙用。

【别名】韭子、韭菜仁。

【性味归经】味辛、甘，性温。归肾、肝经。

【功能主治】温补肝肾，壮阳固精。用于肝肾亏虚，腰膝痿软，阳痿遗精，遗尿尿频，白带白淫。（《药典》2015 年版）

《本草纲目》："补肝及命门。治小便频数、遗尿，女人白淫白带。"

【特殊用法】

1. 主溺白。（《名医别录》）

2. 治鬼交甚效。（《日华子本草》）

3. （治）妇人阴寒，少腹疼痛。（《本草正义》）

4. 治疝痛。（《现代实用中药》）

5. 现代研究：韭菜子具有祛痰作用。

【心法心得】韭菜子烟熏虫牙有效，方法：瓦片烧红，置韭菜子数粒，茶油数滴，待烟起，用筒吸，引至痛处。另治尿精有效。

【注意事项】阴虚火旺者忌服。

【用法用量】3～9克。

阳起石

本品为硅酸类矿物阳起石或阳起石矿石。主产于河北、河南、山东、湖北、山西等地。全年均可采挖。去净泥土、杂质。黄酒淬过，研细末用。

【别名】闪石石棉。

【性味归经】味咸，性温。归肾经。

【功能主治】温肾壮阳。用于阳痿不举，宫冷不孕。（《中药学》2013 年版）

【特殊用法】

1. 主崩中漏下。（《神农本草经》）

2. 破子脏中血，癥瘕结气。（《神农本草经》）

3. （疗）湿痹。（《药性论》）

4. 止月水不定。（《药性论》）

5. 治阴痿阴汗。（《普济本事方》）

【心法心得】四逆散加阳起石、蜈蚣、葛根、地肤子治疗阳痿，间或见效。

【注意事项】阴虚火旺者忌用。不宜久服。

【用法用量】煎汤，3～6克。

紫石英

本品为氟化物类矿物萤石族萤石，主含氟化钙（CaF_2）。主产于浙江、辽

程丑夫临证用药传忠录

宁、河北、甘肃等省。全年均可采挖，挑紫色者入药。捣成小块，生用或煅用。

【别名】萤石、氟石。

【性味归经】味甘，性温。归肾、心、肺经。

【功能主治】温肾暖宫，镇心安神，温肺平喘。用于肾阳亏虚，宫冷不孕，惊悸不安，失眠多梦，虚寒咳喘。（《药典》2015年版）

【特殊用法】

1. （治）不孕：女子风寒在子宫，绝孕十年无子。（《神农本草经》）

2. 去怯镇心：上能镇心，重以去怯也。（《本草纲目》）

3. 通奇脉，镇冲气：温营血而润养，可通奇脉，镇冲气之上升。（《本草便读》）

4. 现代研究：紫石英有兴奋中枢神经，促进卵巢分泌的作用。

【心法心得】紫石英甘，温，归肾、心、肺三经，归肾则暖宫，归心则安神，归肺则平喘。宫寒不孕，四物去芍，加紫石英、香附、白术、枸杞子有效；心悸不宁，安神定志丸或归脾汤加紫石英效增；喘咳日久，属寒凝痰阻者，阳和汤加紫石英有效。然其主含氟化钙，不可久用，否则有损牙齿、骨骼等。

【注意事项】阴虚火旺而不能摄精之不孕症及肺热气喘者忌用。

【用法用量】9～15克。打碎先煎。

海 马

本品为海龙科动物线纹海马、刺海马、大海马、三斑海马或小海马（海蛆）的干燥体。主产于广东沿海的阳江、潮汕一带，山东烟台、青岛等地，其次辽宁、福建等沿海地区亦产。夏秋季捕捞，洗净，晒干，或除去内脏晒干。捣碎或研粉用。

【别名】水马。

【性味归经】味甘，咸，性温。归肝、肾经。

【功能主治】温肾壮阳，散结消肿。用于阳痿，遗尿，肾虚作喘，癥瘕积聚，跌打损伤；外治痈肿疔疮。（《药典》2015年版）

【特殊用法】

1. 消癥块。(《本草纲目》)

2. 调气和血。(《品汇精要》)

3. 益精种子。(《萃金裘本草述录》)

4. 堕胎催生：更善堕胎，故能催生也。(《本草纲目》)

5. 现代研究：海马具有性激素样，延缓衰老，抗肿瘤，抗疲劳等作用。

【心法心得】《本草新编》云："海马不论雌雄，皆能勃兴阳道。其兴阳之功，古多载之。"海马与当归配用，平喘有效。另海马配杜仲、党参或白人参、当归、桑寄生、鸡血藤等，泡为药酒，以为补益强壮之饮。

【注意事项】孕妇及阴虚火旺者忌服。

【用法用量】煎汤，3～9克。外用适量，研末敷患处。

第三节　补血药

凡能补血，治疗血虚证为主的药物，称为补血药。用于治疗各种血虚证。症见面色苍白或萎黄，唇爪苍白，眩晕耳鸣，心悸怔忡，失眠健忘，或月经愆期，量少色淡，甚则闭经，舌淡脉细等证。

五脏之中，仅有心、肝两脏血虚，而无肺、脾、肾血虚之说。故补血只补心肝。

使用补血药常配伍补气药，即所谓"有形之血不能自生，生于无形之气"；若兼见阴虚者，可与补阴药或兼有补阴补血作用的药物配伍；脾为气血生化之源，血虚缘于脾虚，故多配伍补益脾气之品。

补血药多滋腻黏滞，故脾虚湿阻，气滞食少者慎用。必要时，可配伍化湿行气消食药，以助运化。

熟地黄、白芍、当归、川芎四物，为补血名方，其中川芎列在活血化瘀药列。当归补血而能润肠通便；熟地黄补血而能填精益髓；白芍补血而能柔肝止痛；阿胶补血而能润肺滋阴；何首乌补血而能乌须黑发；龙眼补血而能养心安神；楮实补血而可清肝明目。诸药妙用，皆宜熟知。

当　归

本品为伞形科植物当归的干燥根。主产于甘肃东南部的岷县（秦州）。此外，陕西、四川、云南、湖北等地均产。秋末采挖，除去须根和泥沙，待水分稍蒸发后，捆成小把，上棚，用烟火慢慢熏干。生用，或酒拌、酒炒用。

【别名】 干归、文无、秦哪、西当归、岷当归、金当归、当归身、涵归尾、当归曲、土当归。

【性味归经】 味甘、辛，性温。归肝、心、脾经。

【功能主治】 补血活血，调经止痛，润肠通便。用于血虚萎黄，眩晕心悸，月经不调，经闭痛经，虚寒腹痛，风湿痹痛，跌仆损伤，痈疽疮疡，肠燥便秘。酒当归活血通经。用于经闭痛经，风湿痹痛，跌仆损伤。（《药典》2015 年版）

《本草发挥》：洁古云，当归头止血，尾破血，身和血。若全用，一破一止，亦和血也。

《药鉴》：入和血药则血和，入敛血药则血敛，入凉血药则血凉，入行血药则血行，入败血药则血败，入生血药则血生，各有所归也，故名当归。

【特殊用法】

1. 主治咳逆上气。（《神农本草经》）

2. 主治温疟寒热。（《神农本草经》）

3. 治冲脉带脉为病，为血中气药。（《本草分经》）

4. 凡血受病及诸病夜甚，必须用之。（《本经逢原》）

5. 和血补血，治血证通用。（《本草衍义补遗》）

6. 血枯、血燥、血闭、血脱等症，则当用此主治。（《本草求真》）

7. 配伍：配白芍，养营；配人参、黄芪，补阴中之阳；配红花，治月经逆行。君黄芪，治血虚发热。佐荆芥、生附子，治产后中风；佐柴、葛，散表。入泻白散，活痰；入失笑散，破血。合桂、附、吴茱萸，逐沉寒；同大黄、芒硝，破热结。（《得配本草》）

8. 现代研究：当归具有抗贫血，抗血栓，抗衰老，抗肿瘤，抗维生素 E 缺乏，抗心律失常，扩张冠状动脉，平喘，增强免疫功能，促进肝功能恢复等作用。

【心法心得】《本草备要》谓其"血滞能通，血虚能补，血枯能润，血乱能抚"。诸血病，均用当归，心主血，故心病用当归尤多。心悸、心痛、失眠、血证均用之，故心律失常、心绞痛、高血压诸心血管疾病多用之。又妇人以阴血为主，妇科多用。当归平喘止咳滑痰，诚非虚言，凡痰胶固难出者，在化痰药中加入当归、天花粉，则痰滑易出，喘咳自减。

【注意事项】湿盛中满、大便泄泻者忌服。及一切脾胃病，恶食不思食，及食不消，并禁用之。

【用法用量】6～12克。

熟地黄

本品为玄参科植物地黄的干燥块根，经加工蒸晒而成。全国各地均产，以河南产质量最佳。本品为生地黄的炮制加工品。制法：①取生地黄，照酒炖法（附录ⅡD）炖至酒吸尽，取出，晾晒至外皮黏液稍干时，切厚片或块，干燥，即得。每100千克生地黄，用黄酒30～50千克。②取生地黄，照蒸法，蒸至黑润，取出，晒至约八成干时，切厚片或块，干燥，即得。

【别名】怀庆地黄、熟地。

【性味归经】味甘，性微温。归肝、肾经。

【功能主治】补血滋阴，益精填髓。用于血虚萎黄，心悸怔忡，月经不调，崩漏下血，肝肾阴虚，腰膝酸软，骨蒸潮热，盗汗遗精，内热消渴，眩晕，耳鸣，须发早白。（《药典》2015年版）

《主治秘诀》云："其用有五，益肾水真阴，一也；和产后血气，二也；去腹脐急痛，三也；养阴退阳，四也；壮水之源，五也。"

【特殊用法】

1. 补诸经血虚：故凡诸经之阳气虚者，非人参不可；诸经之阴血虚者，非熟地不可。（《景岳全书》）

2. 聪耳明目。（《本草备要》）

3. 生地黄治心热手心热，益肾水，凉心血，其脉洪实者宜之。若脉虚者，则宜熟地黄。（王好古）

4. 补脾阴。（《本草分经》）

程丑夫临证用药传忠录

5. 除痰退热。(《本草分经》)

6. 配伍：得乌梅，引入骨髓；得砂仁，纳气归阴；得炒干姜，治产后血块；得丹皮，滋阴凉血。使玄参，消阴火；合当归，治胎痛；加牛膝，治胫股腹痛，血不足也。和牡蛎，消阴火之痰。(《得配本草》)

7. 现代研究：熟地黄具有增强免疫功能，促进骨髓造血功能恢复，抗炎，强心，利尿，降血压，降血糖，降血脂，抗血栓，抗衰老，抗过敏，抗肿瘤等作用。

【心法心得】《简易方》云："男子多阴虚，宜用熟地黄。女子多血热，宜用生地黄。"又云："生地能生精血，天冬引入所生之处。熟地能补精血，麦冬引入所补之处。"笔者临证仿效用之。另熟地黄具降血压，降血糖，降血脂的三降作用，对代谢综合征甚为适宜，尚可用治黄褐斑、足跟痛和进行性肌营养不良综合征等。

【注意事项】本品性质黏腻，有碍消化，脘腹胀痛、食少便溏者忌服。重用久服宜与陈皮、砂仁等同用，以免黏腻碍胃。凡蒸，以木甑砂锅，不可犯铁器。

【用法用量】9～15 克。

白 芍

本品为毛茛科植物芍药的干燥根。主产于浙江、安徽、四川、山东等地。夏、秋两季采挖，洗净，除去头尾和细根，置沸水中煮后除去外皮或去皮后再煮，晒干。

【别名】花子、白芍药、金芍药、杭芍、大白芍、生白芍、炒白芍、炒杭芍、酒白芍、醋白芍、焦白芍、白芍炭等。

【性味归经】味苦、酸，性微寒。归肝、脾经。

【功能主治】养血调经，敛阴止汗，柔肝止痛，平抑肝阳。用于血虚萎黄，月经不调，自汗，盗汗，胁痛，腹痛，四肢挛痛，头痛眩晕。(《药典》2015 年版)

《本草备要》："补血，泻肝，敛阴。"

【特殊用法】

1. 除血痹。(《神农本草经》)

2. 主通顺血脉。（《名医别录》）

3. 治妇人血闭不通。（《药性论》）

4. 能利小便。（《汤液本草》）

5. 除眼疼。（《景岳全书》）

6. 治消渴：配甘草，止腹痛，并治消渴引饮。（《得配本草》）

7. （治）惊狂。（《日华子本草》）

8. 配伍：白芍同白术补脾，同参芪补气，同归地补血，同川芎泻肝，同甘草止腹痛，同黄连止泻痢，同防风发痘证，同姜枣温经散湿。（《本草备要》）

9. 现代研究：白芍具有解痉，镇静，抗惊厥，镇痛，护肝，抑制血小板聚集和血栓的形成，扩血管，降血压，增加心肌营养血流量，抑制胃液分泌，抗炎，抗菌，抗病毒，调节机体免疫系统等作用。

【心法心得】白芍除补血、泻肝、敛阴外，其通血脉、固腠理之功笔者常用之，诸如高血压、冠心病、雷诺病、多汗肤寒、感冒频繁等均宜。至若缓急之功，则腹痛、头痛、哮喘、肌痉挛均可以之配伍炙甘草用之。

【注意事项】阳衰虚寒之证不宜用。芍药反藜芦，不可与藜芦同用。

【用法用量】6～15克。

阿　胶

本品为马科动物驴的皮经漂泡去毛而成的固体凝胶。主产于山东、浙江、江苏等地，以东阿胶（山东省东阿县）最有名。将驴皮浸泡去毛，切块洗净，分次水煎，滤过，合并滤液，浓缩（可分别加入适量的黄酒、冰糖及豆油）至稠膏状，冷凝，切块，晾干，即得。

【别名】驴皮胶、驴胶。

【性味归经】味甘，性平。归肺、肝、肾经。

【功能主治】补血滋阴，润燥，止血。用于血虚萎黄，眩晕心悸，肌痿无力，心烦不眠，虚风内动，肺燥咳嗽，劳嗽咯血，吐血尿血，便血崩漏，妊娠胎漏。（《药典》2015 年版）

《本草求真》："入肝补血，通润心肺与肾。"

程丑夫临证用药传忠录

【特殊用法】

1.（治）脚酸不能久立。（《名医别录》）

2. 疗风：凡胶俱能疗风，止泄，补虚。驴皮胶主风为最。（《本草拾遗》）

3. 除风化痰，润燥定喘。（《本草备要》）

4. 小儿惊风后，瞳人不正者，以阿胶倍人参服最良。（《本草备要》）

5. 配伍：得人参，正瞳人；得滑石，利前阴。佐川连，治血痢；君生地，治大衄吐血。（《得配本草》）

6. 现代研究：阿胶有抗贫血，促凝血，提高机体免疫力，明显刺激血小板的再生，消除放疗对免疫系统的抑制，防治进行性营养障碍，增加血清钙，抗疲劳，增强耐缺氧、耐寒冷能力，健脑，延缓衰老等作用。

【心法心得】 阿胶明澈如水、质脆易断者真。阿胶乃滋补心肺之药，补血滋阴为主，补血虚人皆知之，唯其补肺之语似有疑义，不思阿胶驴皮熬制而成，肺主皮毛，故补肺止咳定喘之功，不可忽也。

【注意事项】 本品黏腻，有碍消化，故脾胃虚弱者慎用。

【用法用量】 3～9 克。烊化兑服。

何首乌

本品为蓼科植物何首乌的块根。主产于河南、湖北、广东、广西、贵州、四川、江苏等地。秋、冬两季叶枯萎时采挖，削去两端，洗净，个大的切成块，干燥。

【别名】 夜交、交茎、夜合、地精、桃柳藤、赤葛、九真藤、芮草、蛇草、陈知白、马肝石、疮帚野苗等。

【性味归经】 味甘，性平。归心、肝经。

【功能主治】 养血安神，祛风通络。用于失眠多梦，血虚身痛，风湿痹痛，皮肤瘙痒。（《药典》2015 年版）

《本草求真》："诸书皆言滋水补肾，黑发轻身，备极赞赏。"

【特殊用法】

1. 久服令人有子。（《日华子本草》）

2. 治妇人产后及带下诸疾。（《开宝本草》）

3. 疗疟疾：益阴补肝，疟疾要药。(《本草备要》)

4. (治) 大肠风秘。(《本经逢原》)

5. 调和气血：补阴而不滞不寒，强阳而不燥不热，为调和气血之圣药。(《本草分经》)

6. 主瘰疬。(《开宝本草》)

7. 现代研究：何首乌具有降血脂，抗动脉粥样硬化，减慢心率，增加冠状动脉血流，强心，延缓衰老，兴奋肾上腺皮质功能，保肝，抗基因突变，抗肿瘤，抗脂肪肝等作用。

【心法心得】何首乌养血祛风作用较强，所谓治风先治血，血行风自灭。故凡肌肤瘙痒、麻木、眩晕及中风后均可用之。

【注意事项】大便溏泻及湿痰较重者不宜用。

【用法用量】9～15 克；外用适量，煎水洗患处。

楮实子

本品为桑科植物构树的干燥成熟果实。主产于河南、湖北、湖南、山西、甘肃等地。多为野生，也有家种。秋季果实成熟时采收，除去膜状宿萼，晒干生用。

【别名】楮实、壳实、楮桃、野杨梅子。

【性味归经】味甘，性寒。归肝、肾经。

【功能主治】补肾清肝，明目，利尿。用于肝肾不足，腰膝酸软，虚劳骨蒸，头晕目昏，目生翳膜，水肿胀满。(《药典》2015 年版)

《本草经疏》："壮筋明目，益气补虚，阳痿当服。"

【特殊用法】

1. 抗衰老：久服不饥不老，轻身。(《名医别录》)

2. 益颜色。(《日华子本草》)

3. 脾热水肿。(《本草汇言》)

4. 补阴益髓：此物补阴妙品，益髓神膏。(《药性通考》)

5. 现代研究：楮实子具有增强记忆，防治老年痴呆作用，并对毛发癣菌有抑制作用。

【心法心得】楮实子强筋骨、振阳痿有效，且补而不燥，用于腰膝痿软、筋骨乏力、肾虚阳痿及视物模糊不清。并可用于老年性痴呆。

【注意事项】脾胃虚寒者慎用。

【用法用量】6～12克。

龙眼肉

本品为无患子科植物龙眼的假种皮。主产于广西、广东、福建、台湾等地。于夏季果实成熟时采摘，烘干或晒干，除去壳、核，晒至干爽不黏。生用。

【别名】桂圆肉、亚荔枝。

【性味归经】味甘，性温。归心、脾经。

【功能主治】补益心脾，养血安神。用于气血不足，心悸怔忡，健忘失眠，血虚萎黄。（《药典》2015年版）

【特殊用法】

1. 润气：润气尤多，于补气之中，又更存有补血之力。（《本草求真》）

2. （治）肠风下血。（《本草求真》）

3. 现代研究：龙眼肉具有镇静，提高思维能力、注意力、记忆力，降低血脂，增加冠状动脉血流量，提高机体应急能力，增强体质等作用。

【心法心得】龙眼肉养血安神益心脾，常用于心悸怔忡、健忘失眠，亦可用于更年期综合征和性功能减退。另用龙眼肉包鸦胆子治久痢。

【注意事项】湿盛中满或有停饮、痰、火者忌服。孕妇忌多食。

【用法用量】9～15克。

第四节　补阴药

以滋养阴液，纠正阴虚的病理偏向为主要功效，常用于治疗阴虚证的药物，称为补阴药。

本类药的性味以甘寒为主，能清热者，可有苦味。其中能补肺胃之阴者，主要归肺胃经；能滋养肝肾之阴者，主要归肝肾经；少数药能养心阴，可归心经。

五脏均有阴虚，但习惯上脾阴虚统于胃阴虚。本类药均可补阴，并多兼润燥和清热之效。补阴包括补肺阴、补胃（脾）阴、补肝阴、补肾阴、补心阴等具体功效，分别主治肺阴虚、胃（脾）阴虚、肝阴虚、肾阴虚、心阴虚证。阴虚证主要表现为两类见症：一是阴液不足，不能滋润脏腑组织，出现皮肤、咽喉、口鼻、眼目干燥或肠燥便秘。二是阴虚生内热，出现午后潮热、盗汗、五心烦热、两颧发红；或阴虚阳亢，出现头晕目眩。不同脏腑的阴虚证还各有其特殊症状：肺阴虚，可见干咳少痰、咯血或声音嘶哑。胃阴虚，可见口干咽燥、胃脘隐痛、饥不欲食，或脘痞不舒，或干呕呃逆等。脾阴虚大多是脾的气阴两虚，可见食纳减少、食后腹胀、便秘、唇干燥少津、干呕、呃逆、舌干苔少等。肝阴虚可见头晕耳鸣、两目干涩，或肢麻筋挛、爪甲不荣等。肾阴虚可见头晕目眩、耳鸣耳聋、牙齿松动、腰膝酸痛、遗精等。心阴虚可见心悸怔忡、失眠多梦等。

本类药大多有一定滋腻性，脾胃虚弱，痰湿内阻，腹满便溏者慎重。

沙参、麦冬，补肺而滋阴；龟甲、鳖甲，滋阴而潜阳，百合清心安神，天冬清肺止津，石斛益胃滋阴，玉竹养阴润燥，黄精润肺益肾，明党参和胃平肝，枸杞子滋补肝肾，墨旱莲凉血止血，女贞子乌须明目，桑椹益肾固精。

北沙参

本品为伞形科植物珊瑚菜的根。主产于山东、河北、辽宁。夏、秋两季采挖，除去须根，洗净，稍晾，置沸水中烫后，除去外皮，干燥。或洗净直接干燥。

【别名】莱阳参、海沙参、银沙参、辽沙参、苏条参、条参、北条参。

【性味归经】味甘、微苦，性微寒。归肺、胃经。

【功能主治】养阴清肺，益胃生津。用于肺热燥咳，劳嗽痰血，胃阴不足，热病津伤，咽干口渴。（《药典》2015年版）

【特殊用法】

1. 主治血积。（《神农本草经》）

2. 主治皮间邪热。(《名医别录》)

3. 止惊烦。(《日华子本草》)

4.（治）一切恶疮疥癣及身痒，排脓，消肿毒。(《日华子本草》)

5. 养肝气，治多眠。(《景岳全书》)

6. 除疝痛。(《景岳全书》)

7. 疗胸痹。(《名医别录》)

8.（治）皮热瘙痒。(《得配本草》)

9. 配伍：得糯米，助脾阴；配生地，凉血热。佐柴葛，去邪火；合玄参，止干嗽。(《得配本草》)

10. 现代研究：北沙参具有促进乙型肝炎表面抗原转阴，抗癌，祛痰，强心，解热镇痛，调节免疫平衡等作用。

【心法心得】沙参润肺燥，滋胃阴，乃清补之药。景岳云："人参补五脏之阳，沙参补五脏之阴。"古沙参无南、北之分，至清代《本经逢原》《本草纲目拾遗》才分出南、北两种。南北沙参植物科属有别：南为桔梗科，北属伞形科。均具清养润降之功，《本草便读》清养之功，北逊于南；润降之性，南不及北。故养胃生津，用北沙参；清肺止咳，则用南沙参。北沙参治疗皮热瘙痒多验。

【注意事项】不宜与藜芦同用。

【用法用量】5～12克。

南沙参

本品为桔梗科植物轮叶沙参、沙参、杏叶沙参及其他几种同属植物的根。主产于安徽、江苏、浙江、贵州等地。春、秋两季采挖，除去须根，趁鲜刮去粗皮，洗净干燥。切厚片或短段生用。

【别名】泡参、泡沙参。

【性味归经】味甘，性微寒。归肺、胃经。

【功能主治】养阴清肺，益胃生津，化痰，益气。用于肺热燥咳，阴虚劳嗽，干咳痰黏，胃阴不足，食少呕吐，气阴不足，烦热口干。(《药典》2015年版)

【特殊用法】

1. 见北沙参。

2. 现代研究：南沙参具有强心、祛痰、抗肿瘤、退虚热作用。

【心法心得】见北沙参。

【注意事项】不宜与藜芦同用。痰湿壅盛、肺胃虚寒者忌用。

【用法用量】9～15克。

百 合

本品为百合科多年生草本植物百合、卷丹或细叶百合的干燥肉质鳞叶。主产于湖南、浙江、江苏、陕西、四川等地。秋季采挖，洗净，剥取鳞叶，置沸水中略烫，干燥。生用或蜜炙用。

【别名】百合干。

【性味归经】味甘，性寒。归心、肺经。

【功能主治】养阴润肺，清心安神。用于阴虚燥咳，劳嗽咳血，虚烦惊悸，失眠多梦，精神恍惚。（《药典》2015年版）

【特殊用法】

1. 利二便。（《本草备要》）

2. 主治邪气腹胀心痛。（《本草崇原》）

3. 敛气养心，安神定魄。（《本草求真》）

4. 治百合病：仲景治百合病，百合知母汤、百合滑石代赭石汤，有百合鸡子汤、百合地黄汤。或百合病已经汗者，或未经汗下吐者，或病形如初，或病变寒热并见。（《汤液本草》）

5. 补益气血。（《景岳全书》）

6. 解乳痈喉痹，兼治痈疽，亦解蛊毒。（《景岳全书》）

7. 止涕泪。（《得配本草》）

8. 现代研究：百合具有止咳平喘、增强肺泡氧气交换功能，提高机体体液免疫能力，缓解放疗反应，镇静、耐缺氧、抗疲劳，抗艾滋病病毒，抗癌，降血糖等作用。

【心法心得】百合甘寒，能润肺宁心，清热止嗽，利二便，除浮肿，疗虚痓，退寒热，定惊悸，乃甘寒诸药上品。朱二允曰："久嗽之人，肺气必虚，必虚宜敛。百合之甘敛，胜于五味之酸收。"另《本草乘雅》谓百合入心主包络，心主百脉故也。笔者用于心包络病、糖尿病、老年性便秘有效。

【注意事项】中寒者勿服。（《汤液本草》）

【用法用量】6～12克。蜜炙可增加润肺作用。

麦　冬

本品为百合科植物麦冬的干燥块根。主产于浙江、广西、四川等地区。夏季采挖，反复曝晒，堆置，至七八成干，除去须根，干燥。打破生用。

【别名】麦门冬、沿阶草、杭麦冬、川麦冬、寸冬、小麦门冬等。

【性味归经】味甘、微苦，性微寒。归心、肺、胃经。

【功能主治】养阴生津，润肺清心。用于肺燥干咳，阴虚劳嗽，喉痹咽痛，津伤口渴，内热消渴，心烦失眠，肠燥便秘。（《药典》2015年版）

《药性赋》："降也，阳中阴也。其用有四：退肺中隐伏之火，生肺中不足之金；止烦躁阴得其养，补虚劳热不能侵。"

【特殊用法】

1. 主治心腹结气。（《神农本草经》）

2. 主治身重目黄。（《名医别录》）

3. （治）虚劳客热。（《药性论》）

4. 治肺中伏火。（《本草发挥》）

5. 配伍：得乌梅，治下痢口渴；得犀角，治乳汁不下；得桔梗，清金气之郁；得荷叶，清胆腑之气。佐地黄、阿胶，润经血；佐生地、川贝，治吐衄。入凉药生用，入补药酒浸，糯米拌蒸亦可。气虚胃寒者禁用。（《得配本草》）

6. 治水火烫伤：外治汤火，世人固不识也。凡遇热汤滚水泡烂皮肉，疼痛呼号者，用麦冬半斤，煮汁二碗，用鹅翎扫之，随扫随干，随干随扫，少顷即止痛生肌，神效之极。（《本草新编》）

7. 现代研究：麦冬具有保护心肌，提高心肌收缩力，抗心肌缺血，抗心律失常，抗休克，降血糖，镇静，催眠，抗惊厥，抗疲劳，清除自由基作用，抗肿瘤，抗菌，抗炎，抑制迟发型变态反应，预防中暑，提高细胞免疫等作用。

【心法心得】天冬、麦冬皆清润之品，功效相类。笔者用麦冬，主要润肺清心；用天冬，则养肺益肾。《本草蒙筌》："麦门冬兼行手少阴心，每每清心降火，使肺不犯于贼邪，故止咳立效；天门冬复走足少阴肾，屡屡滋肾助元，令肺得全其母气，故消痰殊功。"另麦冬对尿道综合征和更年期综合征有效。

【注意事项】麦冬性寒，虽主脾胃，而虚寒泄泻及痘疮虚寒作泄，产后虚寒泄泻者忌之。

【用法用量】6～12克。

天 冬

本品为百合科植物天冬的干燥块根。主产于贵州、广西、云南、陕西、甘肃等地。秋冬两季采挖，洗净，除去茎基及须根，置沸水中煮或蒸至透心，趁热除去外皮，洗净，干燥。切片或段，生用。

【别名】三百棒、武竹、丝冬、老虎尾巴根、天冬草、明天冬。

【性味归经】味甘、苦，性寒。归肺、肾经。

【功能主治】养阴润燥，清肺生津。用于肺燥干咳，顿咳痰黏，腰膝酸痛，骨蒸潮热，内热消渴，热病津伤，咽干口渴，肠燥便秘。（《药典》2015年版）

【特殊用法】

1. 主治诸暴风湿偏痹。（《神农本草经》）

2. 强骨髓。（《神农本草经》）

3. 利小便。（《名医别录》）

4. 润燥痰。（《本草备要》）

5. 除足下热痛。（《得配本草》）

6. 配伍：得紫菀、饴糖，治肺痿咳嗽；得乌药，治小肠偏坠；得川贝，止吐血。配花粉，治痰热结胸；配人参，定虚喘。佐玄参，治口疮；佐熟地，补肾水。（《得配本草》）

7. 现代研究：天冬有镇咳祛痰，抗心肌缺血，改善肝功能，抗菌，降低胆固醇，降低血糖，抗肿瘤，扩张宫颈、引产，杀蚊蝇等作用。并可对胰腺炎起到一定的治疗作用。

【心法心得】天冬甘寒，入肺肾两经，能泻肺火，补肾水，润燥痰。虚热者宜之，虚寒者禁用。凡消渴、喘促、心悸怔忡诸症，虚火燥热者，选加天冬，皆有良效。

【注意事项】本品甘寒滋腻之性较强，脾虚泄泻、痰湿内盛者忌用。

【用法用量】6～12克。

石 斛

本品为兰科植物环草石斛、马鞭石斛、黄草石斛、铁皮石斛或金钗石斛的新鲜或干燥茎。主产于四川、贵州、广西、广东、云南、湖北等地。全年均可采收，鲜用者除去根和泥沙；干用者采收后，除去杂质，用开水略烫或烘软，再边搓边烘晒，至叶鞘搓净，干燥。

【别名】林兰、禁生、杜兰、金钗花、千年润、黄草、吊兰花。

【性味归经】味甘，性微寒。归胃、肾经。

【功能主治】益胃生津，滋阴清热。用于热病津伤，口干烦渴，胃阴不足，食少干呕，病后虚热不退，阴虚火旺，骨蒸劳热，目暗不明，筋骨痿软。（《药典》2015 年版）

【特殊用法】

1. 治囊湿：深师云：囊湿精少，小便余沥者，宜加之。（《本草纲目》）

2. 逐皮肤邪热。（《药性解》）

3. 疗风痹脚弱。（《本草备要》）

4. 长肌肉。（《本草经疏》）

5. 为治胃中虚热之专药。（《本经逢原》）

6. 雷敩曰："石斛镇髓。"（《本草备要》）

7. 配伍：配菟丝，除冷痹，精气足也。佐生地，厚肠胃，湿热去也。虚寒者用之，泄泻不止。佐以川芎嗅鼻，治睫毛倒入；使以生姜煎服，治阴湿余沥。盐水拌炒，补肾兼清肾火、清胃火，酒浸亦可，熬膏更好。（《得配本草》）

8. 现代研究：石斛具有解热镇痛，助消化，增强代谢，升高血糖，降低血压，抗癌等作用。

【心法心得】石斛益阴生津，清除虚热之药也。《得配本草》谓其"清肾中浮火，而摄元气。除胃中虚热，而止烦渴。清中有补，补中有清"。现代铁皮石斛风行，铁皮石斛为石斛上品，性味功用皆同石斛。铁皮石斛用以养生，亦只宜于素体阴虚或阴虚内热者，虚寒者则忌之。石斛对不明原因长期低热、前列腺炎、尿道综合征及牙痛有效。

【注意事项】宜入汤酒，不宜入丸。脾虚湿困、湿热内蕴者不宜用。

【用法用量】6～12克；鲜品15～30克。

玉　竹

本品为百合科植物玉竹的干燥根茎。主产于河南、江苏、辽宁、湖南、浙江等地。秋季采挖，除去须根，洗净，晒至柔软后，反复揉搓、晾晒至无硬心，晒干；或蒸透后，揉至半透明，晒干。

【别名】葳蕤、女萎、节地、玉术、竹节黄、竹七根、山包米、尾参、西竹、连竹、地管子、铃铛菜等。

【性味归经】味甘，性微寒。归肺、胃经。

【功能主治】养阴润燥，生津止渴。用于肺胃阴伤，燥热咳嗽，咽干口渴，内热消渴。（《药典》2015年版）

《药性赋》："降也，升也，阳中阴也。其用有四：风淫四末不用，泪出两目眦烂；男子湿注腰疼，女子面生黑。"

【特殊用法】

1. 主治心腹结气。（《名医别录》）

2. 治头痛：头痛不安，加而用之，良。（《药性论》）

3. 治虚劳寒热之疟：余每用治虚劳寒热之疟，及一切不足之证，用代参、芪，不寒不燥，大有殊功。（《本草纲目》）

4. 男子小便频数，失精，一切虚损。（《本草纲目》）

5. 去风湿。（《本草备要》）

6. 目痛眦烂。（《本草备要》）

7. 茎寒自汗。(《本草备要》)

8. 配伍：得薄荷、生姜，治目痛昏暗；得芭蕉根、滑石，治卒淋；得葵子、龙胆、茯苓、前胡，治小儿痫病后身面虚肿；配赤芍、当归、黄连，煎汤熏洗眼赤涩痛。(《得配本草》)

9. 现代研究：玉竹具有扩张血管，升高血压，降低血脂，治疗实验性动脉粥样硬化的作用，还有降血糖，调节免疫，抗衰老，抗菌，类似肾上腺激素，抑制癌瘤生长等作用。

【心法心得】玉竹柔润补虚，养阴润燥，生津止渴，善息肝风。用代参、芪、地，大有殊功。对冠心病、心动过速有效，并可用于糖皮质激素撤减期降低停减反应和防止反跳。

【注意事项】寒湿内蕴者不宜用。

【用法用量】6~12克。

黄　精

本品为百合科植物滇黄精、黄精或多花黄精的干燥根茎。主产于河南、河北、内蒙古、山东、山西、江西、福建、四川等地。春秋两季采挖，洗净，置沸水中略烫或蒸至透心，干燥。切厚片用。

【别名】龙衔、白及、兔竹、垂珠、鸡格等。

【性味归经】味甘，性平。归脾、肺、肾经。

【功能主治】补气养阴，健脾，润肺，益肾。用于脾胃气虚，体倦乏力，胃阴不足，口干食少，肺虚燥咳，劳嗽咳血，精血不足，腰膝酸软，须发早白，内热消渴。(《药典》2015年版)

【特殊用法】

1. 养颜：为养性之上药。故仙经累赞其能服饵驻颜，久而弥胜矣。(《本草经疏》)

2. 抗衰老：耐寒暑，久服延年不饥，发白更黑，齿落更生。(《景岳全书》)

3. 补脾阴。(《本草求真》)

4. 除风湿：黄精功用在四支酸疼迟重，不为风雨而增，不因晴明而减，

又复中气虚馁者。(《本经疏证》)

5. 下三虫。(《本草备要》)

6. 配伍：忌梅食。得蔓菁，养肝血；配杞子，补精气。阴盛者服之，致泄泻痞满。气滞者，禁用。(《得配本草》)

7. 现代研究：黄精具有提高机体免疫功能，降血脂，降血压，扩张冠状动脉，抗心肌缺血，改善微循环，抗衰老，降血糖，抗疲劳，耐缺氧，抗菌，护肝，改变病理性精子膜结构等作用。

【心法心得】黄精补气养阴，除风湿，安五脏，驻颜色，为滋养上品。对脂肪肝、冠心病、糖尿病、低血压、老年痴呆、阳痿、不育症等，加入辨证方中，能提高疗效。

【注意事项】阳衰阴盛、脾失健运、痰多湿盛者忌用。

【用法用量】9～15克。

明党参

本品为伞形科植物明党参的干燥根。主产于江苏、浙江、四川、安徽等地。4～5月采挖，除去根须，洗净，置沸水中煮至无白心，取出，刮去外皮，漂洗，干燥。润透，切厚片，生用。

【别名】山萝卜、粉沙参。

【性味归经】味甘、微苦，性微寒。归肺、脾、肝经。

【功能主治】润肺化痰，养阴和胃，平肝，解毒。用于肺热咳嗽，呕吐反胃，食少口干，目赤眩晕，疔毒疮疡。(《药典》2015年版)

【特殊用法】

1. 化痰湿，平肝风。(《饮片新参》)

2. 养血生津。(《本草求原》)

3. 解毒消肿。(《安徽中草药》)

4. 能伸肺经治节，使清肃下行。凡有升无降之证，每见奇效。(《本草从新》)

5. 现代研究：明党参有降血脂，增加血清超氧化歧化酶，降低血清丙二醛；抑制迟发性过敏反应，耐缺氧，抗高温，抗疲劳等作用。

【心法心得】明党参甘凉养阴，苦凉清热，补中有降，故《本草从新》谓其能伸肺经治节。肺主治节主要体现在肺主呼吸、调节气机、助心行血和宣发肃降4个方面，此诸药难及。诸有升无降之证，皆可用之获效。

【注意事项】脾虚泄泻、梦遗滑精及孕妇忌服。

【用法用量】6～12克。

枸杞子

本品为茄科植物宁夏枸杞的成熟果实。主产于宁夏、河北、甘肃、青海等地。夏、秋两季果实呈橙红色时采收，晾至皮皱后，再晒干至外皮干硬，果实柔软，生用。

【别名】枸杞、苟起子、枸杞红实、甜菜子、西枸杞、狗奶子、红青椒、枸蹄子、枸杞果、地骨子、枸茄茄、红耳坠、血枸子、枸地芽子、枸杞豆、血杞子、津枸杞。

【性味归经】味甘，性平。归肝、肾经。

【功能主治】滋补肝肾，益精明目。用于虚劳精亏，腰膝酸痛，眩晕耳鸣，阳痿遗精，内热消渴，血虚萎黄，目昏不明。（《药典》2015年版）

【特殊用法】

1.（主治）周痹。久服坚筋骨。（《神农本草经》）

2.久服耐寒暑。（《名医别录》）

3.主皮肤骨节间风。（《药性解》）

4.真阴虚而脐腹疼痛不止者，多用神效。（《景岳全书》）

5.配伍：得麦冬，治干咳；得北五味，生心液。配椒、盐，理肾而除气痛。佐术、苓，补阴而不滑泄。（《得配本草》）

6.《汤液本草》：主渴而引饮，肾病水肿。

7.现代研究：枸杞子有免疫调节，抗肿瘤，抗氧化，抗衰老，抗疲劳，保肝及抗脂肪肝，促进造血，降血压和较好降血糖等作用。

【心法心得】枸杞子主要功效为滋补肝肾。味重而纯，故能补阴；阴中有阳，故能补气，所以滋阴而不致阴衰，助阳而能使阳旺。对肝肾不足之腰痛、目蒙、头晕、阳痿遗精、胎萎不长、大便溏泻及糖尿病有效；若枸杞配地骨皮，果根同用，则对尿蛋白有效。

【注意事项】表邪发热，内有实热及脾胃薄弱者不宜用。

【用法用量】6～12 克。

墨旱莲

本品为菊科植物金陵草（鳢肠）的全草。我国各地均产。花开时采割，晒干，切段生用。

【别名】旱莲草、金陵草、莲子草、墨斗草、墨烟草、墨菜、黑墨草、墨汁草、节节乌、墨草等。

【性味归经】味甘、酸，性寒。归肾、肝经。

【功能主治】滋补肝肾，凉血止血。用于肝肾阴虚，牙齿松动，须发早白，眩晕耳鸣，腰膝酸软，阴虚血热、吐血、衄血、尿血，血痢，崩漏下血，外伤出血。（《药典》2015 年版）

【特殊用法】

1. 止赤痢变粪。（《本草蒙筌》）

2. 治火疮。（《本草新编》）

3. 疗脏毒，退肾热。（《得配本草》研末服，治脏毒）

4. 配伍：灸疮发洪血不止者，敷之立已。得车前，治溺血；得川连，治热痢。佐绿豆，治热胀；入热酒，治痔漏（用汁冲）。利水，童便煮；恐妨胃，姜汁蒸。（《得配本草》）

5. 现代研究：墨旱莲具有增强体液免疫、细胞免疫，促进抗体形成，抗突变，抑制肿瘤细胞，护肝，外用止血等作用。

【心法心得】墨旱莲功专入肝入肾，为止血凉血要剂。其滋肝肾，止赤痢，治尿血，停崩漏确有疗效。清严洁所言"得车前，治溺血；得川连，治热痢"，确为经验之谈。

【注意事项】虚寒便溏者忌用。

【用法用量】6～12 克。

女贞子

本品为木犀科植物女贞的干燥成熟果实。主产于浙江、江苏、湖南、福建、广西、江西、四川等地。冬季果实成熟时采收，稍蒸或置沸水中略烫后，干燥。生用或酒制用。

【别名】女贞实、冬青子、蜡树、鼠梓子。

【性味归经】味甘、苦，性凉。归肝、肾经。

【功能主治】滋补肝肾，明目乌发。用于肝肾阴虚，眩晕耳鸣，腰膝酸软，须发早白，目暗不明，内热消渴，骨蒸潮热。（《药典》2015 年版）

【特殊用法】

1. 安五脏，养精神。（《神农本草经》）

2. 枝叶烧灰淋取汁，涂白癜风。（《本草拾遗》）

3. （治）烦热骨蒸，虚汗便血。（《得配本草》）

4. 补风虚。（《本草备要》）

5. 主血痢。（《新修本草》）

6. 止消渴。（《景岳全书》）

7. 现代研究：女贞子具有增强免疫力，抗炎，抗菌，抗病毒，降血压，降血糖、降血脂及抗动脉粥样硬化，降低谷丙氨基转移酶，抗衰老，抗疲劳，抗皮肤过敏反应，雄雌性激素双向调节，抗癌，降低眼压，强心、利尿，刺激肾髓造血功能等作用。

【心法心得】女贞子其形似肾，补阴力专，且滋而不腻，补中兼清，为治阴虚血燥，平补肝肾之妙品。其对脱发、过敏性紫癜、雷诺病，加入辨证方中，有效。

【注意事项】脾胃虚寒，肾阴不足，精液不足，内无虚热，四者禁用。（《得配本草》）

【用法用量】6～12 克。

桑　椹

本品为桑科植物桑树的成熟果穗。主产于我国南方育蚕地区。4～6 月果实变红时采收，晒干，或稍蒸后晒干。

【别名】桑葚、桑葚子、桑椹子、桑实、桑果。

【性味归经】味甘、酸，性寒。归肝、肾经。

【功能主治】滋阴补血，生津润燥。用于肝肾阴虚证，津伤口渴、消渴及肠燥便秘等证。(《中药学》2013 年版)

【特殊用法】

1. 开关利窍，安魂镇神。(《本草蒙筌》)

2. 利水消肿，解酒乌髭。(《本草备要》)

3. 令人聪明。(《本草崇原》)

4. 乌须黑发。(《本草求真》)

5. 解酒毒。(《得配本草》)

6. 配伍：入糯米酿酒，治水肿胀满。得生熟地，治阴虚火动。清小肠之热，生用；通关节，酒蒸晒；补肾阴，熟地汁拌蒸晒。(《得配本草》)

7. 现代研究：桑椹具有增强胃液功能和肠液分泌，增强胃肠的蠕动，增强人体免疫功能，促进淋巴细胞转化等作用。

【心法心得】桑椹甘寒养阴，补血润燥，阴血亏耗诸证皆可用之。尚常用于各种神经痛，习惯性便秘，高血压，冠心病，糖尿病等。

【注意事项】脾虚便溏、痰多湿重者忌用。

【用法用量】9～15 克。

龟 甲

本品为龟科动物乌龟的背甲及腹甲。主产于湖北、安徽、湖南、江苏、浙江等地。全年均可捕捉。杀死，或用沸水烫死，剥取甲壳，除去残肉，晒干，以砂炒后醋淬用。

【别名】乌龟壳、乌龟板、龟板（下甲）。

【性味归经】味咸、甘，性微寒。归肝、肾、心经。

【功能主治】滋阴潜阳，益肾强骨，养血补心，固经止崩。用于阴虚潮热，骨蒸盗汗，头晕目眩，虚风内动，筋骨痿软，心虚健忘，崩漏经多。(《药典》2015 年版)

【特殊用法】

1. 主治女子阴疮及惊恚气。（《名医别录》）

2. 补阴化瘀：其补阴之功力猛而兼去瘀血。（《本草衍义补遗》）

3. 治四肢无力。（《本草衍义补遗》）

4. 补心、补肾、补血：龟首常藏向腹，能通任脉，故取其甲以补心、补肾、补血，皆以养阴也。（《本草纲目》）

5. 益气资智。（《名医别录》）

6. 治妇人带下，除腹内血积。（《药性论》）

7. 通血脉，疗蒸热。血虚滞于经络，得此可解。其结邪气郁于隧道，得此可通其塞。开骨节，辟阴窍，是其所能。（《得配本草》）

8. 现代研究：龟甲具有兴奋子宫，治疗甲状腺功能亢进，增强免疫，提升白细胞，提升血小板，抑制人型结核分枝杆菌，防止环磷酰胺所致巨细胞减少等作用。

【心法心得】龟乃长寿之灵物，为阴中至阴之品，专行任脉，上通心气，下通肾经，《本草求真》谓"远志补火以通心阳，龟版补水以通心阴"；龟、鳖二甲，咸为至阴之性，鳖甲走肝益肾以除热，龟甲通心入肾以滋阴。临床对癫痫、儿童多动症、神经衰弱及糖尿病合并高血压和甲状腺疾病有效。

【注意事项】阳虚、气虚、痰湿、实热、外感者和孕妇不宜用。

【用法用量】9～24克，先煎。本品经砂炒醋淬后，更容易煎出有效成分，并除去腥气。

鳖　甲

本品为鳖科动物鳖的干燥背甲。主产于湖北、安徽、江苏、河南、湖南、浙江、江西等地。全年均可捕捉。杀死后置沸水中至背甲上硬皮能剥落时取出，除去残肉，晒干，以砂炒后醋淬用。

【别名】团鱼甲、水鱼壳、团鱼壳、鳖盖、脚鱼壳、上甲、甲鱼、鳖壳、鳖盖子、王八盖子。

【性味归经】味咸，性微寒。归肝、肾经。

【功能主治】滋阴潜阳，退热除蒸，软坚散结。用于阴虚发热，骨蒸劳

热，阴虚阳亢，头晕目眩，虚风内动，经闭，癥瘕，久疟疟母。（《药典》2015年版）

【特殊用法】

1. （治）疟疾。（《日华子本草》）

2. （治）小儿惊痫，斑痘烦喘。（《景岳全书》）

3. 消疮肿肠痈。（《景岳全书》）

4. 鳖头烧灰酒服，疗小儿脱肛，妇人阴脱下坠，取其善缩之性也。生血涂尤效。（《本经逢原》）

5. 配伍：忌薄荷。得青蒿，治骨蒸。配牡蛎，消积块。佐桃仁、三棱，治奔豚气痛。调鸡子白，敷阴疮。消积，醋炙；治骨蒸劳热，童便炙；治热邪，酒炙。（《得配本草》）

6. 现代研究：鳖甲具有抑制结缔组织增生，消肿块，抗肿瘤，溶结石，抗疲劳，抗性早熟，提高血浆蛋白水平，延长抗体存活时间等作用。

【心法心得】《本草乘雅》："鳖无耳，以眼听，故其目不可瞥，识精于明，复识精于聪也。其甲补阴退热，软坚散结。"

【注意事项】阴寒内盛，气虚便溏及妊娠忌用。

【用法用量】9～24克，先煎。鳖甲生用潜阳息风，滋阴退热；醋制软坚散结。

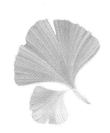

第十八章　收涩药

　　凡以收敛固涩，用以治疗各种滑脱病证为主的药物称为收涩药，又称固涩药。

　　本类药物味多酸涩，性温或平，主入肺、脾、肾、大肠经。有敛耗散，固滑脱之功。即陈藏器所谓："涩可固脱。"李时珍所谓："脱则故而不收，故用酸涩药，以敛其耗散。"因而本类药物分别具有固表止汗、敛肺止咳、涩肠止泻、固精缩尿、收敛止血、止带等作用。

　　收涩药主要用于久病体虚、正气不固、脏腑功能衰退所致的自汗、盗汗、久咳虚喘、久泻、久痢、遗精、滑精、遗尿、尿频、崩带不止等滑脱不禁的病证。

　　收涩药性涩敛邪，故凡表邪未解，湿热所致之泻痢、带下、血热出血以及郁热未清者，均不宜用，误用有"闭门留寇"之弊。但某些收涩药除收涩作用之外，兼有清湿热、解毒等功效，则又当分别对待。

　　收涩药根据其药性及临床应用的不同，可分为固表止汗药、敛肺涩肠药、固精缩尿止带药三类。但某些药物具有多种功用，临床应用应全面考虑。

　　现代药理研究表明，本类药物多含大量鞣质。鞣质味涩，是收敛作用的主要成分，有止泻、止血、使分泌细胞干燥、减少分泌等作用。此外，尚有抑菌、消炎、防腐、吸收肠内有毒物质等作用。

第一节　固表止汗药

　　本类药物性味多为甘平，性收敛。肺主皮毛，司汗孔开合；心主血，汗血同源，汗为心液。故其多入肺、心二经。能行肌表，调节卫分，顾护腠理而有固表汗止汗之功。临床常用于气虚肌表不固，腠理疏松，津液外泄而自汗；阴虚不能制阳，阳热迫津外泄而盗汗。治自汗当配伍补气固表药同用，治盗汗宜配伍滋阴除蒸药同用，以治病求本。

本类药物仅列麻黄根、浮小麦等。其麻黄根与麻黄同出一源，然麻黄发汗、麻黄根敛汗，功效迥异，故药不可混。浮小麦专入心经，汗为心液，自汗、盗汗均宜。

凡实邪所致汗出，应以祛邪为主，非本类药物所宜。

麻黄根

本品为麻黄科植物草麻黄、木贼麻黄或中麻黄的根。主产于山西、河北、甘肃、内蒙古等地。立秋后采挖，除去须根，干燥切段。生用。

【别名】苦椿菜。

【性味归经】味甘、涩，性平。归心、肺经。

【功能主治】固表止汗。用于自汗，盗汗。（《药典》2015年版）

【特殊用法】

1. 消肺气，梅核气。（《滇南本草》）

2. 外用治脚汗。（《全国中草药汇编》）

3. 治肾劳热，阴囊生疮。（《备急千金要方》麻黄根粉）

4. 配伍：引补气之药外至卫分而止汗。得黄芪、牡蛎、小麦，治诸虚自汗。配黄芪、当归，治产后虚汗。和牡蛎粉、粟粉等分为末，生绢袋盛储，盗汗出即扑，手摩之；夏月止汗，杂粉扑之。折去茎，不可和入同用。茎能发汗，故去之。（《得配本草》）

5. 现代研究：麻黄根有降血压、减慢心率的作用。

【心法心得】麻黄根作用与麻黄完全相反，诚如《本草纲目》所云："麻黄发汗之气驶不能御，而根节止汗效如影响，物理之妙，不可测度如此。"《本草经读》认为："麻黄根节，引止汗之药，直达于表而速效，非麻黄根节自能止汗。"故宜于汗证辨证方中加入使用。不仅麻黄发汗，麻黄根止汗；且麻黄升高血压，麻黄根则降低血压。同一药材部位功效之异，于此甚为明了。

【注意事项】有表邪者忌用。

【用法用量】3～9克。外用适量，研粉撒扑。

浮小麦

本品为禾本科植物小麦未成熟的果实。我国各地大量栽培。收获时，扬起其轻浮干瘪者，或以水淘之，浮起者，晒干。生用，或炒用。

【别名】浮麦、小麦粉、浮水麦。

【性味归经】味甘，性凉。归心经。

【功能主治】固表止汗，益气，除热。用于自汗，盗汗，骨蒸劳热。（《中药学》2013年版，《药典》2015年版未见收录）

【特殊用法】

1.（治）妇人劳热，小儿肤热。（《本草药性大全》）

2. 补心，止烦。（《现代实用中药》）

3. 令女人易孕。（《现代实用中药》）

4. 现代研究：浮小麦具有止汗，振奋精神作用。

【心法心得】浮小麦独归心经，能益气除热，止自汗盗汗，除骨蒸劳热及妇人劳热。临床除治疗汗证外，可用于自主神经功能紊乱、更年期综合征及精神性疾病等。

【注意事项】表邪汗出者忌用。

【用法用量】15～30克。

第二节　敛肺涩肠药

本类药物酸涩收敛，主入肺经或大肠经。分别具有敛肺止咳喘、涩肠止泻痢作用。前者主要用于肺虚喘咳，久治不愈或肺肾两虚，摄纳无权的虚喘证；后者以用于大肠虚寒不能固摄或脾肾虚寒所致的久泻、久痢。

本类药物中，五味子以敛肺为主；赤石脂、禹余粮、肉豆蔻、石榴皮以涩肠为主；乌梅、五倍子、罂粟壳、诃子则既可敛肺又可敛肠。

本类药中属敛肺止咳之品，对痰多壅肺所致的咳喘不宜用；属涩肠止泻之品，对泻痢初起，邪气方盛，或伤食腹泻者不宜用。

五味子

本品为木兰科植物北五味子和华中五味子（南五味子）的成熟果实。北五味子为传统用的正品，主产于东北、内蒙古、湖北、山西等地；南五味子主产于西南及长江流域以南地区。秋季果实成熟时采摘，晒干或蒸后晒干，除去果梗和杂质。

【别名】玄及、会及、五梅子、山花椒、壮味、五味。

【性味归经】味酸、甘，性温。归肺、心、肾经。

【功能主治】收敛固涩，益气生津，补肾宁心。用于久嗽虚喘，梦遗滑精，遗尿尿频，久泻不止，自汗盗汗，津伤口渴，内热消渴，心悸失眠。（《药典》2015 年版）

《药性赋》："其用有四，滋肾经不足之水，收肺气耗散之金，除烦热生津止渴，补虚劳益气强阴。"

【特殊用法】

1. 益男子精。（《神农本草经》）

2. 止呕逆。（《药性论》）

3. （治）霍乱转筋，疝癖，贲豚。（《日华子本草》）

4. 消水肿。（《日华子本草》）

5. 收瞳子之散大。（《得配本草》）

6. 配伍：佐半夏，治痰；佐阿胶，定喘；佐干姜，治冬月寒嗽；佐参、芪，治夏季困乏；佐蔓荆子，洗烂弦风眼；佐麦冬、五倍，治黄昏咳嗽。合吴茱萸，治肾泄，即五更泻。入醋糊为丸，治胁背穿痛。痨嗽，宜用北者；风寒，宜用南者。（《得配本草》）

7. 现代研究：五味子具有兴奋神经系统，改善智力活动；镇咳，祛痰，平喘；强心，利胆，抗过敏，降低谷丙氨基转移酶，抑制幽门螺杆菌及其他多种细菌，抗癌等作用。

【心法心得】五味子以酸为主，五味俱全，能补肺肾，涩精气。对喘咳、汗证、心悸失眠、梦遗滑精、遗尿尿频用之恰当，均可获明显疗效。作为对症药加入辨证方中降低谷丙氨基转移酶及抑制幽门螺杆菌多效。

【注意事项】凡表邪未解，内有实热，咳嗽初起，麻疹初期，均不宜用。

【用法用量】2～6克。

乌　梅

本品为蔷薇科植物梅树的未成熟果实（青梅）的加工熏制品。主产于浙江、福建、云南等地。夏季果实近成熟时采收，低温烘干后闷至色变黑。

【别名】酸梅、黄仔、合汉梅、干枝梅。

【性味归经】味酸、涩，性平。归肝、脾、肺、大肠经。

【功能主治】敛肺，涩肠，生津，安蛔。用于肺虚久咳，久泻久痢，虚热消渴，蛔厥呕吐腹痛。（《药典》2015年版）

【特殊用法】

1. 除热烦满，及安心也。（《本草经疏》）

2. 主腰体痛，偏枯不仁。（《本草经疏》）

3. 治血痢必用之。（《本经逢原》）

4. 开牙噤：中风惊痰，喉痹肿痛，痰厥僵仆，牙关紧闭者，取乌梅擦牙龈即开。（《本经逢原》）

5. 配伍：得川连，治赤痢肠痛。配建茶、干姜，治休息痢。佐麦冬，治产后痢渴；入补脾药，止久泄虚脱。汤浸去核，捣丸如枣大，纳入谷道，导大便不通。去核煅炭，敷疮蚀恶肉立效。（《得配本草》）

6. 现代研究：乌梅具有抗菌，松弛奥狄括约肌，缓解支气管痉挛，抑制咳嗽中枢，增强机体免疫力，及抗肿瘤、抗辐射、抗衰老、抗疲劳、抗过敏等作用。

【心法心得】所主诸病，皆取酸收之义。临床对过敏性疾病、萎缩性胃炎、糖尿病、更年期综合征、病态窦房结综合征，房室传导阻滞及溃疡性结肠炎等均可加入辨证方中，可明显提高疗效。

【注意事项】外有表邪或内有实热积滞者均不宜服。

【用法用量】6～12克。

第十八章　收涩药

五倍子

本品为漆树科植物盐肤木或同属植物青麸杨等叶上寄生的虫瘿。我国大部分地区有产，主产于四川。秋季采摘，置沸水中略煮或蒸至表面呈灰色，杀死蚜虫，取出，干燥。按外形不同，分为"肚倍"和"角倍"。

【别名】百虫仓、百药煎、棓子、文蛤。

【性味归经】味酸、涩，性寒。归肺、大肠、肾经。

【功能主治】敛肺降火，涩肠止泻，敛汗，止血，收湿敛疮。用于肺虚久咳，肺热痰嗽，久泻久痢，自汗盗汗，消渴，便血痔血，外伤出血，痈肿疮毒，皮肤湿烂。（《药典》2015年版）

【特殊用法】

1. 治口疮：嚼口中善收顽痰有功，且解诸热毒、口疮，以末掺之，便可饮食。（《本草衍义补遗》）

2. （治）消渴。（《本草纲目》）

3. 治盗汗：郑赞寰曰，焙研极细；以自己漱口水调敷脐上，治盗汗如神。（《本草备要》）

4. 配伍：得盐梅，治小便尿血；得乌梅，疗赤痢不止。配五味子，止黄昏咳嗽；配蔓荆子，治风毒攻眼；配鲫鱼，治脏毒；配白矾，治肠风下血。和荞麦面，治寐中盗汗；合全蝎，掺聤耳；合黄丹，敷风眼赤烂；合腊茶叶末，搽阴囊湿疮。加腻粉少许更好。（《得配本草》）

5. 现代研究：五倍子具有收敛，抗炎，止泻，止血，局部麻醉，抗肿瘤、增加冠状动脉血流，抗生育等作用。

【心法心得】五倍子敛肺敛肠、秘气涩精，皆为收敛之功。凡滑脱病证，收敛固涩，最为效捷，他药难及，故云"涩可固脱"。滑脱不禁之证，广而言之，凡自汗、盗汗、久咳虚喘、久痢久泻、遗精滑精、遗尿尿频及崩带不止等皆在其列，用之得当，效如桴鼓，但须注意不可"闭门留寇"。五倍子入肺、大肠、肾三经，对三经之滑脱均有效。《本草备要》谓："黄昏咳嗽，乃火浮肺中，不宜用凉药，宜五倍、五味，敛而降之。"《医学纲目》云："虚而滑精，用五倍子一两，茯苓二两，一泻一收，尽其妙用。"皆为经验之谈。

【注意事项】外感、湿热泄痢者忌用。

【用法用量】3～6克。外用适量。

诃　子

本品为使君子科植物诃子的成熟果实。原产于印度、马来西亚、缅甸，我国云南、广东、广西等地亦产。秋、冬两季果实成熟时采收，除去杂质，晒干。

【别名】诃黎勒、诃黎、诃梨、随风子。

【性味归经】味苦、酸、涩，性平。归肺、大肠经。

【功能主治】涩肠止泻，敛肺止咳，降火利咽。用于久泻久痢，便血脱肛，肺虚喘咳，久嗽不止，咽痛音哑。（《药典》2015年版）

【特殊用法】

1. 消痰，下气，除烦。（《日华子本草》）

2. 止胎漏，疗崩带。（《得配本草》）

3. 开音止渴：肺敛则音开，火降则渴止，古方有诃子清音汤。（《本草备要》）

4. 治肾气奔豚。（《得配本草》）

5. 配伍：补肺则必同于人参；补脾则必同于白术；敛肺则必同于五味；下气则必同于橘皮。（《本草求真》）

6. 现代研究：诃子有抗动脉粥样硬化，强心，止泻，保肝利胆，抗消化道溃疡，抗菌，抗真菌，抗氧化，抗诱变，解痉等作用。

【心法心得】诃子性温而味涩，具有涩肠、敛肺、降火、利咽、开音五大作用，如无表邪、内热、胃肠积滞时，对腹泻、久嗽、失音等，用之取效甚捷。

【注意事项】凡外有表邪，内有实热积滞者忌用。

【用法用量】3～10克。生用清金行气，煨熟温胃固肠。

石榴皮

本品为石榴科植物石榴的果皮。我国大部分地区有产。秋季果实成熟后收集果皮，晒干。

【别名】石榴壳、安石榴、酸实壳、酸石榴皮、酸榴皮、西榴皮。

【性味归经】味酸、涩，性温。归大肠经。

【功能主治】涩肠止泻，止血，驱虫。用于久泻，久痢，便血，脱肛，崩漏，带下，虫积腹痛。(《药典》2015 年版)

【特殊用法】

1.（治）筋骨风痛，脚膝难行。(《药性解》)

2. 外用染须。(《本草备要》)

3. 除目流冷泪。(《得配本草》)

4. 洗脚疮湿烂。(《得配本草》)

5. 敛戢肝火，息肝风：能敛戢肝火，保合肺气，为治气虚不摄肺劳喘嗽之要药。又为治肝虚风动相火浮越之要药。(《医学衷中参西录》)

6. 配伍：得茄梗，治肠血。血在粪前者效。配槟榔，杀虫。(《得配本草》)

7. 现代研究：石榴皮有抗菌，抗真菌，抗病毒，促进白细胞吞噬功能，显著促进乙型肝炎表面抗原转阴，促进血液凝固，降血脂，降血糖等作用。

【心法心得】石榴皮能治痢摄精，疗崩中带下，止肠风下血，祛筋骨风痛，除目流冷泪，脚疮湿烂。其功不少，平时仅作涩肠之用，并未发掘其功效。

【注意事项】多服能恋膈成痰。(《药性解》)

【用法用量】3～9 克。入汤剂生用，入丸、散多炒用，止血多炒炭用。

肉豆蔻

本品为肉豆蔻科植物肉豆蔻树的成熟种仁。我国广东有栽培，还分布于印度尼西亚以及西印度群岛、马来半岛等地。冬、春两季果实成熟时采收。除去皮壳后，干燥，煨制去油用。

【别名】肉果、玉果。

【性味归经】味辛，性温。归脾、胃、大肠经。

【功能主治】温中行气，涩肠止泻。用于脾胃虚寒，久泻不止，脘腹胀痛，食少呕吐。(《药典》2015 年版)

【特殊用法】

1. 消食解酒。(《本草备要》)

2. 为小儿伤乳、吐逆泄泻之要药。(《本经逢原》)

3. 化痰饮，消宿食。(《得配本草》)

4. 配伍：配木香，下气消胀；脾健运，气自下。配补骨脂，使戊癸化火以运谷气。(《得配本草》)

5. 现代研究：肉豆蔻具有增强胃液分泌，刺激胃肠蠕动，增进食欲，促进消化，止泻，抗真菌，抗微生物，少量轻微制酵等作用，并有一定麻醉，致幻作用。

【心法心得】肉豆蔻燥脾、温胃、涩肠。为脾胃虚寒之要药。对于脾胃不和之失眠、郁证，配伍玫瑰花有效。肉豆蔻配伍黄连、枳实治胃痛效捷。

【注意事项】湿热泄痢者忌用。

【用法用量】3～10 克。

赤石脂

本品为单斜晶系的多水高岭土。产于福建、山东、河南等地。本品为硅酸盐类矿物多水高岭石族多水高岭石，主含四水硅酸铝 $[Al_4(Si_4O_{10})(OH)_8 \cdot 4H_2O]$。采挖后，除去杂石。

【别名】赤符、红高岭、赤石土。

【性味归经】味甘、酸、涩，性温。归大肠、胃经。

【功能主治】涩肠，止血，生肌敛疮。用于久泻久痢，大便出血，崩漏带下；外治疮疡久溃不敛，湿疮脓水浸淫。(《药典》2015 年版)

【特殊用法】

1. 主治黄疸泄痢，肠澼脓血。(《神农本草经》)

2. 益智。(《名医别录》)

3. 煅末，敷小儿脐中汁出赤肿。(《独行方》)

4. 补心血，生肌肉。(《得配本草》)

5. 收脱肛。(《得配本草》)

6. 下胎衣。其用有二，固肠胃有收敛之能，下胎衣无推荡之峻。(《药性赋》)

7. 配伍：得干姜、胡椒，醋糊丸，治大肠寒滑、小便精出。配干姜、粳米，治久痢脓血；以其直入下焦，故为久痢之要药。配破故纸，治经水过多；配伏龙肝为末，敷脱肛；配牡蛎，盐糊丸，治小便不禁。佐川椒、附子，治心痛彻背；研末，敷脐止汗。（《得配本草》）

8. 现代研究：赤石脂化学名称为四水硅酸铝。能保护消化道黏膜，抑制胃肠道出血，既有止血作用，又有抗血栓形成；降低谷丙氨基转移酶，还可吸附磷，降低血磷，促进尿磷排泄，预防磷中毒。

【心法心得】赤石脂重涩之剂，涩肠胃、涩尿频、涩滑精均可赖之建功。《药性解》曰："石脂色赤，宜入心经，腹痛诸症，皆火为之殃。崩漏诸症，皆血为之祸。心主血属火，得石脂以疗之，而更何庸虞哉。"笔者悟此，用之治疗心痛、心悸有效。

【注意事项】实热积滞泄痢者忌服。孕妇慎用。畏官桂。

【用法用量】9～12克，先煎。外用适量，研末敷患处。

禹余粮

本品为氢氧化物类矿物褐铁矿，主含碱式氧化铁［FeO(OH)］。主产于浙江、广东等地。全年均可采挖。拣去杂石。研末水飞或火煅水飞用。

【别名】太一余粮、石脑、太一禹余粮、白禹粮、禹粮石、余粮石、禹粮土。

【性味归经】味甘、涩，性微寒。归胃、大肠经。

【功能主治】涩肠止泻，收敛止血。用于久泻久痢，大便出血，崩漏带下。（《药典》2015年版）

【特殊用法】

1. 催生。（《本草纲目》）

2. 主下焦前后诸病。（《本草纲目》）

3. 益脾，安脏气。（《雷公炮炙论》）

4. 治痹痛、肢体麻木：治邪气及骨节痛，四肢不仁。（《日华子本草》）

5. （治）遗精。（《本草述钩元》）

6. 现代研究：禹余粮具有抗衰老，促进胸腺增生，提高细胞免疫功能作用；生品禹余粮能明显缩短凝血时间和出血时间，而煅品则出现延长作用。

【心法心得】《本草纲目》云："手、足阳明血分重剂也。其性涩，故主下焦前后诸病。"具有收敛止血之功，除便血、崩漏外，可用于血小板减少症。

【注意事项】孕妇慎用。

【用法用量】9～15克，先煎；或入丸散。

第三节　固精缩尿止带药

本类药物酸涩收敛，主入肾、膀胱经。具有固精、缩尿、止带作用。某些药物甘温还兼有补肾之功。适用于肾虚不固所致的遗精、滑精、遗尿、尿频以及带下清稀等证，常与补肾药配伍同用，宜标本兼治。

本类药物中，山茱萸、莲子、芡实主要益肾固精；覆盆子、桑螵蛸、金樱子、刺猬皮则多用于固肾缩尿；海螵蛸、椿皮、鸡冠花等多收敛止带。

本类药酸涩收敛，对外邪内侵，湿热下注所致的遗精、尿频等不宜用。

山茱萸

本品为山茱萸科植物山茱萸除去果核的果肉。主产于浙江、安徽、河南、陕西、山西等地。秋末冬初果皮变红时采收果实，用文火烘或置沸水中略烫后，及时除去果核，干燥。

【别名】山萸肉、药枣、枣皮、蜀酸枣、肉枣、薯枣、鸡足、实枣、萸肉、天木籽、山芋肉、实枣儿。

【性味归经】味酸、涩，性微温。归肝、肾经。

【功能主治】补益肝肾，收涩固脱。用于眩晕耳鸣，腰膝酸痛，阳痿遗精，遗尿尿频，崩漏带下，大汗虚脱，内热消渴。（《药典》2015年版）

《本草蒙筌》："温肝补肾，兴阳道以长阴茎；益髓固精，暖腰膝而助水脏。女人可匀经候，老者能节小便。除一切风邪，却诸般气证。通九窍，去三虫。"

【特殊用法】

1. 逐寒湿痹，去三虫。（《神农本草经》）

2. 破癥结，治酒齄。（《日华子本草》）

3. 调经收血。（《景岳全书》）

4. 涩阴汗，除面疱。（《得配本草》）

5. 流通血脉。（《医学衷中参西录》）

6. 配伍：若脾气大弱而畏酸者，姑暂止之，或和以甘草、煨姜亦可。（《景岳全书》）

7. 现代研究：山茱萸具有利尿，降血压，收敛，抑菌，抗癌，抗过敏，抗紫外线辐射，促进白细胞生成，增强免疫功能，缓解肠管痉挛，增强心肌收缩性，提高心脏效率等作用。

【心法心得】山茱萸主要功效为补益肝肾，涩精固气。对肾元不足，闭藏失职或元气欲脱之病证，用之皆宜。大汗虚脱，参附汤重加本品，用以救急。《医学衷中参西录》云：山茱萸"敛正气而不敛邪气，与其他酸敛之药不同"，言其收敛之中兼有条畅之性，故该药为诸收敛之品难及。

【注意事项】素有湿热而致小便淋涩者，不宜应用。

【用法用量】6～12克。

覆盆子

本品为蔷薇科植物华东覆盆子的干燥果实。主产于浙江、福建等地。夏初果实含青时采收。沸水略烫。晒干生用。

【别名】悬钩子、覆盆、覆盆莓、树梅、树莓、野莓、木莓、乌薅子。

【性味归经】味甘、酸，性温。归肝、肾、膀胱经。

【功能主治】益肾固精缩尿，养肝明目。用于遗精滑精，遗尿尿频，阳痿早泄，目暗昏花。（《药典》2015年版）

【特殊用法】

1. 令发不白。（《名医别录》）

2. 疗中风身热及惊。（《日华子本草》）

3. （治）鹤膝风。（《本草述》）

4. 现代研究：覆盆子具有抑制乳汁分泌，降低胆固醇，促进凝血，抗氧化，加速脂肪代谢，抑制葡萄球菌、霍乱弧菌，同时有雌激素样作用。

【心法心得】覆盆子益肾脏，补肝虚，固精道，起阳痿，缩小便，五大功能，皆温涩之功。配伍麦芽、蝉蜕，退乳甚速。

【注意事项】阴虚火旺，小便短赤者忌服；哺乳期慎服。

【用法用量】6～12 克。

桑螵蛸

本品为螳螂科昆虫大刀螂和小刀螂，或薄翅螳螂，或巨斧螳螂的卵壳。我国大部分地区有产。深秋至次春采收。置沸水中烫杀其卵，或蒸透晒干用。

【别名】蜱蛸、致神等。

【性味归经】味甘、咸，性平。归肝、肾经。

【功能主治】固精缩尿，补肾助阳。用于遗精滑精，遗尿尿频，小便白浊。（《药典》2015 年版）

【特殊用法】

1. 治女子血闭，腰痛。（《神农本草经》）

2. 主治男子虚损，五藏气微。（《名医别录》）

3. 补中除疝。（《本草蒙筌》）

4. 利小便水道。（《神农本草经》）

5. 疏通膀胱。（《玉楸药解》）

6. 治带浊淋漓，耳痛，喉痹，瘕疝，骨鲠。（《玉楸药解》）

7. 配伍：得黄芩，治小便不通。配人参、龙骨，疗虚汗遗浊。佐马勃、犀角，治喉痛；酒炒，研白汤下，治胎产遗尿，并疗血闭不通。（《得配本草》）

8. 现代研究：桑螵蛸能促进红细胞发育，减轻动脉粥样硬化程度和抗缺氧、耐疲劳、抗利尿等作用。

【心法心得】桑螵蛸今多作缩尿之剂，然其能涩能利，缩尿而又可利尿，涩中有通。常配伍黄芩，治小便不通。对性功能障碍、遗尿、肾炎、尿道膀胱综合征、糖尿病等证使用，均有效。

【注意事项】本品助阳固涩，故阴虚多火，膀胱有热而小便频数者忌用。

【用法用量】5～10 克。

金樱子

为蔷薇科植物金樱子的成熟假果或除去瘦果的成熟花托（金樱子肉）。主产于广东、四川、云南、湖北、贵州等地。9～10月采收。去刺及核，晒干用。

【**别名**】刺榆子、刺梨子、金罂子、山石榴、山鸡头子、糖莺子、糖罐、糖刺果、灯笼果、刺橄榄、刺兰棵子。

【**性味归经**】味酸、甘、涩，性平。归肾、膀胱、大肠经。

【**功能主治**】固精缩尿，固崩止带，涩肠止泻。用于遗精滑精，遗尿尿频，崩漏带下，久泻久痢。（《药典》2015年版）

【**特殊用法**】

1. 久服，令人耐寒轻身。（《蜀本草》）

2. 善止咳嗽。（《本草药性大全》）

3. 止吐血，衄血。（《本草正》）

4. 疗怔忡惊悸。（《本草正》）

5. 定虚喘。（《得配本草》）

6. 配伍：得人参、熟地，治精从便出。配芡实、莲子，治阴虚作泻。（《得配本草》）

7. 现代研究：金樱子具有收敛，止泻，抑菌（含抑制幽门螺杆菌），降血脂，对抗动脉粥样硬化，止汗，抗衰老，治疗青少年近视、弱视等作用。

【**心法心得**】金樱子固精缩尿，涩肠止泻。于固精之法，《本草新编》云："遗精梦遗之症，皆尿窍闭而精窍开。不兼用利水之药以开尿窍，而仅用涩精之味以固精门，故愈涩而愈遗也。"所以用金樱子，必须兼用芡实、山药、莲子、茯苓、薏苡仁之类。用涩于利之中，用补于遗之内，此用药之秘，而实知药之巧也。

【**注意事项**】下焦湿热、阴虚火旺、阳热亢盛者不宜用。

【**用法用量**】6～12克。

海螵蛸

本品为乌贼科动物无针乌贼或金乌贼的内壳。产于我国沿海如辽宁、江苏、浙江等地。收集其骨状内壳洗净，干燥。生用。

【别名】乌鲗骨、乌贼鱼骨、墨鱼盖、乌贼骨、墨鱼骨。

【性味归经】味咸、涩，性温。归脾、肾经。

【功能主治】收敛止血，涩精止带，制酸止痛，收湿敛疮。用于吐血衄血，崩漏便血，遗精滑精，赤白带下，胃痛吞酸，外治损伤出血，湿疹湿疮，溃疡不敛。（《药典》2015年版）

【特殊用法】

1. 主小儿痢下。（《本草拾遗》）

2. 诸血病皆治之：乌贼骨，厥阴血分药也，其味盛而走血也。故血枯血瘕，经闭崩带，下痢疳疾，厥阴本病也；寒热疟疾，聋瘿，少腹痛，阴痛，厥阴经病也；目翳流泪，厥阴窍病也。厥阴属肝，肝主血，故诸血病皆治之。（《本草纲目》）

3. 通血脉，祛寒湿，治血枯。（《本草备要》）

4. （治）女子无子。（《本草崇原》）

5. 除痰疟。（《得配本草》）

6. 配伍：得鹿茸、阿胶，治崩中带下；配辰砂、黄蜡，治赤翳攀睛；配生地黄，治血淋不休；配干姜煎服，治血瘕；配炒蒲黄，敷舌血如泉；配鸡子黄，涂重舌鹅舌。研铜绿，治血风赤眼；调白蜜，点浮翳；目泪亦除。拌槐花吹鼻，止衄血；加麝香，吹聤耳，炙黄用。（《得配本草》）

7. 现代研究：海螵蛸具有抗消化道溃疡，抗辐射，收敛肠黏膜，止血止泻，促进骨缺损修复，抗癌等作用。并具有良好的摩擦和吸附作用，不仅可破坏病变的结膜上皮组织，又可吸附有毒素和细菌的血液与渗出黏液，但本身无抗菌作用。

【心法心得】海螵蛸制胃酸、治胃病多用之。但如李时珍所云："诸血病皆治"，则值得深入探讨。笔者用于带下及尿血多验。

【注意事项】其气味咸温，血病多热者勿用。

【用法用量】5～10克。外用适量，研末敷患处。

莲 子

本品为睡莲科植物莲的成熟种仁,中心部包含着绿色胚芽,俗称莲子心。主产于湖南(湘莲)、福建(建莲)、江苏(湖莲)、浙江,南方各地的池沼湖塘中可见。秋季采收。晒干。生用。

【别名】白莲、莲实、莲米、莲肉。

【性味归经】味甘、涩,性平。归脾、肾、心经。

【功能主治】补脾止泻,止带,益肾涩精,养心安神。用于脾虚泄泻,带下,遗精,心悸失眠。(《药典》2015年版)

【特殊用法】

1. 利十二经脉血气。(《本草蒙筌》)

2. 消瘀散血。(《得配本草》)

3. 交心肾。(《本草纲目》)

4. 除腰痛。(《药性解》)

5. 现代研究:莲子具有滋润、滋养、收敛作用,具有抑制心肌收缩力,减慢心率,扩张冠状动脉,松弛血管,降低血压,抗心律失常,抗心肌缺血,抗衰老,抗自由基等作用。莲子含氧化黄心树宁碱,有抑制鼻咽癌的作用。

【心法心得】莲产于淤泥而不为泥染,居于水中而不为水没。其味甘气温而性涩,禀清芳之气,得稼穑之味,乃脾之果也。《本草崇原》云:"莲生水中,茎直色青,具有木之象,花红,须黄,房白,子黑,得五运相生之气化,气味甘平。主补中,得中土之精气也。养神,得水火之精气也。益气力,得金木之精气也。百疾之生,不离五运,莲禀五运之气化,故除百疾。"莲子甘平,药食两用,看似平淡,其功不小。

【注意事项】唯大便燥者勿服。(《本草求真》)

【用法用量】6～15克。

芡 实

本品为睡莲科植物芡的成熟种仁。主产于湖南、江苏、安徽、山东等地。秋末冬初采收成熟果实,除去果皮,取出种仁,再除去硬壳,晒干。捣碎生用或炒用。

【别名】鸡头米、鸡头苞、鸡头莲。

【性味归经】味甘、涩，性平。归脾、肾经。

【功能主治】益肾固精，补脾止泻，除湿止带。用于遗精滑精，遗尿尿频，脾虚久泻，白浊，带下。（《药典》2015 年版）

【特殊用法】

1. 令耳目聪明。（《药鉴》）

2. 止渴。（《滇南本草》）

3. 延年耐老。（《本草正义》）

4. 开胃助气。（《日华子本草》）

5. 解暑热酒毒。（《本草从新》）

6. 能解暑热。（《本草分经》）

7. 配伍：得金樱子，摄精；配秋石、莲肉、大枣为丸，盐汤下，治便数精滑。佐生地，止血。合菟丝子，实大便。（《得配本草》）

8. 现代研究：芡实具有滋润、收敛和一定镇痛作用。能明显地消除慢性肾小球肾炎所致蛋白尿，对控制神经痛、头痛、关节痛、腰腿痛有效。

【心法心得】芡实利脾湿，涩肾气。治疗肾炎尿蛋白有效。

【注意事项】二便不利者禁服，食滞不化者慎服。

【用法用量】9～15 克。

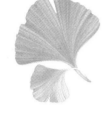

第十九章　涌吐药

凡以促使呕吐，治疗毒物、宿食、痰涎等停滞在胃脘或胸膈以上所致病证为主的药物，称为涌吐药，又名催吐药。

本类药物味多酸苦辛，归胃经，具有涌吐毒物、宿食、痰涎的作用。适用于误食毒物，停留胃中，未被吸收；或宿食停滞不化，尚未入肠，胃脘胀痛；或痰涎壅盛，阻于胸膈或咽喉，呼吸急促；或痰浊上涌，蒙蔽清窍，癫痫发狂等证。吐法为"八法"之一，旨在因势利导，驱邪外出，以达到治疗疾病的目的。

因本类药物作用峻猛，药后病人反应强烈，故现代临床已少用。

药理研究表明，本类药物具有催吐的作用，主要是刺激胃黏膜的感受器，反射性地引起呕吐中枢兴奋所致。

本章仅介绍常山、瓜蒂二药。

常　山

本品为虎耳草科植物常山的干燥根。秋季采挖，除去须根，洗净，切薄片，晒干。炒常山取常山片，照清炒法炒至色变深，表面黄色。

【别名】鸡骨常山、互草、恒山。

【性味归经】味苦、辛，性寒。有毒。归肺、肝、心经。

【功能主治】涌吐痰涎，截疟。用于痰饮停聚，胸膈痞塞，疟疾。（《药典》2015 年版）

【特殊用法】

1.（疗）水胀。（《名医别录》）

2.（治）项下瘤瘿。（《药性论》）

3. 治狂、痫、癫、厥。（《本草正义》）

4. 治鹅掌风。炉内焚常山一斤，用青布盖好熏之，七日不下水。（《何氏济生论》）

5. 现代研究：常山具有抗疟，抗阿米巴原虫，解热，降低血压，抗癌等作用。

【心法心得】常山涌吐截疟。笔者常用于治疗心律失常有效。

【注意事项】有催吐副作用，用量不宜过大；孕妇慎用。

【用法用量】5～9 克。

瓜　蒂

本品为葫芦科植物甜瓜的果蒂。全国各地均产。夏季果实成熟时切取果蒂。阴干。生用或炒黄用。

【别名】甜瓜蒂、瓜丁、甜瓜把。

【性味归经】味苦，性寒。有毒。归胃经。

【功能主治】涌吐痰食，祛湿退黄。用于风痰、宿食停滞，食物中毒诸证，湿热黄疸。（《中药学》2013 年版，《药典》2015 年版未收录）

【特殊用法】

1. 主大水，身目四肢浮肿，下水。（《神农本草经》）

2. 凡积聚在下焦者，皆能下之。（《本草正义》）

3. 去鼻中息肉。（《名医别录》）

4. 现代研究：瓜蒂具有致吐，保肝，抗癌，调整免疫功能，抗炎等作用。

【心法心得】瓜蒂涌吐退黄，治疗风痰、宿食停滞，食物中毒诸证，可吐而去之。笔者尝研末吹鼻，治疗黄疸有效。

【注意事项】体弱、吐血、咯血、胃病、孕妇及无实邪者忌用。

【用法用量】2.5～5 克；入丸、散服用，每次 0.3～1 克；研末吹鼻，待鼻中流出黄水即可停药；外用适量。

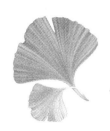

附录 药名笔画索引

二画

丁香　139
人参　276
儿茶　209
九香虫　158

三画

三七　179
三棱　212
干姜　135
土茯苓　048
土鳖虫　205
大枣　285
大黄　072
大蓟　173
大青叶　042
大腹皮　157
大血藤　050
小蓟　173
小茴香　138

山药　282
山楂　160
山豆根　052
山茱萸　339
山慈菇　059
千年健　102
川乌　085
川芎　191
川贝母　223
川楝子　151
女贞子　325
马勃　053
马齿苋　056
马钱子　206
马兜铃　239

四画

王不留行　203
天冬　318
天麻　264
天花粉　035

天竺黄　227

天南星　218

木瓜　087

木香　148

木通　121

木贼　022

木蝴蝶　054

五加皮　100

五灵脂　196

五味子　332

五倍子　333

太子参　279

车前子　119

瓦楞子　234

水蛭　213

水牛角　066

牛黄　262

牛膝　202

牛蒡子　018

升麻　017

丹参　197

乌药　152

乌梅　333

火麻仁　075

巴豆霜　081

巴戟天　292

甘松　157

甘草　284

甘遂　077

艾叶　187

石韦　126

石斛　319

石膏　032

石决明　255

石菖蒲　273

石榴皮　335

龙骨（龙齿）　246

龙胆　029

龙眼肉　313

北沙参　314

生姜　012

生铁落　260

仙茅　293

仙鹤草　183

白及　183

白术　281

白芍　309

白芷　007

白果　243

白前　222

白蔹　060

白薇　067

白头翁　055

白豆蔻　109

白附子　219

五画

玉竹　320

白茅根　177

白扁豆　283

白鲜皮　031

白花蛇舌草　058

瓜蒂　347

瓜蒌　225

冬瓜皮　116

冬葵子　126

冬虫夏草　302

玄参　062

半夏　217

半枝莲　058

丝瓜络　099

六画

老鹳草　098

地龙　265

地黄　061

地榆　174

地耳草　132

地肤子　124

地骨皮　068

芒硝　073

西洋参　277

百合　316

百部　237

当归　307

肉桂　136

肉苁蓉　295

肉豆蔻　336

朱砂　245

竹茹　226

自然铜　206

血竭　209

血余炭　185

延胡索　192

全蝎　266

合欢皮　251

刘寄奴　210

冰片　271

决明子　037

灯心草　127

寻骨风　089

阳起石　304

防己　094

防风　004

红花　198

红景天　287

红大戟　078

七画

麦冬　317

麦芽　162

远志　252

赤芍　064

赤石脂　337

芫花　079

花椒　141

花蕊石　181

芥子　220

苍术　106

苍耳子　010

苏木　207

苏合香　272

芡实　344

苎麻根　178

芦荟　074

芦根　034

杜仲　293

连翘　041

吴茱萸　137

何首乌　311

伸筋草　089

佛手　154

皂荚　220

羌活　006

谷精草　038

龟甲　326

牡蛎　257

牡丹皮　063

辛夷　011

灶心土　189

沉香　149

沙苑子　299

没药　195

诃子　335

补骨脂　297

灵芝　250

阿胶　310

阿魏　165

附子　134

陈皮　145

鸡内金　165

鸡血藤　203

鸡骨草　133

八画

青皮　146

青果　054

青蒿　067

青黛　043

青风藤　091

青葙子　039

青礞石　234

玫瑰花　155

苦参　028

苦杏仁　236

苦楝皮　168

松节　090

板蓝根　043

枇杷叶　240

刺五加　286

刺蒺藜　259

郁金　193

郁李仁　076

昆布　231

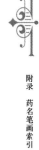

明党参　322

败酱草　051

虎杖　131

垂盆草　132

知母　033

佩兰　105

使君子　167

侧柏叶　176

金钱草　130

金银花　040

金樱子　342

狗脊　101

鱼腥草　049

乳香　194

泽兰　201

泽泻　115

细辛　009

贯众　044

降香　182

九画

珍珠母　256

枳壳　147

枳实　147

枳椇子　118

柏子仁　249

枸杞子　323

柿蒂　159

胡椒　140

胡芦巴　302

胡黄连　070

南沙参　315

荆芥　003

茜草　179

荜茇　142

荜澄茄　143

草乌　085

草果　111

草豆蔻　110

茵陈　129

茯苓　113

荔枝核　153

牵牛子　080

砂仁　108

厚朴　107

栀子　027

威灵仙　084

鸦胆子　057

韭菜子　303

骨碎补　208

钩藤　263

香附　153

香薷　009

香加皮　117

重楼　047

禹余粮　338

独活　083

胖大海　229

程丑夫临证用药传忠录

炮姜　188

前胡　227

首乌藤　251

穿山甲　214

姜黄　193

神曲　161

络石藤　097

绞股蓝　287

十画

秦皮　030

秦艽　093

蚕沙　088

桂枝　003

桔梗　228

桃仁　199

核桃仁　301

莱菔子　164

莲子　344

莪术　211

夏枯草　036

柴胡　013

党参　278

射干　051

高良姜　139

凌霄花　204

浙贝母　224

海马　305

海藻　230

海风藤　091

海金沙　125

海桐皮　096

海蛤壳　232

海螵蛸　342

浮萍　020

浮小麦　331

浮海石　233

益智　297

益母草　200

桑叶　015

桑枝　095

桑椹　325

桑白皮　241

桑寄生　100

桑螵蛸　341

通草　122

十一画

黄芩　024

黄芪　280

黄连　025

黄柏　026

黄精　321

黄药子　232

萆薢　128

菟丝子　298

菊花　016

常山　346

野菊花　046

银柴胡　069

猪苓　115

猫爪草　222

麻黄　002

麻黄根　330

鹿茸　289

鹿衔草　102

商陆　079

旋覆花　221

密蒙花　039

淡竹叶　036

淡豆豉　021

淫羊藿　291

羚羊角　261

续断　294

十二画

斑蝥　214

琥珀　247

款冬花　239

葛根　014

葱白　012

葶苈子　242

萹蓄　123

楮实子　312

棕榈炭　185

紫苏　005

紫草　065

紫菀　238

紫贝齿　258

紫石英　304

紫苏子　236

紫河车　290

紫珠叶　184

紫花地丁　046

蛤蚧　300

锁阳　296

番泻叶　074

滑石　120

寒水石　033

十三画

蒲黄　180

蒲公英　045

槐花　175

雷丸　169

蜂蜜　288

蜈蚣　267

路路通　092

十四画

蔓荆子　019

榧子　171

槟榔　169

酸枣仁　248

磁石　246

程丑夫临证用药传忠录

豨莶草　096

蝉蜕　021

漏芦　048

薏苡仁　114

薤白　156

十五画

赭石　258

蕲蛇　086

蝼蛄　118

墨旱莲　324

稻芽　163

僵蚕　268

鹤虱　170

熟地黄　308

十七画

檀香　150

藁本　008

十八画及以上

藕节　186

覆盆子　340

瞿麦　123

藿香　104

鳖甲　327

麝香　270

十六画

薄荷　017

图书在版编目（CIP）数据

程丑夫临证用药传忠录 / 程丑夫著. -- 长沙 ： 湖南科学技术出版社，2020.7
ISBN 978-7-5710-0333-3

Ⅰ．①程… Ⅱ．①程… Ⅲ．①中药学－临床药学－经验 Ⅳ．①R285.6

中国版本图书馆 CIP 数据核字(2019) 第 205810 号

CHENGCHOUFU LINZHENG YONGYAO CHUANZHONGLU

程丑夫临证用药传忠录

著　　者：程丑夫
策划编辑：梅志洁
文字编辑：唐艳辉
出版发行：湖南科学技术出版社
社　　址：长沙市湘雅路 276 号
　　　　　http://www.hnstp.com
印　　刷：长沙市宏发印刷有限公司
　　　　　（印装质量问题请直接与本厂联系）
厂　　址：长沙市开福区捞刀河大星村 343 号
邮　　编：410000
版　　次：2020 年 7 月第 1 版
印　　次：2020 年 7 月第 1 次印刷
开　　本：710mm×1000mm　1/16
印　　张：23.25
字　　数：350 千字
书　　号：ISBN 978-7-5710-0333-3
定　　价：68.00 元